中医执业助理医师资格考试
真题解析

(医学综合笔试部分)

阿虎医考研究组 编

中国中医药出版社
·北京·

图书在版编目（CIP）数据

中医执业助理医师资格考试真题解析/阿虎医考研究组编．—北京：中国中医药出版社，2018.12
执业医师资格考试通关系列
ISBN 978-7-5132-5129-7

Ⅰ.①中⋯ Ⅱ.①阿⋯ Ⅲ.①中医师-资格考试-题解 Ⅳ.①R2-44

中国版本图书馆 CIP 数据核字（2018）第 164658 号

中国中医药出版社出版
北京市朝阳区北三环东路 28 号易亨大厦 16 层
邮政编码 100013
传真 010-64405750
保定市中画美凯印刷有限公司印刷
各地新华书店经销

开本 787×1092 1/16 印张 12.5 字数 378 千字
2018 年 12 月第 1 版 2018 年 12 月第 1 次印刷
书号 ISBN 978-7-5132-5129-7

定价 58.00 元
网址 www.cptcm.com

答疑热线 010-86464504
购书热线 010-89535836
维权打假 010-64405753

微信服务号 zgzyycbs
微商城网址 https://kdt.im/LIdUGr
官方微博 http://e.weibo.com/cptcm
天猫旗舰店网址 https://zgzyycbs.tmall.com

如有印装质量问题请与本社出版部联系（010-64405510）
版权专有 侵权必究

使 用 说 明

中医执业助理医师资格考试是评价申请中医执业助理医师资格者是否具备从事医师工作所必需的专业知识与技能的考试。由于重点、难点较多，广大考生在复习考试中感觉困难重重，本考试已成为专业基础较薄弱、信心不足的考生从医之路上一道难以跨越的门槛。

无论哪个类别的考试，真题无疑都应是考生优先选择的复习资料。考生通过真题，一方面可以检验复习效果，另一方面，也可以巩固知识、了解出题趋向、摸索考点分布。为了帮助考生更好地复习和掌握考试要点，我们广泛征求考生、考试组织者及命题人员等多方面的意见，组织北京中医药大学的优秀博士、硕士研究生（均为一次通过考试者）编写了这本《中医执业助理医师资格考试真题解析》。

全书内容按中医执业助理医师资格考试最新大纲进行梳理，按科目排列，细化到考点，真题与考点相对应，层次清晰，重点明确，同一考点按年份排列，高频考点一目了然，以求让考生心中有数，合理安排复习时间。

所有试题均是全真试题，题后附有正确答案、考点以及解析。解析采取了选项解析法，除了帮助考生掌握正确答案的含义外，还尽可能地对干扰选项进行分析，使考生能够举一反三，触类旁通，尤其适合基础薄弱、时间紧迫的考生。

书中收录了2000年至2016年的原卷真题1200道，其中以近十年的真题为主，以使考生能更好地了解考试动向，把握考试脉搏，从而使考生更有针对性地进行重点复习、提高成绩，顺利通过考试。

目　　录

中医基础理论 …………………………………………………………… 1

中医诊断学 ……………………………………………………………… 19

中药学 …………………………………………………………………… 38

方剂学 …………………………………………………………………… 56

中医内科学 ……………………………………………………………… 70

中医外科学 ……………………………………………………………… 95

中医妇科学 ……………………………………………………………… 104

中医儿科学 ……………………………………………………………… 118

针灸学 …………………………………………………………………… 127

诊断学基础 ……………………………………………………………… 145

内科学 …………………………………………………………………… 159

传染病学 ………………………………………………………………… 174

医学伦理学 ……………………………………………………………… 180

卫生法规 ………………………………………………………………… 185

中医基础理论

【A1 型题】

1. 中医理论体系的主要特点是
 A. 阴阳五行和脏腑经络
 B. 五脏为中心的整体观
 C. 望闻问切和辨证论治
 D. 整体观念和辨证论治
 E. 辨证求因和审因论治
 答案：D
 考点：中医学理论体系的主要特点（2002，2004）
 解析：中医理论体系是经过长期临床实践，在中国古代哲学的指导下逐步形成的，其主要特点是整体观念和辨证论治。其余选项均为这一特点的具体体现。故本题选 D。

2. 下列哪项属于中医学的基本特点
 A. 同病异治
 B. 异病同治
 C. 审因论治
 D. 辨证论治
 E. 标本同治
 答案：D
 考点：中医学理论体系的主要特点（2008）
 解析：参见 1 题。故本题选 D。

3. 阴中之至阴的脏是
 A. 心
 B. 肝
 C. 脾
 D. 肺
 E. 肾
 答案：C
 考点：阴阳学说在组织结构和生理机能方面的应用（2001）
 解析：心为阳中之阳；肝为阴中之阳；脾为阴中之至阴；肺为阳中之阴；肾为阴中之阴。故本题选 C。

4. 以昼夜分阴阳，则前半夜为
 A. 阴中之阳
 B. 阳中之阴
 C. 阳中之至阳
 D. 阴中之阴
 E. 阴中之至阴
 答案：D
 考点：事物阴阳属性的相对性（2005）
 解析：阴阳相对性可表现为阴阳中复有阴阳。昼为阳，夜为阴。白天上午为阳中之阳，下午为阳中之阴；夜间前半夜为阴中之阴，后半夜为阴中之阳。故本题选 D。

5. "寒极生热，热极生寒"主要说明的是
 A. 阴阳平衡
 B. 阴阳对立
 C. 阴阳消长
 D. 阴阳互根
 E. 阴阳转化
 答案：E
 考点：阴阳的转化（2005）
 解析：阴阳转化，是指一事物的总体属性在一定条件下，可以向其相反的方向转化。阴阳双方的消长运动发展到一定阶段，事物内部阴与阳的比例出现了颠倒，该事物的属性即发生转化。阴阳相互转化，一般都产生于事物发展变化的"物极"阶段，即所谓"物极必反"。其余四项阴阳相互关系均不能达到阴阳相互转化，不能形成"寒极生热，热极生寒"。故本题选 E。

6. "阴中求阳，阳中求阴"治法的理论依据是
 A. 阴阳协调平衡
 B. 阴阳对立制约
 C. 阴阳互根互用
 D. 阴阳相互转化
 E. 阴阳互为消长
 答案：C
 考点：阴阳互根互用（2001）

解析：阴阳互根是指一切事物或现象中相互对立着的阴阳两方面，具有互相依存，互为根本的关系。互用是指阴阳双方不断地资生、促进和助长对方。根据这一原则，治疗阳偏衰时，扶阳剂中适当佐以滋阴药，使"阳得阴助而生化无穷"；治疗阴偏衰时，滋阴药中适当佐以扶阳剂，使"阴得阳生而源泉不竭"。此即"阴中求阳，阳中求阴"。故本题选C。

7. "重阴必阳"所体现的阴阳关系是

  A. 阴阳交感

  B. 阴阳互根

  C. 阴阳对立

  D. 阴阳消长

  E. 阴阳转化

  答案：E

  考点：阴阳的转化（2009）

  解析：阴阳的转化是需要一定条件的。所谓物极必反，这个"极"或"重"就是阴阳转化所必须的条件，阴有了"重"这个条件就会转化为阳。故本题选E。

8. 下述说法，哪一项不是"金"的特性

  A. 从革

  B. 沉降

  C. 肃杀

  D. 寒凉

  E. 收敛

  答案：D

  考点：五行的特性（2002）

  解析："金曰从革"，"从革"是指"变革"的意思，引申为具有沉降、肃杀、收敛等性质或作用的事物，都归属于金。"木曰曲直"，凡具有生长、生发、条达、舒畅等性质或作用的事物，都归属于木。"火曰炎上"，凡具有温热、向上等性质或作用的事物，都归属于火。"土爱稼穑"，凡具有生化、承载、受纳等性质或作用的事物，都归属于土。"水曰润下"，凡具有滋润、下行、寒凉、闭藏等性质或作用的事物，都归属于水。所以D应属于水。故本题选D。

9. 下列何项归属五行之"土"

  A. 目

  B. 舌

  C. 口

  D. 鼻

  E. 耳

  答案：C

  考点：事物和现象的五行归类（2001，2012）

  解析：人体五官的五行归属为目属木、舌属火、口属土、鼻属金、耳属水。故本题选C。

10. 下列错误的说法为

  A. 木为水之子

  B. 水为金之子

  C. 金为木之所胜

  D. 土为水之所不胜

  E. 金为水之母

  答案：C

  考点：五行相生与相克（2002）

  解析：五行相生次序：木生火，火生土，土生金，金生水，水生木。"生我"者为母，"我生"者为子。五行相克次序：木克土，土克水，水克火，火克金，金克木。"克我"者为"所不胜"，"我克"者为"所胜"。故本题选C。

11. 土不足时，木对土的过度制约，属于

  A. 相克

  B. 相乘

  C. 相侮

  D. 母病及子

  E. 子病犯母

  答案：B

  考点：五行相乘与相侮（2002，2003，2011，2012）

  解析：五行相乘指五行中某一行对其所胜一行的过度克制，原因有"太过""不及"两方面。次序为：木乘土，土乘水，水乘火，火乘金，金乘木。五行相侮指五行中某一行对其所不胜一行的反向克制，原因有"太过""不及"两方面。次序为：木侮金，金侮火，火侮水，水侮土，土侮木。故本题选B。

12. 属于"子病犯母"的是

  A. 肾病及肝

  B. 肺病及肾

  C. 脾病及心

  D. 肝病及心

  E. 脾病及肺

  答案：C

  考点：五行学说在病理方面的应用（2001，2011）

  解析：五行学说应用于病理方面，主要在于阐释五脏病变的相互影响和相互传变。一是相生关系的传变，包括"母病及子"和"子病及母"

两方面。二是相克关系的传变，包括"相乘"传变和"相侮"传变。子病及母，又称"子盗母气"，是指疾病的传变，从子脏传及母脏。心属火、肝属木、脾属土、肺属金、肾属水。从选项来看只有 C 项前者为"子"，后者为"母"（火生土）。故本题选 C。

13. 五脏的生理特点是

　　A. 满而不能实
　　B. 化生和贮藏精气
　　C. 传化物而不藏
　　D. 实而不能满
　　E. 中空而贮藏精气
　　答案：B
　　考点：五脏的生理特点（2016）
　　解析：五脏内部组织相对充实，共同生理机能是化生和贮藏精气；六腑多呈中空的囊状或管腔形态，共同生理机能是受盛和传化水谷。故本题选 B。

14. 下列各项，属心生理功能的是

　　A. 主藏气
　　B. 主藏神
　　C. 主藏血
　　D. 主藏精
　　E. 主藏津
　　答案：B
　　考点：心的生理功能（2016）
　　解析：心的主要生理功能是主血脉，主藏神。心主血脉是指心气推动和调控血液在脉道中运行，流注全身，发挥营养和滋润作用。心主血脉包括主血和主脉两个方面。心藏神，指心统帅人体生命活动和主宰意识、思维等精神活动的机能。故本题选 B。

15. 心脏的正常搏动，主要依赖于

　　A. 心神
　　B. 心血
　　C. 心阴
　　D. 心阳
　　E. 心气
　　答案：E
　　考点：心的生理功能（2005）
　　解析：心主血脉，只有心气推动和调控血液在脉管中正常运行，流注全身，才能濡养五脏六腑。心气充足，血液流行，心脏得以正常搏动。心神可以主宰人体五脏六腑、形体官窍的一切生理活动和人体精神意识思维活动；心血要经

心气的推动才能正常运行，维持心脏正常搏动；心阳有促进心的活动，升散、兴奋和温煦作用；心阴有促进心的宁静、内守、抑制与制约阳热的作用。故本题选 E。

16. 称"心为五脏六腑之大主"的根据是

　　A. 心开窍于舌，其华在面
　　B. 心主身之血脉
　　C. 心主神志
　　D. 心者，生之本
　　E. 心为火脏
　　答案：C
　　考点：心的生理功能（2003，2009）
　　解析：心藏神，具有主宰人体五脏六腑、形体官窍的一切生理活动和人体精神意识、思维活动的功能。故《素问·灵兰秘典论》说："心者，君主之官也，神明出焉。"无论生理活动还是心理活动，都是五脏六腑尤其是五脏共同完成的，都是人体的生命活动。在这些生命活动中，心起着主宰作用，故历代医家皆称心为人身之君主，五脏六腑之大主。故本题选 C。

17. 肺的通调水道功能主要依赖于

　　A. 主气
　　B. 司呼吸
　　C. 朝百脉
　　D. 主宣发肃降
　　E. 输精于皮毛
　　答案：D
　　考点：肺的生理功能（2001，2004）
　　解析：肺主通调水道，是指肺的宣发和肃降运动对体内津液的输布、运行和排泄有疏通和调节作用。通过肺的宣发，能使水液布散全身，外达皮毛，代谢后以汗的形式排泄；通过肺的肃降，使水液生成尿液排出体外。由此可保持水液运行道路通畅，维持机体代谢平衡，所谓"水精四布，五经并行"。若宣发与肃降失调，则可见水液代谢障碍，故肺的通调水道功能主要依赖于肺的宣发与肃降。故本题选 D。

18. "肺主一身之气"取决于

　　A. 主宣发
　　B. 主肃降
　　C. 通调水道
　　D. 主行水
　　E. 主呼吸
　　答案：E
　　考点：肺的生理功能（2005）

解析：肺主气：指肺为五脏中与气关系最密切的内脏，亦指肺对全身气机的调节作用。《素问·五脏生成》说："诸气者，皆属于肺。"肺主呼吸，是指肺是气体交换的场所。通过肺的呼吸作用，不断吸进清气，排出浊气，吐故纳新，实现机体与外界环境的气体交换。可见，肺主气主要取决于肺司呼吸的功能。故本题选 E。

19. "气血生化之源"是指
 A. 心
 B. 肺
 C. 肝
 D. 脾
 E. 肾
 答案：D
 考点：脾的生理功能（2002）
 解析：脾主运化，饮食的消化及精微物质的吸收、传输都由脾所主。脾气将饮食化为水谷精微，为化生精、气、血、津液提供充足的原料，故称脾为"后天之本""气血生化之源"。故本题选 D。

20. 情绪与肝有关是因为
 A. 肝能藏血和调节血量
 B. 肝主升发
 C. 肝主疏泄能调节情志
 D. 肝能调节女子月经和男子排精
 E. 肝为刚脏
 答案：C
 考点：肝的生理功能（2011）
 解析：肝主气机疏泄，能调节情志，情绪活动与肝有关。故本题选 C。

21. 在肝主疏泄的各种作用中，最根本的是
 A. 调畅情志
 B. 促进消化
 C. 调畅气机
 D. 调节血量
 E. 疏通水道
 答案：C
 考点：肝的生理功能（2002）
 解析：肝的生理特性是升、动、散、疏，可使气的运行通而不滞。肝的疏泄功能正常，则气的运动疏散通畅，血的运行和津液的输布也随之畅通无阻。如果肝失疏泄，则气的升发不足，气机的疏通和发散不力，因而气行郁滞，气机不畅，出现胸胁、少腹等胀痛不适。故本题选 C。

22. 机体的生长发育主要取决于

A. 血液的营养
B. 津液的滋润
C. 水谷精微的充养
D. 肾中精气的充盈
E. 脾气的升清
 答案：D
 考点：肾的生理功能（2001，2003）
 解析：肾的主要生理功能是藏精，主生长、发育与生殖。精气是构成人体的基本物质，是人体生长发育及各种功能活动的物质基础。肾对于精气的闭藏储存，主要是为精气在体内能充分发挥其应有的生理效应创造良好条件，影响机体的生长、发育和生殖能力。故本题选 D。

23. 与髓海空虚关系最密切的脏器是
 A. 肝
 B. 脾
 C. 肺
 D. 大肠
 E. 肾
 答案：E
 考点：肾的生理功能（2011）
 解析：肾主骨生髓，上通于脑，脑又称髓海，故髓海空虚主要与肾的功能相关。故本题选 E。

24. 对全身水液的调节起着主宰作用的是
 A. 胃的游溢精气
 B. 肺的通调水道
 C. 脾的运化水液
 D. 肾的蒸腾气化
 E. 肝的疏泄条达
 答案：D
 考点：肾的生理功能（2002，2004）
 解析：肾主水液，主要是指肾中精气的气化作用，对于体内津液的输布和排泄，维持体内津液代谢的平衡，起着极为重要的调节作用。所以《素问·逆调论》说："肾者水脏，主津液。"肾中精气的蒸腾气化主宰着整个津液的代谢，肺、脾等内脏对津液的气化均依赖肾中精气的蒸腾气化。故本题选 D。

25. 关系表现在血液生成和血液运行方面的两脏是
 A. 肝与脾
 B. 脾与肾
 C. 心与肝
 D. 心与脾

E. 心与肺
答案：D
考点：心与脾的关系（2016）
解析：脾主运化而为气血生化之源，水谷精微经脾转输至心肺，贯注于心脉而化赤为血。心主血脉，心血养脾以维持其运化机能。血液在脉中正常运行，既有赖于心气的推动，又依靠脾气的统摄，心主行血与脾主统血共同维持着血液的正常运行。故本题选D。

26. 下列各项，与血液和神志关系最密切的是
    A. 心与肾
    B. 心与脾
    C. 心与肺
    D. 心与肝
    E. 肝与肾
    答案：D
    考点：心与肝的关系（2005）
    解析：人体的血液化生于脾，贮藏于肝，通过心以运行全身。人的精神、意识和思维活动，虽由心所主，但与肝的疏泄功能亦密切相关。所以与血液和神志关系最密切的是心和肝。故本题选D。

27. 在调节女子月经和男子排精方面有密切关系的两脏是
    A. 心与脾
    B. 肝与肾
    C. 心与肾
    D. 脾与肾
    E. 肝与脾
    答案：B
    考点：肝与肾的关系（2002）
    解析：肾藏精，精化气，只有肾中精气充盈，才能发挥其生理作用。肾可以促进机体的生长、发育和生殖。《格致余论》中说："主闭藏者肾也，司疏泄者肝也。"这说明男子精液的正常排泄是肝肾二脏合作的结果。肝疏泄功能正常，则精液排泄通畅有度，肝失疏泄，则排精不畅。气机调畅是女子经血的排泄能否通畅有度的重要条件之一，因而亦受肝主疏泄功能的影响。肝主疏泄与肾主封藏相互制约，影响着女子月经和男子泄精。故本题选B。

28. 在血的生成中起主要作用的两脏是
    A. 心、肺
    B. 肺、脾
    C. 肝、脾

D. 肾、脾
E. 心、脾
答案：D
考点：脾与肾的关系（2003，2004）
解析：肾藏精，源于父母的先天之精以及机体从食物中摄取的营养成分和脏腑代谢所化生的精微物质皆藏于肾，这为血的生成提供了本源。脾主运化，可将精微物质转化成血液散布全身。肾、脾、心主血脉，可推动血液在全身运行；肺朝百脉，可使血液在此会聚，进行体内外清浊之气交换后再通过百脉输送到全身；肝藏血，具有储藏血液、调节血量及防止出血的功能。综上，与血液生成有关的只有肾和脾。故本题选D。

29. 根据藏象理论，肝其华在
    A. 面
    B. 爪
    C. 唇
    D. 毛
    E. 发
    答案：B
    考点：五脏的外华（2005）
    解析：心其华在面；肝其华在爪；脾其华在唇；肺其华在毛；肾其华在发。故本题选B。

30. 既是六腑，又是奇恒之腑者是
    A. 胆
    B. 胃
    C. 大肠
    D. 小肠
    E. 三焦
    答案：A
    考点：胆的生理功能（2003）
    解析：六腑，即胆、胃、大肠、小肠、膀胱、三焦的总称。其生理功能是腐熟、消化饮食物，传化糟粕。奇恒之腑包括脑、髓、骨、脉、胆、女子胞，形态中空与腑相似，在功能上却不是饮食物消化排泄的通道，但又贮藏精气，与脏的生理功能特点相似。胆的主要生理功能是贮存和排泄胆汁，胆汁直接有助于饮食物的消化，故为六腑之一；但是胆本身无传化饮食物的生理功能，且藏精汁，又属奇恒之腑。故本题选A。

31. "水谷之海"是指
    A. 胆
    B. 脾
    C. 大肠

D. 小肠
E. 胃

答案：E

考点：胃的生理功能（2005）

解析：胃主受纳、腐熟水谷。饮食入口，经过食管，容纳于胃，故称胃为"太仓""水谷之海"。故本题选 E。

32. 下列各项，属胃的生理功能的是
A. 主运化水谷
B. 主受纳腐熟
C. 主受盛化物
D. 主泌别清浊
E. 主传输降浊

答案：B

考点：胃的生理功能（2016）

解析：胃的主要生理功能是主受纳和腐熟水谷，有"太仓""水谷之海"之称。胃主受纳水谷，指胃气具有接受和容纳饮食水谷的机能。胃主腐熟水谷，指胃气将饮食物初步消化，并形成食糜的机能。故本题选 B。

33. 胃的特性是
A. 喜燥
B. 喜满
C. 喜润
D. 喜升
E. 喜运

答案：C

考点：胃的生理特性（2004，2011）

解析：胃的特性是喜润恶燥。故本题选 C。

34. 被称为"受盛之官"的是
A. 胆
B. 胃
C. 小肠
D. 大肠
E. 三焦

答案：C

考点：小肠的生理功能（2005）

解析：小肠为"受盛之官"。胆为"中正之官"；胃为"受纳之官"；大肠为"传导之官"；膀胱为"州都之官"；三焦为"决渎之官"。故本题选 C。

35. 下列哪项是小肠的功能
A. 主受盛
B. 主运化
C. 主传化

D. 主受纳
E. 主腐熟水谷

答案：A

考点：小肠的生理功能（2002）

解析：小肠的生理功能为受盛化物，泌别清浊。主运化、主传化为脾的生理功能；主受纳、主腐熟水谷为胃的生理功能。故本题选 A。

36. 三焦的生理功能是
A. 通行元气
B. 传化水谷
C. 化生精气
D. 调畅气机
E. 宣发肃降

答案：A

考点：三焦的生理功能（2009）

解析：三焦主通行元气，运行水液。D 为肝的生理功能；E 为肺的生理功能。B、C 两项则是多个脏腑协同完成的。故本题选 A。

37. 三焦被称为"孤腑"的原因是
A. 无表里配合
B. 形态似腑功能似脏
C. 有名而无形
D. 十二脏腑中惟它最大
E. 总司人体气机与气化

答案：D

考点：三焦的生理特性（2011）

解析：《灵枢·本输》："三焦者……属膀胱，是孤之腑也。"张景岳注："于十二脏之中，惟三焦独大，诸脏无与匹者，故名曰是孤之腑也。"三焦是十二脏腑中最大的腑，称为"孤腑"。故本题选 D。

38. 全身气机升降的枢纽为
A. 心、肾
B. 肝、肺
C. 脾、肾
D. 脾、胃
E. 肝、肾

答案：D

考点：脾与胃的关系（2001，2009）

解析：脾胃位于人体中焦，上有心肺，下临肝肾，是气机升降的中间场所。上升之气，经脾胃输于上，下降之气，经脾胃行于下，使整个机体的气机得以循环。同时，脾主升清，以升为顺；胃主通降，以降为和。脾胃这一升一降的生理作用，使全身气机循环更加调畅。故本题选 D。

39. "元神之府"指的是
A. 心
B. 肾
C. 脑
D. 头
E. 肝
答案：C
考点：脑的生理功能（2015）
解析：脑的功能与五脏相关。人之灵机记性、思维语言、视、听、嗅等均为脑所主，故称脑为"元神之府"，脑为人体生命活动的中枢。故本题选 C。

40. 生理病理统归于心而分属于五脏的奇恒之腑是
A. 脑
B. 髓
C. 骨
D. 脉
E. 胆
答案：A
考点：脑与脏腑精气的关系（2016）
解析：脑的功能与五脏相关。人之灵机记性、思维语言、视、听、嗅等均为脑所主，脑为人体生命活动的中枢。人的精神、意识和思维活动，属于大脑的生理功能，是大脑对外界事物的反映。这在中医文献中早有明确论述。但藏象学说则将人的精神、意识和思维活动不仅归属于五脏，而且主要归属于心的生理功能。病理亦是如此。故本题选 A。

41. 与气的生成密切相关的脏是
A. 心、肝、脾
B. 肺、肾、肝
C. 肺、脾、肾
D. 肝、脾、肾
E. 心、肺、肾
答案：C
考点：人体之气的生成（2004）
解析：人体的气来源于禀受父母的先天之精气，饮食物中的营养物质，即水谷之气和存在于自然界的清气。先天精气依赖于肾藏精气的作用，水谷之精气依赖于脾胃的运化功能，存在于自然界的清气依赖于肺的呼吸功能才能吸入。故与气的生成密切相关的脏是肾、脾和肺。故本题选 C。

42. 下列气的作用，能维持人体正常体温恒定的是
A. 推动
B. 温煦
C. 防御
D. 固摄
E. 气化
答案：B
考点：人体之气的功能（2005）
解析：气具有推动、温煦、防御、固摄、气化作用。温煦作用指阳气化生热，温煦人体。《难经·二十二难》曰"气主煦之"，是说气是人体热量的来源。人的体温需要气的温煦作用来维持恒定。故本题选 B。

43. 下列各项，与机体易感外邪的原因有关的是
A. 气推动的功能减弱
B. 气温煦的功能减弱
C. 气营养的功能减弱
D. 气固摄的功能减弱
E. 气防御的功能减弱
答案：E
考点：人体之气的功能（2015）
解析：气的防御作用可体现为护卫肌表，抵御外邪。皮肤是人体的藩篱，具有屏障作用。肺合皮毛，肺宣发卫气于皮毛，"卫气者，为言护卫周身，温分肉，肥腠理，不使外邪侵袭也"（《医旨绪余·宗气营气卫气》）。卫气行于脉外，达于肌肤，而发挥防御外邪侵袭的作用。气防御的功能减弱，则易使机体感受外邪。故本题选 E。

44. 下列气的生理功能，能控制汗液、唾液等液态物质分泌、排泄的是
A. 推动作用
B. 固摄作用
C. 防御作用
D. 气化作用
E. 中介作用
答案：B
考点：人体之气的功能（2016）
解析：固摄作用，指气对体内血、津液、精等液态物质的固护、统摄和控制作用，防止其无故流失，保证它们发挥正常的生理功能。气的固摄作用表现为：统摄血液，使其在脉中正常运行，防止其逸出脉外；固摄汗液、尿液、唾液、胃液、肠液，控制其分泌量、排泄量，使之有度

而规律地排泄,防止其过多排出及无故流失;固摄精液,防止其妄泄。故本题选 B。

45. 气的固摄作用主要表现在
   A. 维持血液在脉管内运行
   B. 维持体内水液代谢的相对平衡
   C. 维持脏腑组织器官位置的稳定
   D. 维持胎儿在胞宫内的安定和正常发育
   E. 维持体温的正常恒定
   答案:A
   考点:人体之气的功能(2011)
   解析:气的固摄作用包括四个方面:一是固摄血液,可使血液循脉而行,防止其溢出脉外;二是控制汗液、尿液、唾液、胃液、肠液的分泌排出量以防止其无效流失;三是固摄精液,防止精液妄泄;四是固摄冲任。故本题选 A。

46. 人体生命活动的原动力是
   A. 宗气
   B. 营气
   C. 元气
   D. 卫气
   E. 中气
   答案:C
   考点:人体之气的分类(2004)
   解析:宗气:由肺吸入的清气与脾胃化生的水谷精气结合而成,聚于胸中。营气:行于脉中,具有营养作用之气。元气:人体中最基本、最重要的根源于肾的气,又称"真气"。卫气:卫有"卫护""保卫"之义,是行于脉外之气。中气:泛指中焦脾胃之气。故本题选 C。

47. 具有行气血作用的气是
   A. 元气
   B. 宗气
   C. 营气
   D. 卫气
   E. 脏腑之气
   答案:B
   考点:人体之气的分类(2009)
   解析:宗气聚于两乳之间的膻中(又称气海)。走息道而行呼吸,凡语言、声音、嗅味、呼吸皆与宗气有关。同时宗气贯心脉以行气血,有维持气血运行、维持心脏运动、维持肢体体温与活动能力的作用。故本题选 B。

48. 营气的作用是
   A. 营养全身
   B. 推动人体的生长发育

   C. 走息道而行呼吸
   D. 护卫肌表,防御外邪入侵
   E. 调节腠理开合
   答案:A
   考点:人体之气的分类(2011)
   解析:营气,是血脉中具有营养作用的气。因其富于营养,故称为营气。由于营气行于脉中,而又能化生血液,故常"营血"并称。营气与卫气相对而言,一属阴,一属阳,所以又称为"营阴"。故本题选 A。

49. 生成血液的基本物质是
   A. 肺之津
   B. 肝之阴
   C. 心之阴
   D. 胃之津液
   E. 水谷之精
   答案:E
   考点:血的生成(2016)
   解析:《灵枢·决气》指出:"中焦受气取汁,变化而赤,是谓血。"此即是说明中焦脾胃受纳运化饮食水谷,吸取其中的精微物质,即所谓"汁",其中包含营气和津液,二者进入脉中,变化而成红色的血液。因此,由水谷之精化生的营气和津液是化生血液的主要物质,也是血液的主要构成成分。故本题选 E。

50. 与血液生成无直接关系的是
   A. 脾
   B. 肺
   C. 胃
   D. 心
   E. 肝
   答案:E
   考点:血的生成(2011)
   解析:脾脏具有消化饮食,化生、吸收和传输水谷精微的生理功能,而水谷精微是人自出生以后维持生命活动所需营养物质的主要来源,是气血生成的主要物质,因此,脾胃是气血化生之源。在肺、心、肝、脾、肾五脏中,脾与血液的生成关系最密切。其生成与更新过程还要通过营气和肺的作用。肝藏血,而对血的生成无直接作用。故本题选 E。

51. 藏失统摄而致出血的两脏是
   A. 心、脾
   B. 肝、脾
   C. 肺、脾

D. 心、肺
E. 肝、肾

答案：B

考点：血的运行（2011）

解析：肝能藏血和调节血量，肝藏血的功能异常可导致女子月经异常。脾统血，控制血液不溢出脉外。肝不藏血、脾不统血可导致藏失统摄而致出血。故本题选 B。

52. 下列各项，不属津布散部位的是
    A. 皮肤
    B. 肌肉
    C. 孔窍
    D. 血脉
    E. 脑髓

答案：E

考点：津液的基本概念（2015）

解析：液较稠厚，流动性较小，是以濡养脏腑，充养骨髓、脑髓、脊髓，滑利关节为主，一般不易损耗，一旦亏损则亦不易迅速补充。津较清稀，流动性较大，内则充盈血脉，润泽脏腑，外则达于皮毛和孔窍，易于耗散，也易于补充。故本题选 E。

53. 与津液生成关系密切的脏腑是
    A. 脾、胃、小肠、大肠
    B. 肺、肾、三焦、大肠
    C. 胃、肾、小肠、大肠
    D. 心、肺、膀胱、小肠
    E. 脾、肺、小肠、膀胱

答案：A

考点：津液的生成（2016）

解析：津液的生成取决于如下两方面的因素：其一是充足的水饮类食物，这是生成津液的物质基础；其二是脏腑功能正常，特别是脾胃、大小肠的功能正常。故本题选 A。

54. 下列各项与津液的代谢关系最为密切的是
    A. 脾、胃、肾
    B. 心、脾、肾
    C. 肝、脾、肾
    D. 肺、脾、肾
    E. 肺、肝、肾

答案：D

考点：津液的生成、输布与排泄（2005）

解析：津液的代谢包括津液的生成、输布和排泄。津液的生成依赖于脾胃对饮食物的运化功能。津液的输布依赖脾散精和肺通调水道的

功能。津液的排泄主要依靠汗液、尿液和呼吸排出的水汽。津液的运行主要依赖肾的蒸腾气化作用。可见，津液维持代谢平衡依赖于气和诸多脏腑一系列生理功能的协调平衡，其中尤以肺、脾、肾之脏的生理功能起着主要的调节平衡作用。故本题选 D。

55. 对关节起润泽和滑利作用的主要是
    A. 精
    B. 气
    C. 血
    D. 津
    E. 液

答案：E

考点：津液的功能（2003）

解析：津液是人体一切正常水液的总称，包括各脏腑组织的内在体液及正常的分泌物。津与液的区别：性质清稀，流动性大，主要布散于体表皮肤、肌肉和孔窍等部位，并渗入血脉，起滋润作用者，称为津；其性较为稠厚，流动性小，灌注于关节、脏腑、脑、髓等组织，起濡养作用者，称为液。故本题选 E。

56. 《灵枢·本神》所言"因志而存变"谓之
    A. 志
    B. 智
    C. 虑
    D. 意
    E. 思

答案：E

考点：人体之神的分类（2008）

解析：《灵枢·本神》："心有所忆谓之意，意之所存谓之志，因志而存变谓之思，因思而远慕谓之虑，因虑而处物谓之智。"故本题选 E。

57. 依据气能生血理论确立的治疗方法是
    A. 治疗血虚常配用补气药
    B. 治疗津亏常配用补气药
    C. 治疗出血常配用补气药
    D. 治疗血瘀常配用补气、行气药
    E. 治疗痰饮常配用补气、行气药

答案：A

考点：气与血的关系（2016）

解析：气能生血是指气的运动变化是血液生成的动力。气为阳，血为阴，气能生血，血能载气。根据阳生阴长的理论，血虚之重证，于补血方内常配入补气药物，可收补气生血之效。故本题选 A。

58. 血能养气指的是
    A. 气的充盛和功能的发挥离不开血的濡养
    B. 血能生气
    C. 血能行气
    D. 血能载气
    E. 气能行血
    答案：A
    考点：气与血的关系（2011）
    解析：血能养气即血能化气，包括两方面含义：其一，血中蕴含的清气和水谷精气在必要的时候释放出来以供机体所需；其二，血营养脏腑，使化气功能活跃并促使气的各项功能运行。故本题选A。

59. "津血同源"的理论依据是
    A. 同为营气化生
    B. 同为元气化生
    C. 同为宗气化生
    D. 同为水谷精微化生
    E. 可属阴液，生理功能相同
    答案：D
    考点：血、津液之间的关系（2001）
    解析：津液和血液同源于水谷精微，而且津液不断地渗入孙络，成为血液的组成成分，所以，有"津血同源"之说。故本题选D。

60. "夺血者无汗"的生理基础是
    A. 精血同源
    B. 津血同源
    C. 乙癸同源
    D. 肝肾同源
    E. 以上均非
    答案：B
    考点：精、血、津液之间的关系（2002）
    解析：运行于脉中的血液，渗于脉外便化为有濡润作用的津液。当血液不足时，可导致津液的病变。失血过多时，脉外之津液渗入脉中以补偿血容量的不足，因而导致脉外津液不足，出现口渴、尿少、皮肤干燥等表现。历代医家有"夺血者无汗""衄家不可发汗""亡血家，不可发汗"之说。故本题选B。

61. 手三阳经与足三阳经交接的部位是
    A. 四肢部
    B. 肩胛部
    C. 头面部
    D. 胸部
    E. 背部

答案：C
考点：十二经脉的交接规律（2015，2016）
解析：阳经与阳经交接：同名的手足三阳经在头面相交接。如手足阳明经都通于鼻，手足太阳经皆通于目内眦，手足少阳经皆通于目外眦。故本题选C。

62. 分布于外侧前缘的经脉是
    A. 手少阴心经
    B. 手阳明大肠经
    C. 手厥阴心包经
    D. 手少阳三焦经
    E. 手太阳小肠经
    答案：B
    考点：十二经脉的分布规律（2002，2005）
    解析：手经循行于上肢，足经循行于下肢；阳经循行于四肢外侧，阴经循行于四肢内侧；分布于四肢内侧前缘的称太阴经；分布于四肢内侧中间的称厥阴经；分布于四肢内侧后缘的称少阴经；分布于四肢外侧前缘的称阳明经；分布于四肢外侧中间的称少阳经；分布于四肢外侧后缘的称太阳经。故本题选B。

63. 循行于人体腹面正中线，具有调节阴经气血作用的经脉是
    A. 任脉
    B. 冲脉
    C. 督脉
    D. 带脉
    E. 阳维脉
    答案：A
    考点：任脉的循行特点和基本功能（2016）
    解析：任脉起于胞中，下出于会阴，经阴阜，沿腹部正中线上行，经咽喉部（天突穴），到达下唇内，左右分行，环绕口唇，交会于督脉之龈交穴，再分别通过鼻翼两旁，上至眼眶下（承泣穴），交于足阳明经。任脉能调节阴经气血，为"阴脉之海"。故本题选A。

64. 称为"阴脉之海"的是
    A. 胞脉
    B. 冲脉
    C. 带脉
    D. 督脉
    E. 任脉
    答案：E
    考点：任脉的基本功能（2005）
    解析：任脉行于腹面正中线，其脉多次与手

足三阴和阴维脉交会，能总任一身之阴经，故称为"阴脉之海"。奇经八脉中无胞脉；冲脉，"冲为血海"；带脉，约束纵行诸脉；督脉为"阳脉之海"。故本题选 E。

65. 所谓"得气"，体现的经络功能是
    A. 沟通联络作用
    B. 运输渗灌作用
    C. 感应传导作用
    D. 调节平衡作用
    E. 运行气血作用
    答案：C
    考点：经络的生理功能（2015）
    解析：经络的生理功能为沟通联系作用、运输渗灌作用、感应传导作用、调节作用。感应传导，是指经络系统具有感应及传导针灸或其他刺激等各种信息的作用。如对经穴刺激引起的感应及传导，通常称为"得气"，即局部有酸、麻、胀的感觉及沿经脉走向传导，就是经络感应传导作用的体现。故本题选 C。

66. 下列各项，决定着个体对某些病因易感性的是
    A. 体质
    B. 居处
    C. 气候
    D. 年龄
    E. 性别
    答案：A
    考点：影响体质的因素（2016）
    解析：体质的固有特性或特征表现为机能、代谢及对外界刺激反应等方面的个体差异性，对某些病因和疾病的易感性，以及疾病传变转归中的某种倾向性。人的体质特点或隐或现地体现于健康和疾病过程中。居处、气候、年龄、性别是影响体质的后天因素。故本题选 A。

67. "六淫"是指
    A. 六种自然界的气候变化
    B. 六种时令疫邪
    C. 六种外感病邪的总称
    D. 六种病理产物
    E. 六种致病因素
    答案：C
    考点：六淫的概念（2004，2014）
    解析：六淫是指风、寒、暑、湿、燥、火六种外感病邪。六气指风、寒、暑、湿、燥、火六种正常的自然界气候。六气太过或不及，非其时而有其气，以及气候变化过于急骤都会使机体不能与之适应，导致疾病发生。这种情况下的六气，便称为"六淫"。故本题选 C。

68. 下列各项，不属于六淫共同致病特点的是
    A. 季节性
    B. 相兼性
    C. 外感性
    D. 流行性
    E. 地域性
    答案：D
    考点：六淫的共同致病特点（2015）
    解析：六淫的共同致病特点：季节性；地域性；相兼性；外感性。流行性是疠气的特点之一。故本题选 D。

69. 患者突发皮肤瘙痒，红疹发无定处，此起彼伏，是因感受哪种邪气引起
    A. 寒
    B. 湿
    C. 火
    D. 暑
    E. 风
    答案：E
    考点：风邪的致病特点（2003）
    解析：风邪，轻扬开泄，易袭阳位，风性善行而数变，主动，风为百病之长。"善行"指风邪致病，病位游移，行无定处；"数变"指风邪致病具有发病急、变化快的特点。如荨麻疹的皮疹，皮肤瘙痒，发无定处，此起彼伏。故本题选 E。

70. 下列各项，与疼痛关系最密切的是
    A. 寒
    B. 风
    C. 湿
    D. 暑
    E. 燥
    答案：A
    考点：寒邪的致病特点（2005）
    解析：寒性凝滞，人之气血所以能运行不息，通畅无阻，全赖阳气的温煦、推动。寒邪具有凝结、阻滞不通的特性，寒邪侵犯人体往往使经脉气血凝结、阻滞，从而出现各种疼痛。故本题选 A。

71. 趋下，易袭阴位，致病后病程较长，反复发作，缠绵难愈的邪气是
    A. 风

B. 寒
C. 湿
D. 暑
E. 燥

答案：C

考点：湿邪的致病特点（2012）

解析：湿性趋下、重浊、黏滞，易袭阴位，易伤阳气。"黏"即黏腻，"滞"即停滞。湿邪的黏腻停滞主要表现在两个方面：一是指症状多黏滞不爽；二是指湿邪为病多缠绵难愈，病程较长或反复发作。故本题选C。

72. 六淫致病，季节性最强的邪气是
A. 风
B. 寒
C. 暑
D. 湿
E. 燥

答案：C

考点：暑邪的致病特点（2003）

解析：暑邪为夏季的火热之邪。大凡夏至以后，立秋以前，自然界中的火热外邪称为暑邪。暑邪具有明显季节性，《素问·热论》曰："先夏至日者为病温，后夏至日者为病暑。"暑邪只有外感没有内生，这是在六淫中独有的。故本题选C。

73. 大怒易损伤的脏腑是
A. 心
B. 肺
C. 肾
D. 肝
E. 脾

答案：D

考点：七情内伤的致病特点（2015）

解析：《类经·疾病类·情志九气》："心为五脏六腑之大主，而总统魂魄，兼赅志意。故忧动于心则肺应，思动于心则脾应，怒动于心则肝应，恐动于心则肾应，此所以五志惟心所使也。"故本题选D。

74. 以下哪种情志伤脾
A. 怒
B. 忧
C. 悲
D. 思
E. 恐

答案：D

考点：七情内伤的致病特点（2009）

解析：《黄帝内经》认为，人有喜、怒、悲、思、恐五志，也就是五种情绪，这是五脏的功能表现之一。五脏与五志的对应关系是：心主喜、肝主怒、肺主悲、肾主恐、脾主思；怒伤肝、喜伤心、思伤脾、忧伤肺、恐伤肾。故本题选D。

75. 恐伤
A. 肾
B. 脾
C. 肝
D. 肺
E. 心

答案：A

考点：七情内伤的致病特点（2011）

解析：参见74题。故本题选A。

76. 下列各项，与痰饮形成关系不密切的是
A. 肾
B. 肺
C. 脾
D. 心
E. 三焦

答案：D

考点：痰饮的形成（2004，2005）

解析：肾阳主水液蒸化；肺为水之上源，主宣降，敷布津液，通调水道；脾主运化水液；三焦为水液运行的道路。以上脏腑功能失常，均会聚湿而成痰饮。故本题选D。

77. 下列哪项与瘀血的形成无关
A. 气虚
B. 血虚
C. 气滞
D. 血寒
E. 血热

答案：B

考点：瘀血的形成（2002）

解析：气虚无力推动血液运行可形成瘀血，气虚无力统摄血液，可导致血溢脉外为瘀；气行则血行，气滞血亦滞，因此，气滞常可导致瘀血；血得温则行，得寒则凝，故血寒可致瘀血；热入营血，或血与热邪互结，或血液受热煎熬而黏滞，运行不畅，或热邪灼伤脉络，血溢脉外，留于体内，均可形成瘀血。故本题选B。

78. 导致疾病发生的关键因素是
A. 邪气偏盛

B. 正气不足
C. 邪胜正衰
D. 正胜邪退
E. 邪正相持
答案：B
考点：正气不足是疾病发生的内在因素（2016）
解析：一般情况下，若人体脏腑功能正常，气血充盈，常足以抗御邪气的侵袭，即使邪气侵入，亦能驱邪外出。人体正气的强弱，可以决定疾病的发生与否，并与发病部位、病变程度轻重有关。所以，正气不足是发病的主要因素。故本题选B。

79. 发病的内在根据是
A. 邪正相搏
B. 邪气亢盛
C. 正胜邪负
D. 邪胜正负
E. 正气不足
答案：E
考点：正气不足是疾病发生的内在因素（2014）
解析：参见78题。

80. "至虚有盛候"是指
A. 正气虚极
B. 真实假虚
C. 真虚假实
D. 阳热亢盛
E. 阴虚阳盛
答案：C
考点：邪正盛衰与虚实变化（2004）
解析：真虚假实：是指"虚"为病机的本质，而其"实"象则是表现的假象，多由于正气虚弱，脏腑气血不足，功能减退，气化无力所致。正如《景岳全书·传忠录·虚实篇》所说："至虚之病，反见盛势。"故本题选C。

81. 外感病汗出热退身凉者，表示
A. 表邪入里
B. 阳气衰少
C. 汗出亡阳
D. 真热假寒
E. 邪去正安
答案：E
考点：邪正盛衰与疾病转归（2001）
解析：外感病治以发汗，表邪随汗而出，故见热退身凉，此为邪去正安之候，疾病趋于痊愈。故本题选E。

82. 阴阳偏盛形成的是
A. 实证
B. 里证
C. 表证
D. 寒证
E. 热证
答案：A
考点：阴阳偏盛（2002）
解析：阴或阳的偏盛，主要可见于"邪气盛则实"的病机和病证。阳偏盛，即是阳盛，是指机体在疾病过程中所出现的一种阳偏盛，机能亢奋，代谢活动亢进，机体反应性增强，阳热过剩的病理状态。阴偏盛，即是阴盛，是指机体在疾病过程中所出现的一种阴气偏盛，机能障碍或减退，产热不足，以及病理代谢产物积聚的病理状态。故本题选A。

83. 阴盛格阳是指下列哪种病理状态
A. 真虚假实
B. 真寒假热
C. 真实假虚
D. 真热假寒
E. 虚实错杂
答案：B
考点：阴阳格拒（2005）
解析：阴盛格阳指阳气极端虚弱，阳不制阴，偏盛之阴盘踞于内，逼迫衰极之阳浮越于外，使阴阳不相维系，相互格拒的一种病理状态。究其本质是很重的虚寒证，但由于阴盛而格阳于外，却表现出假热之象，故称之为真寒假热证。故本题选B。

84. 下列各项，属未病先防的预防措施是
A. 增强正气和慎避邪气
B. 增强正气和控制病传
C. 早期诊断与早期治疗
D. 早期诊治和防止传变
E. 先安未受邪之地
答案：A
考点：未病先防（2016）
解析：未病先防是指在人体未发生疾病之前，采取各种措施，做好预防工作，以防止疾病的发生。未病先防包括①养生以增强正气。②防止病邪侵害。故本题选A。

85. 适用于"寒者热之"的是

A. 热病见热象
B. 寒病见寒象
C. 阴虚见热象
D. 热病见寒象
E. 寒病见热象

答案：B

考点：正治（2002，2012）

解析：寒性病证表现寒象，用温热性质的方药来治疗，称为"寒者热之"，亦即以热药疗寒证。热病见热象，"热者寒之"；阴虚见热象，"虚则补之"A、B、C都是正治法。热病见寒象，"寒因寒用"；寒病见热象，"热因热用"，D、E都属反治法。故本题选B。

86. 阴邪盛而导致的实寒证，其治疗方法是
A. 虚者补之
B. 寒者热之
C. 热者寒之
D. 阴病治阳
E. 阳病治阴

答案：B

考点：正治（2002）

解析：正治，是指逆疾病的临床表现性质而治的一种最常用的治疗法则，即是采用与疾证候性质相反的方药进行治疗。患者阴邪盛而导致的寒实证，当用寒者热之的方法治疗。虚证当用"虚者补之"；热证当用"热者寒之"。阴盛者，以扶阳的方法消退阴盛，称为"阴病治阳"；阳盛者，以滋阴的方法制约阳亢，称为"阳病治阴"。故本题选B。

87. 可用寒因寒用法治疗的证候是
A. 实寒证
B. 虚寒证
C. 真热假寒证
D. 真寒假热证
E. 寒热错杂证

答案：C

考点：反治（2015）

解析：寒因寒用是指用寒性药物治疗具有假寒症状的病证之法。适用于里热炽盛，阳盛格阴的真热假寒证。这种治法，对其假寒的症状来说，就是"以寒治寒"的反治法。故本题选C。

88. 大出血证的治则是
A. 扶正兼祛邪
B. 祛邪兼扶正
C. 急则治标

D. 缓则治本
E. 标本同治

答案：C

考点：治标与治本（2004）

解析：大出血时应以止血为要，因为失血过多会引起生命危险；血止后或流血减少后，才针对引起流血的病因进行治疗。所以大出血证的治则是急则治标。故本题选C。

89. 阴病治阳的病理基础是
A. 阳偏衰
B. 阴偏衰
C. 阴阳两虚
D. 阳偏盛
E. 阴偏盛

答案：A

考点：调整阴阳（2011）

解析：阴阳偏衰的治疗原则是"虚则补之"，即补其不足。阴偏衰产生的是"阴虚则热"的虚热证，治疗当滋阴制阳，用"壮水之主，以制阳光"的治法，《黄帝内经》称之为"阳病治阴"。阳偏衰产生的是"阳虚则寒"的虚寒证，治疗当扶阳抑阴，用"益火之源，以消阴翳"的治法，《黄帝内经》称之为"阴病治阳"。故本题选A。

90. 根据病人年龄、性别、体质、生活习惯等不同特点，来考虑治疗用药的原则，叫做
A. 因人制宜
B. 因时制宜
C. 因地制宜
D. 辨证论治
E. 异病同治

答案：A

考点：三因制宜（2009）

解析：因人制宜：根据病人的年龄、性别、体质等不同特点，考虑用药的治则，因时制宜：根据时令气候特点，考虑用药的治则，即"用寒远寒，用凉远凉，用温远温，用热远热，食宜同法"。因地制宜：根据不同地域环境特点，考虑用药的治则。因不同的地域，地势有高下，气候有寒热湿燥，水土性质各异，以及生活习惯与方式的不同，病理变化亦不尽相同。故本题选A。

91. 下列属于因地制宜的治则是
A. 用温远温
B. 用热远热

C. 用凉远凉
D. 用寒远寒
E. 地势高而寒冷，其病多寒，治宜辛温
答案：E
考点：三因制宜（2011）
解析：参见 90 题。故本题选 E。

【B1 型题】

(92~93 题共用备选答案)
A. 疾病
B. 证候
C. 症状
D. 病症
E. 体征

92. 机体阴阳失调后的一个完整的异常生命过程，指的是
答案：A

93. 疾病过程中某一阶段或某一类型的病理概括，指的是
答案：B
考点：病、证的概念（2015）
解析：疾病是指致病邪气作用于人体，人体正气与之抗争而引起的机体阴阳失调、脏腑组织损伤、生理机能失常或心理活动障碍的一个完整的生命过程。证候是指疾病过程中某一阶段或某一类型的病理概括，一般由一组相对固定的、有内在联系的、能解释某一阶段或某一类型病变本质的症状和体征构成。故 92 题选 A，93 题选 B。

(94~95 题共用备选答案)
A. 互根互用
B. 阴阳转化
C. 阴阳消长
D. 阴阳互藏
E. 对立相反

94. 阳虚日久，导致阴气化生不足反映的阴阳关系是
答案：A

95. 统一体中的阴阳双方，每一方都包含有另一方的阴阳关系是
答案：D
考点：阴阳互根互用、阴阳交感互藏（2015）
解析：阴阳互根是指一切事物或现象中相互对立着的阴阳两个方面，具有相互依存、互为根本的关系。阴阳互用是指阴阳双方具有互相资生、促进和助长的关系。如果相互为用的关系破坏，阴阳不得相互资助，则出现阴损及阳、阳损及阴的病变。阴阳互藏是指相互对立的阴阳双方中的任何一方都包含着另一方，即阴中有阳，阳中有阴。故 94 题选 A，95 题选 D。

(96~97 题共用备选答案)
A. 心
B. 肝
C. 脾
D. 肺
E. 肾

96. 君主之官指的是
答案：A

97. 将军之官指的是
答案：B
考点：心的生理功能、肝的别名（2016）
解析：心的主要生理功能是主血脉，主藏神。由于心主宰人体整个生命活动，故称心为"君主之官""生之本""五脏六腑之大主"。肝的主要生理功能是主疏泄与主藏血。生理特性主要有肝气升发与肝为刚脏。《素问·灵兰秘典论》说："肝者，将军之官，谋虑出焉。"故 96 题选 A，97 题选 B。

(98~99 题共用备选答案)
A. 心
B. 肝
C. 胆
D. 脾
E. 胃

98. 主决断的是
答案：C

99. 主谋略的是
答案：B
考点：肝、胆的生理功能（2012）
解析：肝主谋略；胆主决断。故 98 题选 C，99 题选 B。

(100~101 题共用备选答案)
A. 心
B. 肝
C. 脾

D. 肺
E. 肾

100. 依据《内经》所论，具有主蛰守位生理特性的脏是

答案：E

101. 依据《内经》所论，被称为"生之本"的脏是

答案：A

考点：肾的生理特性、心的生理功能（2015）

解析：主蛰，喻指肾有潜藏、封藏、闭藏之生理特性，是对其藏精机能的高度概括。守位，指肾中相火（肾阳）潜藏不露，以发挥其温照、推动等作用。心的主要生理机能是主血脉、主藏神。由于心主宰人体整个生命活动，故称心为"君主之官""生之本""五脏六腑之大主"。故100题选E，101题选A。

（102~103题共用备选答案）

A. 肝肾
B. 肺脾
C. 心肺
D. 脾肾
E. 肝脾

102. 与五更泄泻的形成关系最密切的两脏是

答案：D

103. 具有阴阳互滋互制关系的两脏是

答案：A

考点：脾与肾、肝与肾的关系（2016）

解析：中医认为，五更泻主要由于命门火衰，火不暖土，脾失健运，肠失固涩所致。肝肾阴阳之间存在着互滋互制的联系。肾阴与肾阳为五脏阴阳之本，肾阴滋养肝阴，共同制约肝阳；肾阳资助肝阳，温煦肝脉，防其寒滞。肝肾阴阳之间互制互用维持了肝肾之间的协调平衡。故102题选D，103题选A。

（104~105题共用备选答案）

A. 脉
B. 皮
C. 肉
D. 筋
E. 骨

104. 五体中与脾相合的是

答案：C

105. 五体中与肺相合的是

答案：B

考点：五脏与五体的关系（2015）

解析：中医认为，心在体合脉，其华在面；肺在体合皮，其华在毛；脾在体合肌肉而主四肢，其华在唇；肝在体合筋，其华在爪；肾在体合骨，生髓，通脑，其华在发。故104题选C，105题选B。

（106~107题共用备选答案）

A. 胆
B. 胃
C. 小肠
D. 大肠
E. 膀胱

106. 具有"主津"功能的是

答案：D

107. 具有"主液"功能的是

答案：C

考点：大肠、小肠的生理功能（2009，2012）

解析：胆：主储藏、排泄胆汁；主决断。胃：受纳、腐熟水谷。小肠：受盛化物；主液，泌别清浊。大肠：主津、主传导糟粕。膀胱：储存和排泄尿液。故106题选D，107题选C。

（108~109题共用备选答案）

A. 卫气
B. 宗气
C. 营气
D. 中气
E. 元气

108. 与语言、呼吸、心搏强弱有关的气是

答案：B

109. 行于脉外具有剽疾滑利之性的气是

答案：A

考点：人体之气的分类（2015）

解析：宗气上走息道，推动肺的呼吸，即"助肺司呼吸"，所以，凡语言、声音、呼吸的强弱，均与宗气的盛衰有关。卫气其性剽疾滑利，行于脉外，具有温养脏腑，护卫体表之能。故108题选B，109题选A。

（110~111题共用备选答案）

A. 心烦脉洪

B. 气短乏力
C. 四肢困倦
D. 尿赤短少
E. 头昏目眩

110. 暑性炎热，故致病可出现的症状是
答案：A
111. 暑性夹湿，故致病可出现的症状是
答案：C
考点：暑邪的性质及致病特点（2016）
解析：暑为盛夏之火气，具有酷热之性，火热属阳，故暑属阳邪。暑邪伤人多表现出一系列阳热症状，如高热、心烦、面赤、烦躁、脉象洪大等，称为伤暑。暑季不仅气候炎热，且常多雨而潮湿，热蒸湿动，湿热弥漫空间，暑令湿胜必多兼感。表现除发热、烦渴等暑热症状外，常兼见四肢困倦、胸闷呕恶、大便溏泄不爽等湿阻症状。故110题选A，111题选C。

(112~113题共用备选答案)
A. 风
B. 寒
C. 火
D. 湿
E. 燥

112. 最易伤肺的病邪是
答案：E
113. 易伤津耗气的病邪是
答案：C
考点：燥邪、火邪的致病特点（2005）
解析：风邪，轻扬开泄，易袭阳位（上部），风性善行而数变，主动，风为百病之长；寒邪，易伤阳气，寒性凝滞、收引；热（火）邪，其性炎上，易伤津耗气，易生风、动血，易扰心神，易致疮痈；湿邪，易阻滞气机，损伤阳气，湿性重浊、黏滞，易袭阴位（下部）；燥邪，干涩，易伤津液，易伤肺。故112题选E，113题选C。

(114~115题共用备选答案)
A. 惊
B. 怒
C. 喜
D. 恐
E. 悲

114. 七情内伤，易伤肺的是
答案：E
115. 七情内伤，易伤肾的是
答案：D
考点：七情与脏腑精气的关系（2016）
解析：喜、怒、忧、思、悲、恐、惊七种情志与内脏有着密切的关系。情志为病，内伤五脏，主要是使五脏气机失常、气血不和、阴阳失调而致病。至于所伤何脏，有常有变。七情生于五脏，又各伤对应之脏，如喜伤心、怒伤肝、惊恐伤肾、悲伤肺。故114题选E，115题选D。

(116~118题共用备选答案)
A. 气下
B. 气上
C. 气乱
D. 气消
E. 气结

116. 七情致病，恐则
答案：A
117. 七情致病，怒则
答案：B
118. 七情致病，思则
答案：E
考点：七情内伤的致病特点（2005，2012）
解析：怒则气上；喜则气缓；悲则气消；恐则气下；惊则气乱；思则气结。故116题选A，117题选B，118题选E。

(119~120题共用备选答案)
A. 肝
B. 心
C. 脾
D. 肺
E. 肾

119. 生痰之源是指
答案：C
120. 贮痰之器是指
答案：D
考点：痰饮的形成（2010）
解析：脾为生痰之源，肺为贮痰之器。故119题选C，120题选D。

(121~122题共用备选答案)
A. 正胜邪退
B. 邪去正虚

C. 邪盛正衰
D. 邪正相持
E. 正虚邪恋

121. 疾病治疗及时，趋于好转痊愈的病机是
答案：A

122. 疾病后期遗留某些后遗症的主要病机是
答案：E

考点：邪正盛衰与疾病转归（2015）

解析：正胜邪退：指在疾病过程中，邪气渐趋衰减，疾病向好转和痊愈方向发展的一种病理变化。正虚邪恋：指在疾病过程中，正气大虚，余邪未尽，或邪气深伏伤正，正气无力驱除病邪，只是疾病处于缠绵难愈的病理变化。故121选A，故122选E。

(123~124题共用备选答案)
A. 气滞
B. 气逆
C. 气陷
D. 气闭
E. 气脱

123. 上述各项，以突然昏厥、不省人事为特点的病理变化是
答案：D

124. 上述各项，以全身机能突然衰竭为特点的病理变化是
答案：E

考点：气的失常（2016）

解析：气闭：指气机闭阻，失于外达，甚至清窍闭塞，出现昏厥的一种病理变化。气闭病机有因触冒秽浊之气所致的闭厥，突然精神刺激所致的气厥，剧痛所致的痛厥，痰闭气道的痰厥等。气脱：指气虚至极，不能内守而大量脱失，以致生命机能突然衰竭的一种病理变化。故123题选D，124题选E。

(125~126题共用备选答案)
A. 真寒假热
B. 上热下寒
C. 真实假虚
D. 因实致虚
E. 里虚寒证

125. 属转化关系的是
答案：D

126. 属错杂关系的是
答案：B

考点：病性转化（2004）

解析：真寒假热：阴证似阳的证候，阴偏盛至极，阳极端虚弱，偏盛之阴盘于内，逼迫衰微之阳浮越于外，是阴阳相互格拒的一种病理状态。上热下寒：指寒邪感于上而热邪发于下，是寒热错杂表现之一。真实假虚：虚为病机本质，实为表现假象。多由于正气虚弱，脏腑气血不足，功能减退，气化无力所致，是虚实真假的一种病理状态。因实致虚：由于邪气过于强盛，正不敌邪，正气很快被邪气耗损而衰败所致，是虚实转化的一种病理状态。里虚寒证：是正气虚兼内寒的证候，是阴阳偏衰的一种病理状态。故125题选D，126题选B。

(127~128题共用备选答案)
A. 寒者热之
B. 热者寒之
C. 寒因寒用
D. 阴病治阳
E. 阳病治阴

127. 阳虚证的治法是
答案：D

128. 阴虚证的治法是
答案：E

考点：调整阴阳（2016）

解析：阳病治阴适于阴虚之证，阴病治阳适用于阳虚之候。"阴虚则热"所出现的虚热证，采用"阳病治阴"的原则，滋阴以制阳亢。"阳虚则寒"所出现的虚寒证，采用"阴病治阳"的原则，阴虚者补阴，阳虚者补阳，以平为期。故127题选D，128题选E。

中医诊断学

【A1 型题】

1. 望神的重点是
   A. 目光
   B. 面色
   C. 体态
   D. 意识
   E. 语言
   答案：A
   考点：望神（2003）
   解析：神是以精气为物质基础的一种机能，是五脏所生之外荣。目系通于脑，目的活动直接受心神支配，眼睛是心神的外在反映。因此，望神尤应重视眼神的变化。故本题选 A。

2. 得神的面部特征是
   A. 面色荣润，含蓄不漏
   B. 面色少华，暗淡不荣
   C. 面色无华，晦暗暴露
   D. 面似有华，泛红如妆
   E. 面色无华，青如草兹
   答案：A
   考点：得神（2015）
   解析：得神又称有神，是精充气足神旺的表现。具体表现为：神志清楚，语言清晰，面色荣润含蓄，表情丰富自然；目光明亮，精彩内含；反应灵敏，动作灵活，体态自如；呼吸平稳，肌肉不削。故本题选 A。

3. 假神的病机是
   A. 气血不足，精神亏损
   B. 机体阴阳严重失调
   C. 脏腑虚衰，功能低下
   D. 精气衰竭，虚阳外越
   E. 阴盛于内，格阳于外
   答案：D
   考点：假神（2002，2005）
   解析：假神是垂危患者出现的精神暂时好转的假象，假神之所以出现，是由于精气衰竭已极，阴不敛阳，阳虚无所依附而外越，以致显露出一时"好转"的假象。这是机体阴阳严重失调的表现。故本题选 D。

4. 下列各项，属常色的是
   A. 枯槁晦暗
   B. 鲜明暴露
   C. 明润而不应时应位
   D. 红黄隐隐，荣润光泽
   E. 独呈色而无血色相间
   答案：D
   考点：常色与病色（2004，2005）
   解析：常色是人在正常生理状态时的面部色泽，有主色、客色之分，中国人的主色为红黄隐隐，荣润光泽，而余皆为病色。故本题选 D。

5. 赤色主
   A. 瘀血
   B. 痛证
   C. 寒证
   D. 热证
   E. 湿证
   答案：D
   考点：五色主病（2011）
   解析：赤色主热证，亦可主戴阳证。实热见满脸通红、目赤；虚热见午后颧红；戴阳证见面红如妆。故本题选 D。

6. 虚热证的面色是
   A. 满面通红
   B. 两颧潮红
   C. 面色青灰
   D. 面红如妆
   E. 面黄带晦
   答案：B
   考点：五色主病（2003）
   解析：两颧潮红见于虚热证；A 见于实热证；C 多属心血瘀阻，血行不畅；D 多为戴阳证，是精气衰竭，阴不敛阳，虚阳上越所致；E 为寒湿郁阻所致。故本题选 B。

7. 白色主
   A. 受惊
   B. 湿证
   C. 水饮
   D. 痛证
   E. 寒证
   答案：E
   考点：五色主病（2009）
   解析：白色主虚证、寒证、脱血、夺气。淡白无华主气血不足；白主阳虚水泛；苍白主阳气暴脱或阴寒凝滞、大失血证。故本题选 E。

8. 下列各项，不属青色所主病证的是
   A. 寒证
   B. 惊风
   C. 血瘀
   D. 疼痛
   E. 热证
   答案：E
   考点：五色主病（2016）
   解析：青色主寒证、痛证、瘀血证、惊风证、肝病。赤色主热证。黄色主湿证、虚证。白色主虚寒证、血虚证。黑色主肾虚证、水饮证、寒证、痛证及瘀血证。故本题选 E。

9. 肾虚水饮的面色特征是
   A. 面黑暗淡
   B. 面黑干焦
   C. 眼眶周围色黑
   D. 面色黧黑
   E. 面色晦暗如烟熏
   答案：C
   考点：五色主病（2015）
   解析：中医认为黑为阴寒水盛之色。由于肾阳虚衰，水饮不化，气化不行，阴寒内盛，血失温养，经脉拘急，气血不畅，面色黧黑。面黑而焦干，多为肾精久耗，虚火灼阴。目眶周围色黑，多见于肾虚水泛的水饮证；面色青黑，且剧痛者，多为寒凝瘀阻。故本题选 C。

10. 头皮瘙痒，多脂多屑，头发脱落，其临床意义是
    A. 肾精亏损
    B. 血虚受风
    C. 肝经风热
    D. 血热化燥

    E. 脾胃蕴热
    答案：D
    考点：望头发（2015）
    解析：头发已脱，头皮瘙痒、多屑多脂者，多为血热化燥所致。故本题选 D。

11. 在"五轮学说"中，黑睛为
    A. 血轮
    B. 气轮
    C. 水轮
    D. 肉轮
    E. 风轮
    答案：E
    考点：目的脏腑分属（2004）
    解析："五轮学说"：瞳仁属肾，称为"水轮"；黑睛属肝，称为"风轮"；眼睑属脾，称为"肉轮"；两眦属心，称为"火轮"；白睛属肺，称为"气轮"。故本题选 E。

12. 五轮学说认为，白睛所属的是
    A. 心
    B. 肺
    C. 肝
    D. 肾
    E. 脾
    答案：B
    考点：目的脏腑分属（2016）
    解析：参见 11 题。故本题选 B。

13. 齿燥如枯骨者，属
    A. 热盛伤津
    B. 阳明热盛
    C. 肾阴枯涸
    D. 胃阴不足
    E. 肾气虚乏
    答案：C
    考点：望齿（2001）
    解析：齿燥如枯骨为肾阴枯涸，不能上荣于齿的表现。A 见齿燥如石。B 见齿干燥。D 有胃热或虫积时，牙齿有洞腐臭。E 多见牙齿松动稀疏，齿根外露。故本题选 C。

14. 咽喉溃烂处上覆白腐，形如白膜者，称为
    A. 乳蛾
    B. 喉痈
    C. 鹅口疮
    D. 咽喉成脓
    E. 伪膜
    答案：E

考点：望咽喉（2016）

解析：咽部两侧红肿突起如乳突，称乳蛾，是肺胃热盛，外感风邪凝结而成。喉痈指因内外热毒搏结于咽喉所致的咽喉及其邻近部位的痈肿。鹅口疮是以口腔、舌上满布白屑为主要特征的一种口腔疾病，因其状如鹅口，故称"鹅口疮"。咽喉溃烂处上覆白腐，形如白膜者，则称为伪膜。故本题选 E。

15. 小腿部皮肤突然鲜红成片，色如涂丹，边缘清楚，灼热肿胀者，称为

　　A. 抱头火丹
　　B. 麻疹
　　C. 流火
　　D. 瘾疹
　　E. 赤游丹

答案：C

考点：望皮肤色泽（2016）

解析：皮肤发赤，皮肤忽然变红，如染脂涂丹，名曰"丹毒"。可发于全身任何部位，初起鲜红如云片，往往游走不定，甚者遍身。发于头面者称"抱头火丹"，发于躯干者称"丹毒"，发于胫踝者称"流火"。因部位、色泽、原因不同而有多种名称。故本题选 C。

16. 温病发斑，应属

　　A. 气分热盛
　　B. 热入营血
　　C. 湿热蕴结
　　D. 阳明经热
　　E. 外感风热

答案：B

考点：望斑疹（2004）

解析：热入营血，热窜血络，迫血妄行，则可见斑疹隐隐，温病发斑是热入营血的特有表现。故本题选 B。

17. 患部形小而圆，红肿热痛不甚的疮疡病变是

　　A. 痈
　　B. 疔
　　C. 疖
　　D. 疮
　　E. 疽

答案：C

考点：望疮疡（2015）

解析：痈、疽、疔、疖都为发于皮肤体表部位有形可诊的外科疮疡疾患。四者的区别是：凡发病局部范围较大，红肿热痛，根盘紧束的为痈。若漫肿无头，根脚平塌，肤色不变，不热少痛者为疽。若范围较小，初起如粟，根脚坚硬深，麻木或发痒，继则顶白而痛者为疔。起于浅表，形小而圆，红肿热痛不甚，容易化脓，脓溃即愈为疖。故本题选 C。

18. 小儿指纹鲜红，其临床意义是

　　A. 外感表证、寒证
　　B. 里热证
　　C. 疼痛、惊风
　　D. 脾虚、疳积
　　E. 血络郁闭

答案：A

考点：望小儿指纹（2015）

解析：小儿指纹的纹色变化，主要有红、紫、青、黑、白色的变化。纹色鲜红多外感风寒。纹色紫红，多主热证。纹色青，主风证或痛证。纹色青紫或紫黑色，是血络闭郁。纹色淡白，多属脾虚。故本题选 A。

19. 舌根所候的脏腑一般是

　　A. 肝胆
　　B. 肾
　　C. 脾胃
　　D. 三焦
　　E. 心肺

答案：B

考点：舌诊原理（2002）

解析：以脏腑分属诊舌部位，心肺居上，故以舌尖主心肺；脾胃居中，故以舌中部主脾胃；肾位于下，故以舌根部主肾；肝胆居躯体之侧，故以舌边主肝胆，左边属肝，右边属胆。故本题选 B。

20. 邪入营血证的舌象是

　　A. 舌色淡红
　　B. 舌质淡白
　　C. 舌质绛红
　　D. 舌质紫暗
　　E. 舌起红刺

答案：C

考点：舌色变化（2002）

解析：舌质绛红见于热入营血、阴虚火旺和血瘀证；舌色淡红见于正常人；舌质淡白主虚寒或气血双亏；舌质紫暗见于瘀血或寒凝等；舌起红刺多因邪热亢盛所致。故本题选 C。

21. 阴寒内盛，血行瘀滞的舌象表现是

　　A. 舌淡红润泽

B. 舌红绛少苔
C. 舌绛紫而干
D. 舌淡白光莹
E. 舌淡紫湿润

答案：E

考点：舌色变化（2016）

解析：紫舌总由血液运行不畅，瘀滞所致。舌淡紫而湿润：阴寒内盛，或阳气虚衰所致寒凝血瘀。故本题选E。

22. 伸舌偏左或偏右是
    A. 强硬舌
    B. 痿软舌
    C. 颤动舌
    D. 歪斜舌
    E. 吐弄舌

答案：D

考点：舌态变化（2011）

解析：舌体板硬强直，运动不灵活，为强硬舌。舌体软弱，无力屈伸，痿废不灵，为痿软舌。舌体震颤抖动，不能自主，为颤动舌。伸舌时舌体偏向一侧，或左或右，为歪斜舌。舌伸于口外，不即回缩，为吐舌；舌微露出口，立即收回，或舐口唇上下左右，摇动不停，为弄舌。合称吐弄舌。舌体卷短、紧缩，不能伸长，为短缩舌。故本题选D。

23. 观察舌苔以辨别病邪浅深的主要依据是
    A. 舌苔的有无
    B. 苔质的厚薄
    C. 苔色的黄白
    D. 苔质的润燥
    E. 舌苔的真假

答案：B

考点：苔质变化（2001）

解析：苔质厚薄以"见底"和"不见底"为标准。薄苔多为疾病初起或病邪在表，病情较轻；厚苔多为病邪入里，或胃肠积滞，病情较重。所以苔质的厚薄提示病情的深浅。舌苔的有无提示胃阴的变化；苔色的黄白提示病邪的性质；苔质的润燥提示津液的盈亏变化；舌苔的真假提示胃气的衰败与否。故本题选B。

24. 舌苔干燥，扪之无津，甚则干裂的舌象是
    A. 滑苔
    B. 燥苔
    C. 糙苔
    D. 润苔

E. 腻苔

答案：B

考点：苔质变化（2015）

解析：滑胎：舌面水分过多，伸舌欲滴，扪之湿而滑。燥苔：舌苔干燥，扪之无津，甚则舌苔干裂。糙苔：苔质粗糙如砂石，扪之糙手，津液全无。润苔：舌苔干湿适中，不滑不燥。腻苔：苔质颗粒细腻致密，揩之不去，刮之不脱，如涂有滑腻之状，中间厚、边周薄者。故本题选B。

25. 胃阴枯竭的舌象是
    A. 淡红舌
    B. 紫舌
    C. 绛舌
    D. 镜面舌
    E. 鲜红舌

答案：D

考点：苔质变化（2004，2005）

解析：胃阴枯竭，胃无生发之气，见镜面舌。淡红舌常见于正常人；紫舌见于热盛伤津，气血壅滞，或寒凝血瘀的病证；绛舌常见于热入营血或阴虚火旺的病证；鲜红舌常见于热证、实证。故本题选D。

26. 大病、久病之人音哑或失音，称为
    A. 子喑
    B. 金破不鸣
    C. 金实不鸣
    D. 少气
    E. 短气

答案：B

考点：音哑与失音（2014）

解析：子喑是妊娠晚期出现声音嘶哑，音浊不扬，甚至不能出声的妊娠疾病。金破不鸣是肺肾阴亏，肺燥热郁，阴液不能上承，咽喉失于濡润而音哑或失音，多属虚证，可见于晚期结核、慢性喉炎等大病、久病之人。金实不鸣属新病音哑失音，属实证，多见外感风寒或风热，痰浊阻滞以致肺气不宣。短气、少气与音哑或失音无关。故本题选B。

27. 声高有力，语无伦次，称为
    A. 郑声
    B. 谵语
    C. 错语
    D. 夺气
    E. 独语

答案：B

考点：谵语（2012）

解析：神志不清，语言重复，时断时续，声音低弱者，称为郑声。神志不清，语无伦次，声高有力者，称为谵语。语言错乱，语后自知，称为错语。言语轻缓，声音低微，欲言而不能接续者，称为夺气。自言自语，喃喃不休，见人则止，首尾不续者，称为独语。故本题选B。

28. 郑声的病因多为

A. 心气大伤
B. 心气不足
C. 痰火扰心
D. 风痰阻络
E. 热扰心神

答案：A

考点：郑声（2002）

解析：郑声表现为神志昏沉，语言重复，低微无力，时断时续，多因心气大伤、神无所依所致。故本题选A。

29. 咳声如犬吠样，可见于

A. 百日咳
B. 白喉
C. 感冒
D. 肺痈
E. 肺痿

答案：B

考点：咳嗽（2002）

解析：白喉为疫毒内传，里热炽盛而成，其咳声如犬吠，干咳阵作。百日咳多因风邪与伏痰搏结，郁而化热，阻遏气道所致，其特点是咳嗽阵作，咳声连续，是痉挛性发作，咳剧气逆则涕泪俱出，甚至呕吐，阵咳后伴有怪叫，其声如"鹭鸶鸣"。C、D、E无特殊。故本题选B。

30. 白喉咳嗽的特点是

A. 干咳
B. 顿咳
C. 咳声清脆
D. 咳声重浊
E. 咳如犬吠

答案：E

考点：咳嗽（2008）

解析：白喉主要表现为进行性梗阻症状，有声音嘶哑或失音、呼吸困难、犬吠样咳嗽、呼吸时有蝉鸣音。梗阻严重者吸气有三凹征。故本题选E。

31. 嗳气酸腐者，多属

A. 肝胃不和
B. 肝脾不调
C. 脾胃虚弱
D. 宿食停积
E. 寒客于胃

答案：D

考点：嗳气（2003）

解析：胃气以降为顺，食停胃脘，胃气郁滞，胃失和降而上逆，故见嗳气吞酸或呕吐酸腐食物。而其余选项无此特点。故本题选D。

32. 久病畏寒，多见于哪种证候

A. 气虚
B. 阳虚
C. 表寒
D. 实寒
E. 以上均非

答案：B

考点：但寒不热（2001，2003）

解析：畏寒是指患者自觉怕冷，但加衣被、近火取暖可以缓解，多为里寒证。机体内伤久病，阳气虚于内，或寒邪过盛，直中于里损伤阳气，温煦肌表无力而出现怕冷的感觉。故本题选B。

33. 寒热往来见于下列哪种证候

A. 表寒
B. 里寒
C. 表热
D. 里热
E. 半表半里

答案：E

考点：寒热往来（2003，2011）

解析：寒热往来是在由表入里的过程中，邪气停留于半表半里之间，既不能完全入里，正气又不能抗邪外出，正邪相争处于相持阶段，一胜一负，一进一退，故见寒热往来。故本题选E。

34. 外感热病中，正邪相争提示病变发展转折点的是

A. 自汗
B. 盗汗
C. 战汗
D. 绝汗
E. 热汗

答案：C

考点：特殊汗出（2003，2006）

解析：战汗表现为患者先恶寒战栗，表情痛苦，辗转挣扎，继而汗出者，是邪正交争的表现，由战汗的转归、邪正盛衰决定病情的发展方向。A常伴有神疲乏力，多因阳虚或气虚不能固护肌表，腠理疏松，津液外泄所致。B为阴虚，虚热内生，睡时卫阳入里，肌表不密，虚热蒸津外泄所致。D为久病、重病，正气大伤，阳气外脱，津液大泄所致。E见于热性病。故本题选C。

35. 有形实邪闭阻气机所致疼痛的性质是
　　A. 胀痛
　　B. 灼痛
　　C. 冷痛
　　D. 绞痛
　　E. 隐痛
　　答案：D
　　考点：疼痛的性质（2016）
　　解析：胀痛多因气机郁滞所致。绞痛多为有形实邪突然阻塞经络、闭阻气机，或寒邪内侵，气机郁闭，导致血流不畅而成。灼痛多由火热之邪窜入经络，或阴虚阳亢，虚热灼于经络所致。冷痛多因寒凝筋脉或阳气不足而致。隐痛多因气血不足，或阳气虚弱，导致经脉气血运行滞涩所致。故本题选D。

36. 病势较缓，尚可忍耐，但绵绵不休的症状是
　　A. 空痛
　　B. 刺痛
　　C. 胀痛
　　D. 重痛
　　E. 隐痛
　　答案：E
　　考点：疼痛的性质（2015）
　　解析：胀痛是痛且有胀感，在身体各部位都可以出现，但以胸胁、胃脘、腹部较为多见。重痛疼痛伴有沉重感，多见于头部、四肢及腰部。空痛为痛而有空虚之感，其特点是疼痛有空旷轻虚之感，喜温喜按。隐痛为痛而隐隐，绵绵不休，其特点是痛势较轻，可以耐受，隐隐而痛，持续时间较长。刺痛指疼痛如针刺之状，是瘀血致痛的特征之一，以头部及胸胁、脘腹等处较为常见。故本题选E。

37. 阳明经头痛的特征是
　　A. 前额连眉棱骨痛
　　B. 头两侧太阳穴处痛
　　C. 后头部连项痛

　　D. 头痛连齿
　　E. 巅顶痛
　　答案：A
　　考点：问头痛（2006）
　　解析：头部不同部位的疼痛与经络的关系是，头项痛属太阳经病，前额痛连眉棱骨痛属阳明经病，头侧部痛属少阳经病，头顶痛属厥阴经病，头痛连齿属少阴经病。故本题选A。

38. 头两侧疼痛，属
　　A. 太阳经
　　B. 阳明经
　　C. 少阳经
　　D. 太阴经
　　E. 少阴经
　　答案：C
　　考点：问头痛（2004）
　　解析：参见37题。故本题选C。

39. 情志郁结不舒所致胸痛的特点是
　　A. 胸背彻痛
　　B. 胸痛喘促
　　C. 胸痛咳血
　　D. 胸痛走窜
　　E. 胸部刺痛
　　答案：D
　　考点：问胸痛（2001）
　　解析：情志郁结不舒致胸中气机不利，气滞胸中走窜不定，故见胸痛走窜。胸背彻痛是因心脉急骤闭塞不通所致；胸痛喘促是因痰湿犯肺，或因脾虚聚湿生痰，痰浊上犯所致；胸痛咳血是因肺阴虚，虚火灼伤肺络所致；胸部刺痛是因瘀血所致。故本题选D。

40. 右少腹作痛拒按，或出现反跳痛的临床意义是
　　A. 水鼓
　　B. 气鼓
　　C. 癥积
　　D. 肠痈
　　E. 虫积
　　答案：D
　　考点：腹痛（2016）
　　解析：肠痈表现为转移性右下腹痛，多为突然急性腹痛，初起在脐周围或上腹部，为阵发性钝痛，逐渐加重。经数小时后转移到右下腹阑尾点附近，呈持续性剧痛。右下腹阑尾点有固定压痛，拒按，重者可有反跳痛、腹肌紧张。故本题

选D。

41. 下列可导致嗜睡的是
    A. 心脾两虚
    B. 心肾阳衰
    C. 营血亏虚
    D. 心肾不交
    E. 胆郁痰扰
    答案：B
    考点：嗜睡（2002）
    解析：嗜睡常因痰湿内盛，或阳虚阴盛导致。故本题选B。

42. 饭后困倦嗜睡，少气懒言，食量减少的临床意义是
    A. 痰湿困脾
    B. 脾气不足
    C. 心肾阳虚
    D. 邪闭心神
    E. 热入营血
    答案：B
    考点：嗜睡（2015）
    解析：若饭后嗜睡，兼神疲倦息，食少纳呆者，多由脾失健运，清阳不升所致。故本题选B。

43. 妇女怀孕后厌食，呕恶，称为
    A. 恶食
    B. 厌食
    C. 纳减
    D. 纳呆
    E. 恶阻
    答案：E
    考点：食欲与食量（2004）
    解析：妇女妊娠早期，恶心呕吐，伏身，或食入即吐，这是恶阻的症状表现，主要是由于胎气上逆、胃失和降所致。A、B为厌恶食物；C、D为食欲减退，不思进食。故本题选E。

44. 善饥多食的病机是
    A. 脾失健运
    B. 胃强脾弱
    C. 胃阴不足
    D. 胃气将绝
    E. 胃火炽盛
    答案：E
    考点：食欲与食量（2005）
    解析：善饥多食是患者食欲亢进，食量较多，食后不久即感饥饿，是由于胃火亢盛，腐熟

太过，代谢亢盛而致。可见于胃火亢盛、胃强脾弱等证。而A、D出现的是饮食减少；C出现的是饥不欲食；B出现的是多食易饥，兼见大便溏泄。故本题选E。

45. 消谷善饥的临床意义是
    A. 脾胃虚弱
    B. 湿热蕴脾
    C. 肝胆湿热
    D. 胃阴不足
    E. 胃强脾弱
    答案：E
    考点：食欲与食量（2016）
    解析：消谷善饥指患者食欲亢进，食量较多，食后不久即感饥饿的症状，多由胃热炽盛，腐熟太过所致。消谷善饥，兼多饮多尿，身体消瘦者，多见于消渴病。多食易饥，兼见大便溏泄者，为胃强脾弱。故本题选E。

46. 饥不欲食可见于
    A. 胃火亢盛
    B. 胃强脾弱
    C. 脾胃湿热
    D. 胃阴不足
    E. 肝胃蕴热
    答案：D
    考点：食欲与食量（2001，2004）
    解析：饥不欲食，是患者感觉饥饿而又不想进食，或进食很少，可见于胃阴不足证。A、B多见善饥；C、E多见饮食减少。故本题选D。

47. 口中黏腻不爽，其临床意义是
    A. 胃火炽盛
    B. 湿热蕴脾
    C. 胆火上炎
    D. 心火上炎
    E. 脾胃气虚
    答案：B
    考点：口味（2016）
    解析：口黏腻，是指病人自觉口中黏腻不爽的症状，多见于痰热内盛、湿热蕴脾及寒湿困脾之证。故本题选B。

48. 肝胃蕴热的口味是
    A. 口中泛酸
    B. 口中酸馊
    C. 口甜黏腻
    D. 口中味苦
    E. 口中味咸

答案：A

考点：口味（2001）

解析：口酸多因肝胃郁热或饮食停滞所致。B多见于伤食证；C多见湿困脾胃；D属热证的表现；E多属肾病及寒证。故本病选A。

49. 下列各项，口苦的临床意义是
    A. 湿热蕴脾
    B. 痰热内盛
    C. 心血不足
    D. 心火上炎
    E. 胃火炽盛

答案：D

考点：口味（2015）

解析：口苦，是指病人自觉口中有苦味的症状，多见于心火上炎或肝胆火热之证。故本题选D。

50. 大便溏结不调，其临床意义是
    A. 胃肠积热
    B. 湿热蕴脾
    C. 气血瘀滞
    D. 肝郁脾虚
    E. 食滞胃肠

答案：D

考点：大便异常（2015）

解析：大便溏结不调即是指大便时稀时干的症状，多因肝郁脾虚所致，若大便先干后溏，多属脾虚。故本题选D。

51. 按寸口脉分候脏腑，左关脉可候
    A. 心与膻中
    B. 肾与小腹
    C. 脾与胃
    D. 肝、胆与膈
    E. 肺与胸中

答案：D

考点：诊脉部位（2002，2005）

解析：寸口分寸、关、尺三部，两手共六部脉，分候脏腑，一般左寸可候心与膻中，右寸可候肺与胸中；左关可候肝、胆与膈，右关可候脾与胃；左尺可候肾与小腹，右尺可候肾与小腹。故本题选D。

52. 切脉时三指沿寸口脉长轴循行，诊察脉之长短，比较寸、关、尺三部脉象特点的方法是
    A. 循法
    B. 寻法
    C. 总按

D. 举法
E. 按法

答案：A

考点：诊脉方法（2016）

解析：三指平布，同时用力按脉，称为总按，目的是总体体会三部九候脉象；分别用一指按其中一部脉象，重点体会某一部脉象特征，称为单按；用指轻按在皮肤上称为举，又称为浮取或轻取；用指重按在筋骨间，称为按，又称为沉取或重取；指力从轻到重，从重到轻，左右前后推寻，以寻找脉动最明显的特征，称为寻。切脉时三指沿寸口脉长轴循行，诊察脉之长短，比较寸、关、尺三部脉象特点，为循法。故本题选A。

53. 脉幅宏大，充实有力，来盛去衰的脉为
    A. 洪脉
    B. 滑脉
    C. 弦脉
    D. 大脉
    E. 数脉

答案：A

考点：常见脉象（2011）

解析：滑脉为往来流利，如盘走珠，应指圆滑。弦脉为端直而长，如按琴弦，脉势较强而硬。大脉为脉体宽大，但无脉来汹涌之势。数脉为脉率增快，一息五至以上。故本题选A。

54. 往来流利，应指圆滑，如盘走珠的脉为
    A. 洪脉
    B. 滑脉
    C. 弦脉
    D. 数脉
    E. 大脉

答案：B

考点：常见脉象（2012）

解析：参见53题。故本题选B。

55. 下列除哪项外，均有脉率快的特点
    A. 数
    B. 促
    C. 滑
    D. 疾
    E. 动

答案：C

考点：常见脉象（2002）

解析：数脉每一息脉来五至以上。促脉脉数，时而一止，止无定数。疾脉脉来急疾，一息

七八至。动脉形如豆，厥厥动摇，滑数有力。以上脉象均一息超过五至，故同归数脉类。滑脉往来流利，如珠走盘，应指圆滑，脉动应指有力，属于实脉类，无至数的异常。故本题选C。

56. 脉象特征形细而行迟，往来不畅，脉势不匀，如轻刀刮竹，其临床意义是
A. 气血两虚
B. 阳气虚衰
C. 气滞血瘀
D. 痰湿内停
E. 阴盛气结
答案：C
考点：常见脉象（2016）
解析：涩脉脉象迟细而短，往来艰涩，极不流利，如轻刀刮竹，多见于气滞、血瘀和精伤、血少。故本题选C。

57. 极细而软，按之欲绝，若有若无的脉为
A. 细脉
B. 微脉
C. 濡脉
D. 弱脉
E. 缓脉
答案：B
考点：常见脉象（2001）
解析：微脉为极细极软，按之欲绝，似有若无。细脉脉细如线，但应指明显；濡脉浮而细软，如帛在水中；弱脉极软而沉细；缓脉为一息四至，来去怠缓。故本题选B。

58. 濡脉与弱脉的主要不同点，在于
A. 脉位的浮沉
B. 脉力的大小
C. 脉形的长短
D. 脉率的快慢
E. 脉律的齐否
答案：A
考点：常见脉象（2001）
解析：濡脉浮而细软，如帛在水中，属浮脉类；弱脉极软而沉细，属沉脉类。两者的差别在于脉位的浮沉。故本题选A。

59. 结脉与促脉的主要不同点，在于
A. 脉位的浮沉
B. 脉力的大小
C. 脉形的长短
D. 脉率的快慢
E. 脉律的齐否

答案：D
考点：常见脉象（2002）
解析：结脉，脉来缓，时而一止，止无定数，属于迟脉类。促脉，脉来数，时而一止，止无定数，属于数脉类。两者脉率的快慢有差别。故本题选D。

60. 结脉与代脉的主要区别在于
A. 节律不同
B. 至数不同
C. 脉力不同
D. 脉位不同
E. 流利度不同
答案：A
考点：常见脉象（2016）
解析：脉来缓而时一止，止无定数为结脉，主阴盛气结、寒痰血瘀，亦主气血虚衰；脉来一止，止有定数，良久方来为代脉，主脏气衰微，亦主风证、痛证、七情惊恐、跌打损伤。故本题选A。

61. 既主气滞血瘀，又主精伤血少的脉象是
A. 细脉
B. 虚脉
C. 涩脉
D. 滑脉
E. 弦脉
答案：C
考点：常见脉象（2004，2005）
解析：涩脉的主病是精血亏少、气滞血瘀、夹痰、夹食，而细脉的主病是气血两虚、诸虚劳损、湿证，虚脉主病是虚证，滑脉主病是痰饮、食积、实热，弦脉主肝胆病、痰饮、痛证、疟疾。故本题选C。

62. 滑数脉的主病，常为
A. 痰热痰火
B. 肝火夹痰
C. 气分热盛
D. 肝郁化火
E. 素体痰盛
答案：A
考点：相兼脉（2001）
解析：数脉主热证，滑脉主痰饮、食积、实热，所以滑数脉的主病常为痰热痰火。肝火夹痰以弦滑脉为主；气分热盛以数脉、洪脉为主；肝郁化火以弦脉、实脉为主；素体痰盛以滑脉为主。故本题选A。

63. 表证与里证的鉴别要点是
    A. 表证多为新病，里证多为久病
    B. 表证病较轻浅，里证病较深重
    C. 表证恶寒发热，里证或寒或热
    D. 表证起病较急，里证起病较缓
    E. 表证多为外感，里证皆属内伤
    答案：B
    考点：表证与里证（2016）
    解析：表证又有表寒证、表热证、表虚证之分，表证主要见于外感疾病初期阶段，由于表证病位浅，正气未伤，病情轻，一般1～2周就可能痊愈，但若外邪太重或治疗不当等，外邪则可进一步内传，形成半表半里证或里证。里证多见于外感病的中、后期阶段或内伤疾病之中，里证起病可急可缓，与表证相比一般病情较重、病程较长，除表证使半表半里后，基本可诊断为里证。故本题选B。

64. 恶寒发热并见，常见的病证是
    A. 虚证
    B. 实证
    C. 表证
    D. 里证
    E. 寒证
    答案：C
    考点：寒证与热证（2015）
    解析：寒邪袭表，卫阳奋起抗争，卫阳失去其正常温分肉、肥腠理的功能，则出现恶寒；卫阳浮盛于外，势必与邪相争，卫阳被遏，故出现发热。恶寒发热并见是表证的特征。故本题选C。

65. 下列关于实证和虚证鉴别的描述，错误的是
    A. 实证疼痛拒按，虚证疼痛喜按
    B. 实证多发热，虚证多恶寒
    C. 实证声高气粗，虚证声低息微
    D. 实证舌质老，虚证舌质嫩
    E. 实证脉有力，虚证脉无力
    答案：B
    考点：虚证与实证（2016）
    解析：A、C、D、E描述均正确。而虚证多为潮热、微热，畏寒，添衣近火得温则减。实证多为高热，恶寒，添衣近火得温不减。故本题选B。

66. 危重病人，突然头额冷汗大出，四肢厥冷，属于
    A. 亡阴
    B. 亡阳
    C. 阳虚
    D. 阴虚
    E. 以上均非
    答案：B
    考点：亡阳证（2001）
    解析：突然头额冷汗大出为阳虚固摄无权，故腠理开而汗大出，四肢厥冷为阳虚则寒，此为阳气虚弱以致亡脱的病证。故本题选B。

67. 下列各项，属亡阴证临床表现的是
    A. 面色苍白
    B. 热汗而黏
    C. 呼吸微弱
    D. 脉微欲绝
    E. 四肢厥冷
    答案：B
    考点：亡阴证（2005）
    解析：亡阴的根本原因是机体内大量脱失津液，阳相对旺盛，热邪逼迫则汗外泄，故热汗而黏。虚阳外越则面红；虚热上扰则烦躁不安；阴虚内热则身热肢暖；津枯虚热则脉细数无力。故本题选B。

68. 下列症状不属戴阳证的是
    A. 下利清谷
    B. 手足厥冷
    C. 里寒外热
    D. 五心烦热
    E. 脉微欲绝
    答案：D
    考点：证候真假（2011）
    解析：戴阳证的关键病机是虚阳浮越，属真寒假热证（内有真寒而外见某些假热的"寒极似热"证候）。其临床表现有自觉发热，欲脱衣揭被，触之胸腹无灼热，下肢厥冷；面色浮红如妆，非满面通红；神志躁扰不宁，疲乏无力；口渴但不欲饮；咽痛而不红肿；脉浮大或数，按之无力；便秘而便质不燥，或下利清谷；小便清长，或尿少浮肿；舌淡，苔白。故本题选D。

69. 下列哪项不是气虚证的表现
    A. 自汗
    B. 神倦乏力
    C. 头晕目眩
    D. 耳鸣如蝉
    E. 语声低微
    答案：D

考点：气虚证（2003）

解析：气虚证以全身机能活动低下的表现为辨证要点。元气亏虚，脏腑组织机能减退，所以语声低微，神疲乏力；气虚清阳不升，不能温养头目，则头晕目眩；气虚毛窍疏松，卫外不固则自汗。耳鸣如蝉多为肝肾阴虚，肝阳上亢，痰火上扰所致。故本题选D。

70. 气滞证的特征是
 A. 头昏眼花
 B. 手足发麻
 C. 嗳气恶心
 D. 腹部坠胀
 E. 胀闷疼痛
 答案：E
 考点：气滞证（2004，2005）
 解析：气滞证，是指人体某一脏腑、某一部位气机阻滞，运行不畅所表现的证候，以胀闷、疼痛、攻窜阵发为主要临床表现。A主要见于虚弱性疾病；B主要见于筋脉失养等病证；C主要见于胃气上逆的病证；D主要见于下焦湿邪为患的病证。故本题选E。

71. 血虚必有的特征性证候是
 A. 心悸失眠
 B. 经少经闭
 C. 肢体麻木
 D. 头晕眼花
 E. 肌肤黏膜淡白
 答案：E
 考点：血虚证（2002）
 解析：血虚时血液亏虚，脏腑百脉失养，面色、口唇、爪甲失其血色为辨证要点。而A、B、C、D除由血虚引起外还可由其他原因引起，如肾精不足、肝郁等，不独见于血虚。故本题选E。

72. 下列哪项不是血瘀证的表现
 A. 面色黧黑
 B. 肌肤甲错
 C. 局部刺痛
 D. 唇甲青紫
 E. 头晕目眩
 答案：E
 考点：血瘀证（2003，2016）
 解析：瘀血内阻，气血运行不利，肌肤失养，则见面色黧黑，肌肤甲错，口唇、舌体、指甲青紫色暗等，瘀血阻塞络脉，阻碍气血运行，

不通则痛，可见局部刺痛之象。E见于血虚证，清窍失养。故本题选E。

73. 下列哪项不是血热证的临床表现
 A. 身热夜甚，或潮热，口渴，面赤
 B. 心烦，失眠，躁扰不宁，甚或狂乱、神昏谵语
 C. 或见各种出血色深红，或斑疹显露，或为疮痈
 D. 舌绛，脉数疾
 E. 唇舌青紫，苔白滑，脉沉迟弦涩
 答案：E
 考点：血热证（2011）
 解析：E为血寒证的临床表现。热聚体内，迫血妄行，造成皮下出血或大血管出血，可见身热面赤而发斑及咳血、吐血、衄血、月经量多、崩漏等；血热腐蚀血肉，可见肌肤生疮、疖、疔、痈；血热证可见于外感温热病中，即温热邪毒内传，深入血分，形成卫气营血辨证中的"血分证"。故本题选E。

74. 下列哪项不是血寒证的临床表现
 A. 舌绛，脉数疾
 B. 畏寒，手足或少腹等患处冷痛拘急、得温痛减
 C. 肤色紫暗发凉，或为痛经
 D. 月经愆期、经色紫暗、夹有血块
 E. 唇舌青紫，苔白滑，脉沉迟弦涩
 答案：A
 考点：血寒证（2010）
 解析：血寒证见畏寒，手足或少腹等患处冷痛拘急、得温痛减，肤色紫暗发凉，或为痛经，月经愆期、经色紫暗、夹有血块，唇舌青紫，苔白滑，脉沉迟弦涩等。余参见73题。故本题选A。

75. 心气虚与心阳虚的共有症状是
 A. 心悸怔忡，胸闷气短
 B. 五心烦热，潮热盗汗
 C. 头晕目眩，面白无华
 D. 畏寒肢冷，面色㿠白
 E. 大汗淋漓，四肢厥冷
 答案：A
 考点：心气虚证、心阳虚证（2005）
 解析：心气虚证，是指心脏功能减退所表现的证候；心阳虚证，是指心脏阳气虚衰所表现的证候。心气虚衰，心中空虚，惕惕而动则心悸怔忡，心气不足，胸中宗气运转无力则胸闷气短，

心阳虚证，在心气虚证的基础上出现虚寒症状。故心悸怔忡、胸闷气短为两者的共有症状。B见于阴虚；C见于血虚；D见于阳虚；E见于心阳虚脱。故本题选A。

76. 心悸失眠，头晕眼花等可见于
   A. 心气虚
   B. 心血虚
   C. 肝血虚
   D. 脾气虚
   E. 肺气虚
   答案：B
   考点：心血虚证（2011）
   解析：心血虚可见心悸怔忡，失眠多梦，健忘，眩晕，面色淡白或萎黄，唇舌色淡，脉细弱。故本题选B。

77. 心血虚与心阴虚的共有症状是
   A. 头晕目眩，面白无华
   B. 五心烦热，潮热盗汗
   C. 心悸，失眠，多梦
   D. 唇舌淡白，脉细数
   E. 舌红少苔，脉细数
   答案：C
   考点：心血虚证、心阴虚证（2004，2016）
   解析：心血虚证，是指心血不足，不能濡养心脏所表现的证候。心阴虚证，是指心阴不足，不能濡养心脏所表现的证候。心悸怔忡、失眠多梦，为心血虚与心阴虚的共有症状，血属阴，心阴心血不足，则心失所养，致心动不安，出现心悸怔忡；神失濡养，致心神不宁，出现失眠多梦。A见于血虚；B、E属于阴虚；D属于血虚。故本题选C。

78. 下列哪项是燥邪犯肺证与肺阴虚证的鉴别要点
   A. 有无发热恶寒
   B. 有无胸痛咳血
   C. 有无口干咽燥
   D. 痰量的多少
   E. 咯痰的难易
   答案：A
   考点：燥邪犯肺证、肺阴虚证（2002）
   解析：燥邪犯肺证属于外感，肺阴虚证属于内伤。外感燥邪，可引起发热恶寒等表证，而由于肺脏受损，阴亏的病证不会出现发热恶寒。故本题选A。

79. 饥不欲食，舌质光红与下列哪项并见，对诊断胃阴虚证最有意义
   A. 口泛清水
   B. 呕吐酸腐
   C. 干呕呃逆
   D. 呕吐鲜血
   E. 泛恶吞酸
   答案：C
   考点：胃阴虚证（2003）
   解析：胃阴不足，则胃阳偏亢，虚热内生，热郁胃中，胃气不和，致脘部隐痛，饥不欲食，胃气上逆，可见干呕呃逆。A主要见于水饮停胃；B、D、E多见于实证、热证。故本题选C。

80. 肝气郁结常见的临床表现是
   A. 少气
   B. 太息
   C. 呃逆
   D. 噫气
   E. 气喘
   答案：B
   考点：肝郁气滞证（2004，2005）
   解析：肝气郁结证，是由肝失疏泄，气机郁滞而成；肝气郁结，经气不利，则胸闷喜太息。A主要见于气虚证；C、D为胃气上逆的表现；E病位主要在肺肾。故本题选B。

81. 下列哪项是热极生风证的表现
   A. 手足震颤
   B. 肢体麻木
   C. 手足蠕动
   D. 角弓反张
   E. 肌肉𥆧动
   答案：D
   考点：肝风内动证（2003）
   解析：热极生风证，是指邪热亢盛引动肝风所表现的证候。热灼肝经，津液受烁，引动肝风，而见手足抽搐、角弓反张等筋脉挛急的表现。C见于阴虚动风证；A、B、E见于血虚生风证。故本题选D。

82. 肝胆湿热不可见
   A. 尿频尿急，尿道灼痛，尿黄短少
   B. 头痛目赤，急躁易怒，胁痛便秘
   C. 腹部痞闷，纳呆便溏，面目发黄
   D. 腹痛下痢，赤白黏冻，里急后重
   E. 阴囊湿疹，瘙痒难忍，小便短赤
   答案：B
   考点：肝胆湿热证（2001）

解析：肝胆湿热证，是指湿热蕴结肝胆所表现的证候。肝木横逆侮土，脾运失健，胃失和降，故腹部痞闷，纳呆便溏；胆汁不循常道而外溢肌肤，则面目发黄；湿热蕴内，则腹痛下痢，赤白黏冻，里急后重；湿热下注，膀胱气化失司则小便短赤，尿频尿急，尿道灼痛，尿黄短少；肝脉绕阴器，湿热随经下注，则见阴部湿疹或睾丸肿胀热痛，在妇女则见带浊阴痒。B 为肝阳上亢之象。故本题选 B。

83. 诊断肾虚证最有意义的临床表现是
 A. 小便频数，滑精早泄
 B. 大便稀薄，完谷不化
 C. 下肢水肿，凹陷不起
 D. 畏寒肢冷，精神萎靡
 E. 腰膝冷痛，精冷不育
 答案：E
 考点：肾虚证（2016）
 解析：肾虚证是指因肾精、肾气、肾阴、肾阳不足所表现出来的一类病证。根据病变脏腑不同，其证候类型及临床表现多种多样。腰为肾之府，肾的生理功能为促进机体的生长、发育和生殖，上述选项中肾虚证最有意义的诊断指标就是腰膝冷痛，精冷不育。故本题选 E。

84. 下列哪项不是肾阴虚证的表现
 A. 阳强易举
 B. 遗精
 C. 崩漏
 D. 经少、经闭
 E. 滑精早泄
 答案：E
 考点：肾阴虚证（2003）
 解析：肾阴虚证是肾脏阴液不足所表现的证候，阴虚相火妄动，则男子阳强易举，精室被扰则遗精早泄；女子以血为用，阴亏则经血来源不足，所以经量减少，甚至闭经；阴则阳亢，虚热迫血可致崩漏。E 主要见于肾气不足，精关不固。故本题选 E。

85. 以下症状由于肾气虚导致的是
 A. 畏寒
 B. 小便失禁
 C. 呼多吸少
 D. 男子精少不育
 E. 腰膝酸软
 答案：B
 考点：肾气虚证（2011）

解析：畏寒是肾阳虚的表现；小便失禁是肾气虚而致肾气不固的表现；呼多吸少是肾不纳气；男子精少不育是肾精不足；腰膝酸软多是肾阴虚。故本题选 B。

86. 以胸胁胃脘胀痛，急躁易怒，嗳气吞酸，不思饮食，舌淡红，脉弦为特征的证候是
 A. 肝胃不和
 B. 胃肠气滞证
 C. 脾气虚证
 D. 肝郁气滞证
 E. 肝脾不调证
 答案：A
 考点：肝胃不和证（2016）
 解析：肝胃不和证临床表现为脘胁胀闷疼痛，嗳气呃逆，嘈杂吞酸，不思饮食，烦躁易怒，舌红苔薄黄，脉弦或带数象；或颠顶疼痛，遇寒则甚，得温痛减，呕吐涎沫，形寒肢冷，舌淡苔白滑，脉沉弦紧。故本题选 A。

【B1 型题】

(87~88 题共用备选答案)
 A. 咽部溃烂，分散表浅
 B. 咽部溃烂成片或凹陷
 C. 咽部溃腐日久，周围苍白
 D. 咽部溃烂，其上所覆白腐松厚
 E. 咽部溃烂，其上所覆白腐坚韧

87. 上述各项，属虚证的是
 答案：C

88. 上述各项，属疫喉的是
 答案：E
 考点：望咽喉（2015）
 解析：咽喉溃腐日久，周围淡红或苍白者，多属虚证。伪膜是咽部溃烂处上覆白腐，形如白膜者。如伪膜松厚，容易拭去，去后不复生，此属肺胃热浊上壅于咽，证较轻；如伪膜松坚韧，不易剥离，重剥则出血，或剥去随即复生，此属重证，多是白喉，又称"疫喉"，因肺胃热毒伤阴而成，属烈性传染病。故 87 题选 C，88 题选 E。

(89~90 题共用备选答案)
 A. 鼻孔咽喉干燥
 B. 鼻塞流浊涕
 C. 鼻流浊涕腥臭
 D. 鼻血鲜红

E. 鼻塞流清涕
89. 外感风热病人，可见的症状是
答案：B
90. 鼻渊病人，可见的症状是
答案：C
考点：望涕（2006）
解析：鼻孔咽喉干燥见于阴虚、外感燥邪；鼻塞流浊涕见于外感风热或肺胃蕴热；鼻流腥臭脓涕，日久不愈者，见于鼻渊；鼻腔出血见于肺胃蕴热，或阴虚肺燥；鼻流清涕见于外感风寒或阳气虚弱。故89题选B，90题选C。

（91~92题共用备选答案）
A. 显于风关
B. 达于气关
C. 达于命关
D. 透关射甲
E. 未超风关
91. 邪入脏腑，病情严重者，指纹的表现是
答案：C
92. 病情凶险者，指纹的表现是
答案：D
考点：望小儿指纹（2006）
解析：小儿指纹络脉的长短反映着病情的轻重。病情越重，络脉越长。络脉仅显于风关，是邪气初入，病情轻浅；络脉达于气关，为病情发展，病位较深；络脉达于命关，为邪深病重；若络脉透过三关直达指端，称为透关射甲，病多凶险。故91题选C，92题选D。

（93~94题共用备选答案）
A. 指纹淡白
B. 指纹色青
C. 指纹鲜红
D. 指纹紫红
E. 指纹紫黑
93. 小儿外感风寒常见到的指纹是
答案：C
94. 小儿疳积常见到的指纹是
答案：A
考点：望小儿指纹（2016）
解析：小儿指纹的纹色变化主要有红、紫、青、黑、白色的变化。纹色鲜红多属外感风寒。纹色紫红，多主热证。纹色青，主风证或痛证。纹色青紫或紫黑色，是血络闭郁。纹色淡白，多属脾虚、疳积。故93题选C，94题选A。

（95~96题共用备选答案）
A. 青紫舌
B. 淡紫舌
C. 绛紫舌
D. 点刺舌
E. 瘦薄舌
95. 热毒炽盛，气血两燔证所见的舌象是
答案：C
96. 阳气虚弱，气血运行不畅所见的舌象是
答案：A
考点：舌色变化（2015）
解析：全舌青紫，多是全身性血行瘀滞。舌淡紫而湿润，为阴寒内盛，或阳气虚衰所致寒凝血瘀。舌紫红或绛紫而干枯少津，为热盛伤津，气血壅滞。点刺舌提示脏腑热极，或血分热盛。瘦薄舌多主气血阴液不足。故95题选C，96题选A。

（97~98题共用备选答案）
A. 舌苔的润燥
B. 舌苔的腐腻
C. 舌苔的颜色
D. 舌苔的偏全
E. 舌苔的薄厚
97. 判断邪气在表在里，主要观察的舌苔变化是
答案：E
98. 判断津液盈亏，主要观察的舌苔变化是
答案：A
考点：苔质变化（2016）
解析：舌苔的厚薄可知疾病的盛衰和邪气的深浅；舌苔的润燥，可知津液的盈亏；舌苔的腐腻，可知湿浊等情况；舌苔的剥落和有根、无根，可知气阴的盛衰及病情的发展趋势等。故97题选E，98题选A。

（99~100题共用备选答案）
A. 谵语
B. 独语
C. 郑声
D. 错语
E. 狂言
99. 以自言自语，喃喃不休，见人则止为特征的是

答案：B

100. 以神志清楚，但语言有时错乱，语后自知言错为特征的是

答案：D

考点：独语、错语（2015）

解析：独语表现为独自说话，喃喃不休，首尾不续，见人便止。错语表现为语言颠倒错乱，或言后自知说错，不能自主。狂言表现为骂詈歌笑无常，胡言乱语，喧扰妄动，烦躁不安等。谵语表现为神志不清，胡言乱语，声高有力。郑声表现为神志昏沉，语言重复，低微无力，时断时续。故99题选B，100题选D。

（101~102题共用备选答案）

A. 燥邪犯肺
B. 痰湿阻肺
C. 热邪犯肺
D. 肺气虚损
E. 肺阴不足

101. 咳嗽，咳声不扬，痰稠色黄，不易咯出，其临床意义是

答案：C

102. 咳嗽，咳有痰声，痰多色白易咯，其临床意义是

答案：B

考点：咳嗽（2016）

解析：咳嗽，咳声不扬，痰稠色黄，不易咯出，多属热证，多因热邪犯肺，肺津被灼所致。咳嗽，咳有痰声，痰多色白易咯，多属痰湿阻肺所致。故101题选C，102题选B。

（103~104题共用备选答案）

A. 口气臭秽
B. 口气酸臭
C. 口气酒臭
D. 口气腐臭
E. 口中散发烂水果气味

103. 胃有宿食，可闻到

答案：B

104. 消渴重证，可闻到

答案：E

考点：口气（2002，2004）

解析：口气酸臭，多属食积胃肠；消渴者，口气为丙酮味，即烂苹果味。故103题选B，104题选E。

（105~106题共用备选答案）

A. 恶寒重发热轻
B. 发热重恶寒轻
C. 发热轻而恶风
D. 但恶寒不发热
E. 但发热不恶寒

105. 风寒表证的寒热特点是

答案：A

106. 风热表证的寒热特点是

答案：B

考点：恶寒发热（2016）

解析：恶寒重发热轻，是风寒表证的特征。发热重恶寒轻，是风热表证的特征。发热轻而恶风，是伤风表证的特征。但恶寒不发热，是里寒证的特征。但发热不恶寒，是里热证的特征。故105题选A，106题选B。

（107~108题共用备选答案）

A. 胀痛
B. 绞痛
C. 刺痛
D. 重痛
E. 隐痛

107. 湿邪侵袭

答案：D

108. 寒邪侵袭

答案：B

考点：疼痛的性质及临床意义（2011）

解析：胀痛为气滞；刺痛为瘀血；隐痛为虚证。故107题选D，108题选B。

（109~110题共用备选答案）

A. 瘀血
B. 痰饮
C. 癥积
D. 瘕聚
E. 痞满

109. 痛有定处，按之有形，推之不移的是

答案：C

110. 痛无定处，按之无形，聚散不定的是

答案：D

考点：问疼痛（2012）

解析：痛有定处，按之有形而不移者，为积，病属血分；痛无定处，按之无形，聚散不定者为聚，病属气分。故109题选C，110题选D。

(111～112题共用备选答案)
  A. 涩脉
  B. 弱脉
  C. 细脉
  D. 濡脉
  E. 弦脉

111. 上述各项，痰饮或疼痛者多见的脉象是
  答案：E

112. 上述各项，精伤血少者多见的脉象是
  答案：A
  考点：常见脉象（2015）
  解析：涩脉多见于气滞、血瘀和精伤、血少。弱脉主气血阴阳俱虚证。细脉主气血两虚、诸虚劳损，湿证。濡脉主虚证，湿证。弦脉主肝胆病、痰饮、痛证、疟疾。故111题选E，112题选A。

(113～114题共用备选答案)
  A. 里证
  B. 半表半里证
  C. 表证
  D. 半表半里证或疟疾
  E. 疟疾

113. 肝胆湿热为
  答案：A

114. 寒热往来为
  答案：D
  考点：表证与里证（2011）
  解析：表证指六淫、疫疠等外邪经皮毛、口鼻侵入机体的初期阶段，正（卫）气抗邪于肌表，以新起恶寒发热为主要表现的轻浅证候。里证指病变部位在内，脏腑、气血、骨髓等受病所反映的证候。凡非表证（及半表半里证）的特定证候，一般都属里证的范畴，即所谓"非表即里"。其证候特征是无新起恶寒发热并见，以脏腑症状为主要表现。寒热往来指恶寒与发热交替发作，为半表半里证的特征之一。病机是正邪相争，互为进退。若发无定时，多见于少阳病；若发有定时。多见于疟疾。故113题选A，114题选D。

(115～116题共用备选答案)
  A. 上热下寒
  B. 上寒下热
  C. 真寒假热

  D. 真热假寒
  E. 表寒里热

115. 脘腹冷痛，喜温喜按，小便频数，淋沥涩痛，色黄。其证候是
  答案：B

116. 恶寒发热，头痛无汗，心中烦热，口渴，鼻塞流清涕。其证候是
  答案：E
  考点：证候错杂（2006）
  解析：脘腹冷痛，喜温喜按，为上焦虚寒，小便频数，淋沥涩痛，色黄为下焦湿热，故此患者诊断为上寒下热。恶寒发热，头痛无汗，鼻塞流清涕为表寒证，心中烦热，口渴为里热证，故此患者诊断为表寒里热。故115题选B，116题选E。

(117～118题共用备选答案)
  A. 上热下寒
  B. 表寒里热
  C. 热证转化为寒证
  D. 真寒假热
  E. 真热假寒

117. 壮热，大汗不止，突然体温下降，四肢厥冷，面色苍白，脉微欲绝者证属
  答案：C

118. 恶寒发热，无汗，头痛，身痛，气喘，烦躁，口渴，脉浮紧者证属
  答案：B
  考点：证候错杂与转化（2006）
  解析：寒热转化，原为寒证，后突然出现热证，同时寒证亦消失。壮热，大汗不止为热证，四肢厥冷，面色苍白，脉微欲绝为寒证，此为热证转化为寒证。表寒里热，表寒未解而里热内生，或脏腑有热再感表寒。恶寒发热，无汗，头痛，身痛为表寒证，烦躁，口渴为里热证，此为表寒里热。故117题选C，118题选B。

(119～120题共用备选答案)
  A. 面色苍白，口唇青紫
  B. 头晕眼花，气短疲乏
  C. 脘腹坠胀，便意频频，久泄脱肛
  D. 神疲乏力，气短，汗出不止，劳累后加重
  E. 全身瘫软，神志朦胧

119. 气不固证的临床表现是

答案：D
120. 脾虚气陷证的临床表现是
    答案：C
    考点：气不固证、脾虚气陷证（2016）
    解析：气不固证临床表现为气短疲乏，面白舌淡，脉虚无力；或见自汗不止；或为流涎不止；或见遗尿、余溺不尽，小便失禁；或为大便滑脱失禁等。脾虚气陷证临床表现为脘腹重坠作胀，食后益甚，或便意频数，肛门重坠，或久泻不止，甚或脱肛，或小便混浊如米泔，或内脏、子宫下垂，气短懒言，神疲乏力，头晕目眩，面白无华，食少，便溏，舌淡苔白，脉缓或弱。故119题选D，120题选C。

(121～122题共用备选答案)
    A. 刺痛拒按，固定不移，舌暗，脉涩
    B. 气短疲乏，脘腹坠胀，舌淡，脉弱
    C. 胸胁胀闷窜痛，时轻时重，脉弦
    D. 面色淡白，口唇爪甲色淡，舌淡，脉细
    E. 少气懒言，疲乏无力，自汗，舌淡，脉虚

121. 血瘀证可见的症状是
    答案：A
122. 气陷证可见的症状是
    答案：B
    考点：血瘀证、气陷证（2006）
    解析：血瘀证，刺痛，痛处不移，出血，色紫暗而质黏稠，唇、舌紫暗，舌上有瘀斑、瘀点。气陷证，因气虚而升举乏力，清阳下陷所致，其表现有腰腹重坠感，久泻久痢不止。胸胁胀闷窜痛，时轻时重为气滞证。面色淡白，口唇爪甲色淡，为血虚证。少气懒言，疲乏无力，自汗，舌淡，脉虚为气虚证。故121题选A，122题选B。

(123～124题共用备选答案)
    A. 唇甲淡紫，胁下痞块，拒按，舌暗，脉沉涩
    B. 胸胁胀闷窜痛，时轻时重，脉弦
    C. 两胁胀闷窜痛，胁下痞块，舌淡，脉涩
    D. 面唇色淡白，疲乏无力，自汗，脉弱
    E. 少气懒言，疲乏无力，自汗，舌淡，脉虚

123. 属气滞血瘀证临床表现的是
    答案：C
124. 属气血两虚证的临床表现是
    答案：D
    考点：气滞血瘀证、气血两虚证（2015）
    解析：气滞血瘀证表现为胸胁胀满走窜疼痛，性情急躁，并兼见痞块刺痛拒按，妇女经闭或痛经，经色紫暗夹有血块，乳房痛胀等症，舌质紫暗或有紫斑，脉弦涩。气血两虚证表现为头晕目眩，少气懒言，乏力自汗，面色淡白或萎黄，心悸失眠，舌淡而嫩，脉细弱等。故123题选C，124题选D。

(125～126题共用备选答案)
    A. 咳嗽，咳痰稀白
    B. 咳嗽，痰多泡沫
    C. 咳喘，咯痰黄稠
    D. 咳嗽，痰少难咳
    E. 咳喘，痰多易咳

125. 热邪壅肺证，可见
    答案：C
126. 燥邪犯肺证，可见
    答案：D
    考点：肺病类证辨证（2002）
    解析：热邪壅肺证可见咳嗽，痰稠色黄，气喘息粗，壮热口渴甚则心烦，鼻翼扇动，或胸痛咳吐脓血腥臭痰；燥邪犯肺证可见肺失宣降，干咳痰少，鼻咽口舌干燥等。故125题选C，126题选D。

(127～128题共用备选答案)
    A. 肝阳化风证
    B. 阴虚动风证
    C. 血虚生风证
    D. 热极生风证
    E. 肝阳上亢证

127. 可见步履不稳，眩晕欲仆症状的是
    答案：A
128. 可见眩晕肢体震颤，面白无华症状的是
    答案：C
    考点：肝阳化风证、血虚生风证（2006）
    解析：肝阳化风证主症有眩晕欲仆，步履不稳，耳鸣，头痛且胀；阴虚动风证主症有头晕目眩，耳鸣如蝉，久发不已；血虚生风证主症有眩晕，动则加剧，面白无华，遇劳则发；热极生风证主症有头目眩晕，心烦，渴喜冷饮；肝阳上亢

证主症有眩晕，头痛，目赤。故127题选A，128题选C。

(129~130题共用备选答案)
A. 肾气不固
B. 肾虚水泛
C. 肾精不足
D. 肾阳虚
E. 肾阴虚

129. 患者，女，31岁。妊娠3个月，精神不振，今日突感腰痛难忍，小腹坠痛，舌质淡白，脉弱。其证候是

答案：A

130. 患者，男，30岁。结婚3年不育，脱发，腰软无力，舌质淡白，尺脉弱。其证候是

答案：C

考点：肾气不固证、肾精不足证（2003，2006）

解析：肾气不固证指肾气亏虚，失于封藏、固摄，以腰膝酸软，小便、精液、经带、胎气不固等为主要表现的虚弱证候。肾虚水泛证指肾的阳气亏虚，气化无权，水液泛滥，以水肿下肢为甚、尿少、畏冷肢冷等为主要表现的证候。肾精不足证指肾精亏损，脑与骨髓失充，以生长发育迟缓、早衰、生育机能低下为主要表现的证候。肾阳虚证指肾阳亏虚，机体失却温煦，以腰膝酸冷、性欲减退、夜尿多为主要表现的证候。肾阴虚证指肾阴亏损，失于滋养，虚热内扰，以腰酸而痛、遗精、经少、头晕耳鸣等为主要表现的证候。129题患者由于肾气亏虚，失于封藏、固摄，而胎气不固，见腰痛难忍，小腹坠痛；舌淡、脉弱为肾气亏虚，失于充养所致。130题患者由于肾精亏损，无以充髓实脑，故脱发；肾精不足，生殖无源，故婚久不育；肾精不养腰府则腰软无力；舌质淡白、尺脉弱，为肾虚之象。故129题选A，130题选C。

(131~132题共用备选答案)
A. 心肝血虚证
B. 心肾阴虚证
C. 脾肺气虚证
D. 心肾不交证
E. 心脾气血虚证

131. 心悸怔忡，纳呆腹胀，便溏乏力，舌淡嫩，脉弱，其证候是

答案：E

132. 心烦失眠，腰膝酸软，遗精盗汗，舌红少苔，脉细数，其证候是

答案：D

考点：心肾不交证、心脾气血虚证（2016）

解析：心脾气血虚证临床表现为心悸怔忡，失眠多梦，眩晕健忘，面色萎黄，食欲不振，腹胀便溏，神倦乏力，或皮下出血，妇女月经量少色淡，淋沥不尽等，舌质淡嫩，脉细弱。心肾不交证临床表现为心烦不寐，心悸健忘，头晕耳鸣，腰酸遗精，五心烦热，咽干口燥，舌红，脉细数，或伴见腰部下肢酸困发冷。故131题选E，132题选D。

(133~134题共用备选答案)
A. 肺肾气虚
B. 肺气虚
C. 脾肺气虚
D. 心肺气虚
E. 肾气不固

133. 久病咳喘，乏力少气，呼多吸少，自汗耳鸣，舌淡脉弱。其证候是

答案：A

134. 久病咳喘，胸闷心悸，乏力少气，自汗声低，舌淡脉弱。其证候是

答案：D

考点：肺肾气虚证、心肺气虚证（2006，2015）

解析：肺肾气虚证见咳嗽喘促，呼多吸少，动则喘息更甚，舌质淡嫩，苔薄白，脉沉细数；肺气虚证见咳嗽气短，懒言少语，动则汗出（自汗），舌苔薄白，脉虚无力；脾肺气虚证见气短多汗，咳嗽无力，常见感冒，面色苍白，便溏，舌淡，苔薄白，脉细软；心肺气虚咳嗽见心悸咳嗽，气短而喘，胸闷，神疲乏力，舌淡脉弱；肾气不固证见咳嗽，痰多，喘息气促，动则喘剧。故133题选A，134题选D。

(135~136题共用备选答案)
A. 太阳伤寒
B. 太阳中风
C. 卫分证
D. 气分证
E. 少阳证

135. 发热微恶寒，口干微渴，头痛，脉浮数是

答案：C
136. 恶风发热，头痛，汗出，脉浮缓是
答案：B
考点：太阳病本证、风热犯卫证（2006）
解析：A 见发热，恶寒，无汗，脉紧等；B 见恶寒发热，汗出，头项强痛，脉浮缓；C 见发热，微恶风寒，头痛，无汗或少汗，脉浮数；D 以壮热烦渴，不恶寒，舌红苔黄，脉数或气促，胸闷脘痞，小便短赤，大便秘结等为常见；E 表现为往来寒热、口苦、咽干、目眩等症状。故 135 题选 C，136 题选 B。

中药学

【A1 型题】

1. 下列各项，属温热药的作用是
   A. 引火归原
   B. 凉血解毒
   C. 滋阴除蒸
   D. 清热利尿
   E. 凉肝息风
   答案：A
   考点：四气的作用（2016）
   解析：温热药分别具有温里散寒、暖肝散结、补火助阳、温阳利水、温经通络、引火归原、回阳救逆等作用，主要用于中寒腹痛、寒疝作痛、阳痿不举、宫冷不孕、阴寒水肿、风寒痹证、血寒经闭、虚阳上越、亡阳虚脱等一系列阴寒证。故本题选 A。

2. 甘草与芫花配伍，属于
   A. 相须
   B. 相使
   C. 相畏
   D. 相杀
   E. 相反
   答案：E
   考点：各种配伍关系的意义（2004）
   解析：十八反歌：本草明言十八反，半蒌贝蔹及攻乌，藻戟遂芫俱战草，诸参辛芍叛藜芦。甘草与芫花为相反关系，即两种药物配合应用后，可能发生剧烈的副作用。故本题选 E。

3. 下列配伍中属于"十九畏"的药物是
   A. 大戟与甘草
   B. 贝母与乌头
   C. 乌头与瓜蒌
   D. 官桂与赤石脂
   E. 芍药与藜芦
   答案：D
   考点："十九畏"的内容（2001）

解析：十九畏歌：硫黄原是火中精，朴硝一见便相争，水银莫与砒霜见，狼毒最怕密陀僧，巴豆性烈最为上，偏与牵牛不顺情，丁香莫与郁金见，牙硝难合京三棱，川乌草乌不顺犀，人参最怕五灵脂，官桂善能调冷气，若逢石脂便相欺，大凡修合看顺逆，炮爁炙煿莫相依。故本题选 D。

4. 白豆蔻入汤剂宜
   A. 先煎
   B. 后下
   C. 另煎
   D. 包煎
   E. 烊化
   答案：B
   考点：煎煮方法（2001，2004）
   解析：对于一些矿石贝壳类药物不易出汁的，需要先用水煎 15～20 分钟；一些含挥发油的芳香药物，久煎容易丧失药效的，应该在其他药物将要煎好时，再放入煎一二沸；有些粉末或小粒的种子类药物，应该"包煎"，以免烧焦或使药汁混浊；有些药物需要"另煎"或"另烊"，如人参、阿胶等，再冲入煎好的药汁中饮服；有些药物不必煎煮，如芒硝等，只要将药汁冲入溶化后即可服用。白豆蔻属于芳香药物，应后下。故本题选 B。

5. 青黛入汤剂时应
   A. 先煎
   B. 另煎
   C. 后下
   D. 作散剂冲服
   E. 包煎
   答案：E
   考点：煎煮方法（2002）
   解析：青黛难溶于水，一般作散剂冲服或入丸剂服用，入汤剂时应包煎。故本题选 E。

6. 入汤剂宜包煎的药物是

A. 蒲黄
B. 麻黄
C. 大黄
D. 姜黄
E. 雄黄
答案：A
考点：煎煮方法（2004）
解析：蒲黄为粉末状，应该"包煎"，以免烧焦或使药汁混浊。故本题选 A。

7. 入汤剂宜另煎的药物是
A. 西洋参
B. 太子参
C. 沙参
D. 党参
E. 玄参
答案：A
考点：煎煮方法（2004）
解析：有些贵重药物，为了更好地煎出有效成分，如人参、西洋参，需要"另煎"，余选项煎煮方法无特殊。故本题选 A。

8. 下列药物用法不正确的是
A. 青黛作散剂冲服或入丸剂服用
B. 巴豆榨汁，冷开水调服
C. 鸦胆子装胶囊服用
D. 芦荟入丸剂服用
E. 番泻叶开水泡服，入汤剂后下
答案：B
考点：煎煮方法（2005）
解析：巴豆辛、热，有大毒，多配入丸散应用，外用适量。故本题选 B。

9. 紫苏不具有的功效是
A. 发汗解表
B. 行气宽中
C. 行气安胎
D. 解鱼蟹毒
E. 平喘利水
答案：E
考点：紫苏的功效（2005）
解析：紫苏发汗解表，行气宽中，解鱼蟹毒，安胎。故本题选 E。

10. 夏月感冒，发热恶寒，头痛无汗当选
A. 薄荷
B. 藿香
C. 佩兰
D. 香薷

E. 扁豆
答案：D
考点：香薷的主治病证（2008）
解析：A 疏散风热，清利头目，利咽透疹，疏肝行气。B 化湿，止呕，解暑。C 化湿，解暑。E 补脾和中，化湿。D 发汗解表，化湿和中，利水消肿，有"夏月之麻黄"之称，善于治疗夏季感冒饮冷、发热恶寒、头痛无汗。故本题选 D。

11. 具有透疹消疮功效的药物是
A. 紫苏
B. 荆芥
C. 香薷
D. 白芷
E. 防风
答案：B
考点：荆芥的功效（2001，2004）
解析：紫苏的功效为发汗解表，行气宽中，解鱼蟹毒；荆芥的功效为祛风解表，止血，其辛散作用能助麻疹透发；香薷的功效为发汗解表，祛暑化湿，利水消肿；白芷的功效为祛风解表，止痛，消肿排脓，燥湿止带；防风的功效为祛风解表，胜湿解痉，止泻止血。故本题选 B。

12. 细辛具有的功效是
A. 温助阳气
B. 祛风胜湿
C. 消肿排脓
D. 温肺化饮
E. 温中和胃
答案：D
考点：细辛的功效（2003）
解析：细辛的功效为发散风寒，祛风止痛，温肺化饮。故本题选 D。

13. 薄荷的功效是
A. 疏散风热，利咽透疹
B. 疏散风热，解毒透疹
C. 疏散风热，升举阳气
D. 疏散风热，息风止痉
E. 疏散风热，明目退翳
答案：A
考点：薄荷的功效（2009）
解析：薄荷疏散风热，清利头目，利咽透疹，疏肝行气。故本题选 A。

14. 具有清利头目功效的药物是
A. 蔓荆子

B. 葛根
C. 柴胡
D. 升麻
E. 白芷

答案：A

考点：蔓荆子的功效（2003，2012，2016）

解析：蔓荆子散风热，清利头目；葛根解表，透疹，生津，止泻；柴胡解表，退热，疏肝解郁，升举阳气；升麻发表透疹，清热解毒，升举阳气；白芷祛风解表，止痛，消肿排脓，燥湿止带。故本题选A。

15. 肝气郁结，胁肋胀痛，胸闷，月经不调。宜选用
    A. 蝉蜕
    B. 菊花
    C. 柴胡
    D. 蔓荆子
    E. 葛根

答案：C

考点：柴胡的应用（2001）

解析：蝉蜕散风热，利咽喉，退目翳，定惊痫。菊花疏散风热，明目，清热解毒，平肝阳。柴胡的功效为解表，退热，疏肝解郁，升举阳气。蔓荆子散风热，清头目。葛根解表，透疹，生津，止泻。诸药都有疏散风热的作用，但只有柴胡有疏肝解郁的作用，可用于治疗肝气郁结，胁肋胀痛，胸闷，月经不调。故本题选C。

16. 止泻宜煨用的药物是
    A. 葛根
    B. 柴胡
    C. 升麻
    D. 桑叶
    E. 薄荷

答案：A

考点：葛根的用法（2005）

解析：葛根的功效为解表，透疹，生津，止泻；性能升发清阳，鼓舞脾胃阳气上升，煨用有止泻的作用。余选项无止泻之功。故本题选A。

17. 既能清热泻火，又能滋阴润燥的药物是
    A. 石膏
    B. 芦根
    C. 知母
    D. 葛根
    E. 决明子

答案：C

考点：知母的功效（2006）

解析：石膏的功效为清热泻火，敛疮生肌；芦根的功效为清肺胃热，生津止渴；知母的功效为清热泻火，滋阴润燥；葛根的功效为解表，透疹，生津，止泻；决明子的功效为清肝明目。故本题选C。

18. 栀子具有的功效是
    A. 清热除烦，泻火解毒，利尿
    B. 泻火除烦，清热利湿，凉血解毒
    C. 泻火解毒，利尿
    D. 清热燥湿，泻火解毒，止血
    E. 清热解毒，除烦止渴，消肿止痛

答案：B

考点：栀子的功效（2009）

解析：栀子泻火除烦，清热利湿，凉血解毒。焦栀子凉血止血。故本题选B。

19. 长于清肺热的药物是
    A. 黄芩
    B. 黄连
    C. 黄柏
    D. 苦参
    E. 龙胆草

答案：A

考点：黄芩的功效（2002，2004）

解析：各选项都有清热燥湿的功效，但黄芩则以清肺热为专长，黄连善泻心火而除烦，黄柏善泻肾火而退虚热，苦参善清下焦湿热，龙胆草为泻肝胆实火的要药。故本题选A。

20. 既能清热解毒，又能疏散风热的药物是
    A. 连翘
    B. 薄荷
    C. 紫花地丁
    D. 蒲公英
    E. 半边莲

答案：A

考点：连翘的功效（2001）

解析：连翘清热解毒，疏散风热。薄荷疏散风热，清利咽喉，透疹。紫花地丁、蒲公英、半边莲都只能清热解毒，无疏散风热的作用。故本题选A。

21. 具有疏散风热功效的药物是
    A. 金银花
    B. 大青叶
    C. 鱼腥草
    D. 穿心莲

E. 淡竹叶
答案：A
考点：金银花的功效（2004）
解析：金银花清热解毒，疏散风热。大青叶清热解毒，凉血；鱼腥草清热解毒，消痈肿；穿心莲清热解毒，燥湿，消肿；淡竹叶清热除烦，利尿。这四项都无疏散风热的功效。故本题选A。

22. 具有消痈排脓，祛瘀止痛功效的药物是
A. 金银花
B. 败酱草
C. 黄连
D. 黄芩
E. 栀子
答案：B
考点：败酱草的功效（2016）
解析：败酱草的功效：清热解毒，消痈排脓，祛瘀止痛。金银花的功效：清热解毒，疏散风热。黄连的功效：清热燥湿，泻火解毒。黄芩的功效：清热燥湿，泻火解毒，止血，安胎。栀子的功效：泻火除烦，清热利湿，凉血解毒，外用消肿止痛。故本题选B。

23. 功能凉血，解毒，养阴的药物是
A. 生地
B. 玄参
C. 牡丹皮
D. 紫草
E. 大青叶
答案：B
考点：玄参的功效（2004）
解析：生地清热凉血，生津；玄参清热凉血，滋阴，泻火解毒；牡丹皮清热凉血，活血散瘀；紫草凉血，解毒，透疹；大青叶清热解毒，凉血。故本题选B。

24. 下列各项，不属玄参主治病证的是
A. 温毒发斑
B. 津伤便秘
C. 经闭痛经
D. 痈肿疮毒
E. 目赤咽痛
答案：C
考点：玄参的应用（2016）
解析：玄参的功效：清热凉血，滋阴降火，解毒散结。主治热入营血，温毒发斑；热病伤阴，舌绛烦渴，津伤便秘，骨蒸劳嗽；目赤咽

痛，咽喉肿痛，白喉，瘰疬，痈肿疮毒。药性：甘、苦、咸，微寒。归肺、胃、肾经。故本题选C。

25. 既善清虚热，又可清泄肺热的药物是
A. 黄芩
B. 地骨皮
C. 穿心莲
D. 石膏
E. 鱼腥草
答案：B
考点：地骨皮的功效（2001）
解析：地骨皮清热凉血，既能清虚热，又可清泄肺热；黄芩清热燥湿，泻火解毒，安胎；穿心莲清热解毒，燥湿，消肿；石膏清热泻火，敛疮生肌；鱼腥草清热解毒，消痈肿。上药除地骨皮外都可用于清肺热，但无清虚热之力。故本题选B。

26. 既能退虚热，又能除疳热的药物是
A. 柴胡、银柴胡
B. 银柴胡、胡黄连
C. 牡丹皮、赤芍
D. 黄连、胡黄连
E. 白薇、秦艽
答案：B
考点：银柴胡、胡黄连功效的共同点（2009）
解析：银柴胡清虚热，除疳热。胡黄连退虚热，除疳热，清湿热。柴胡解表退热，疏肝解郁，升举阳气。牡丹皮清热凉血，活血祛瘀。赤芍清热凉血，散瘀止痛。黄连善清心火，泻胃火。白薇清热凉血，利尿通淋，解毒疗疮。秦艽祛风湿，通络止痛，退虚热，清湿热。故本题选B。

27. 大黄的功效不包括
A. 泻下攻积
B. 逐瘀通经
C. 清热泻火
D. 软坚散结
E. 凉血解毒
答案：D
考点：大黄的功效（2012）
解析：大黄泻下通便，清热泻火力强，外用解毒消肿，又能止血祛瘀。芒硝亦可泻下攻积，清热消肿，又善软坚散结。故本题选D。

28. 具有泻下、软坚、清热功效的药物是

A. 大黄
B. 芒硝
C. 芦荟
D. 郁李仁
E. 番泻叶

答案：B

考点：芒硝的功效（2005，2011）

解析：大黄泻下攻积，泻火凉血，逐瘀通经；芒硝泻下攻积，润燥软坚，清热消肿；芦荟泻热通便，杀虫，凉肝；郁李仁润肠通便，利水消肿；番泻叶泻下通便。故本题选B。

29. 具有泻水逐饮，消肿散结功效的药物是
A. 大黄
B. 芒硝
C. 巴豆
D. 牵牛子
E. 甘遂

答案：E

考点：甘遂的功效（2004，2011）

解析：大黄攻积导滞，泻火凉血，行瘀通经；芒硝泻热通便，润燥软坚，清热消肿；巴豆泻下逐水，祛痰，蚀疮，消肿散结；牵牛子泻水消肿，祛痰逐饮，杀虫攻积；甘遂泻水逐饮，消肿散结。故本题选E。

30. 木瓜具有的功效
A. 活血通经
B. 舒筋活络
C. 行气化湿
D. 温里散寒
E. 软坚散结

答案：B

考点：木瓜的功效（2003）

解析：木瓜的功效为除湿利痹，舒筋活络，消食，治脚气。故本题选B。

31. 尤其善治下半身风湿痹痛的药物是
A. 威灵仙
B. 白花蛇
C. 羌活
D. 独活
E. 防己

答案：D

考点：独活的应用（2002，2005）

解析：威灵仙祛风湿，治骨鲠；白花蛇祛风通络，定惊止痛；羌活祛风解表，祛风湿，止痛，用于风湿痹痛，尤以风湿痹痛在身半以上者为宜；独活祛除风湿，散寒解表，用于风湿痹痛，尤以下部之风湿痹痛为适宜；防己祛除风湿，利水消肿。故本题选D。

32. 威灵仙除能祛风湿，通经络，止痹痛外，还具有的功效是
A. 清虚热
B. 补肝肾
C. 治骨鲠
D. 消积平喘
E. 行气温中

答案：C

考点：威灵仙的功效（2005）

解析：威灵仙的功效为祛风湿，通经络，止痹痛，消骨鲠。故本题选C。

33. 下列能祛风通络，用治小儿惊风的是
A. 络石藤
B. 威灵仙
C. 青风藤
D. 蕲蛇
E. 秦艽

答案：D

考点：蕲蛇的功效（2012）

解析：蕲蛇祛风，通络，止痉。主治风湿顽痹，中风半身不遂；小儿惊风，破伤风；麻风、疥癣。其余四药皆能祛风通络，但无止痉之功。注意与蕲蛇功效主治相同的是乌梢蛇。故本题选D。

34. 肝肾不足所致之胎动不安，应首选
A. 紫苏
B. 狗脊
C. 黄芩
D. 桑寄生
E. 五加皮

答案：D

考点：桑寄生的应用（2001）

解析：紫苏发汗解表，行气宽中，理气而安胎；狗脊功效为补肝肾，强筋骨，祛风湿，无安胎之功；黄芩清热燥湿，泻火解毒，安胎，主要用于血热胎动不安；桑寄生补肝肾，除风湿，强筋骨，安胎，治肝肾不足所致之胎动不安；五加皮祛风湿，补肝肾，强筋骨，利水，无安胎作用。故本题选D。

35. 下列药物除哪项以外均有止呕作用
A. 半夏
B. 藿香

C. 佩兰
D. 白豆蔻
E. 竹茹

答案：C

考点：佩兰的功效（2008）

解析：A 燥湿化痰，降逆止呕，消痞散结；外用消肿止痛。B 化湿，止呕，解暑。C 化湿，解暑。D 化湿行气，温中止呕。E 清热化痰，除烦止呕。故本题选 C。

36. 治疗痰饮喘咳，应选用的药物是

A. 佩兰
B. 苍术
C. 藿香
D. 砂仁
E. 厚朴

答案：E

考点：厚朴的应用（2016）

解析：厚朴主治湿滞伤中，脘痞吐泻；食积气滞，腹胀便秘；痰饮喘咳。佩兰主治湿浊中阻，脘痞呕恶；口中甜腻，口臭，多涎；暑湿表证，湿温初起，发热倦怠，胸闷不舒。苍术主治湿阻中焦，脘腹胀满，泄泻，水肿，风湿痹痛，脚气痿躄；风寒感冒；夜盲，眼目昏涩。藿香主治湿浊中阻，脘腹痞闷；呕吐，暑湿表证，湿温初起，发热倦怠，胸闷不舒，寒湿闭暑，腹痛吐泻。砂仁主治湿浊中阻，脘痞不饥，脾胃虚寒，呕吐泄泻；妊娠恶阻，胎动不安。故本题选 E。

37. 治寒湿偏盛的疟疾当选用下列何药

A. 常山
B. 槟榔
C. 草果
D. 青蒿
E. 柴胡

答案：C

考点：草果的应用（2008）

解析：草果燥湿温中，除痰截疟。其余各药虽也有治疟作用，但常山、青蒿、柴胡性寒，槟榔治湿热泻痢，均不适宜寒湿偏盛之疟疾。结合题干，选择草果最为妥当。故本题选 C。

38. 治疗脾虚泄泻，应选用的药物是

A. 泽泻
B. 猪苓
C. 滑石
D. 海金沙
E. 薏苡仁

答案：E

考点：薏苡仁的应用（2015）

解析：薏苡仁的功效：利水渗湿，健脾止泻，除痹，排脓，解毒散结。药性甘、淡，凉。归脾、胃、肺经。主治水肿，脚气浮肿，小便不利；脾虚泄泻；湿痹拘挛；肺痈，肠痈；赘疣，癌肿。故本题选 E。

39. 具有清肝明目功效的药物是

A. 车前子
B. 滑石
C. 石韦
D. 地肤子
E. 木通

答案：A

考点：车前子的功效（2004）

解析：车前子的功效为清热利水通淋，渗湿止泻，清肝明目，祛痰止咳；滑石的功效为清热利水通淋，清解暑热，收湿敛疮；石韦清热利水通淋，清肺化痰；地肤子的功效为清热利湿，利尿通淋，止痒；木通利尿通淋，清心火，通经下乳。此五项都有清热利水的作用，但只有车前子有清肝明目的作用。故本题选 A。

40. 能利尿通淋，清热解暑，收湿敛疮的药是

A. 滑石
B. 车前子
C. 地肤子
D. 木通
E. 石韦

答案：A

考点：滑石的功效（2006）

解析：参见 39 题。故本题选 A。

41. 能上助心阳、中温脾阳、下补肾阳，为"回阳救逆第一品药"的是

A. 附子
B. 干姜
C. 丁香
D. 吴茱萸
E. 小茴香

答案：A

考点：附子的功效（2001，2012）

解析：附子的功效为回阳救逆，温脾肾，散寒止痛；药性刚燥，走而不守，能上助心阳以通脉，中温脾阳以健运，下补肾阳以益火，是温里扶阳的要药。干姜的功效为温中，回阳，温肺化痰，善温脾胃之阳而除里寒；丁香温中降逆，温

肾助阳；吴茱萸温中止痛，降逆止呕，杀虫，能温中下焦；小茴香理气止痛，调中和胃。故本题选A。

42. 治疗命门火衰的要药是
A. 附子
B. 肉桂
C. 干姜
D. 吴茱萸
E. 高良姜

答案：A

考点：附子的应用（2014）

解析：附子药性辛、甘、大热；有毒。归心、肾、脾经。功效：回阳救逆，补火助阳，散寒止痛。主治亡阳虚脱，肢冷脉微；肾阳虚衰，阳痿宫冷，虚寒吐泻，脘腹冷痛，阴寒水肿，心阳不足，胸痹冷痛，阳虚外感；寒湿痹痛。《本草汇言》称其"乃命门主药"。故本题选A。

43. 治疗亡阳证，寒饮喘咳，应选用的药物是
A. 附子
B. 肉桂
C. 干姜
D. 吴茱萸
E. 小茴香

答案：C

考点：干姜的应用（2015，2016）

解析：干姜药性辛，热。归脾、胃、肾、心、肺经。功效：温中散寒，回阳通脉，温肺化饮。主治脘腹冷痛，呕吐泄泻；亡阳证，肢冷脉微；寒饮喘咳。本品辛热燥烈，阴虚内热、血热妄行者忌用。故本题选C。

44. 治疗肝郁气滞证，久疟痞块，应选用的药物是
A. 陈皮
B. 木香
C. 枳实
D. 青皮
E. 乌药

答案：D

考点：青皮的主治病证（2015）

解析：陈皮主治脘腹胀满，食少吐泻；呕吐、呃逆；湿痰寒痰、咳嗽痰多；胸痹。木香主治脾胃气滞，脘腹胀痛，食积不消，不思饮食，泻痢后重；胸胁胀痛，黄疸，疝气疼痛。枳实主治积滞内停，痞满胀痛，泻痢后重，大便不通；痰阻气滞，胸痹，结胸，脏器下垂。青皮主治肝

郁气滞，胸胁胀痛，疝气疼痛，乳癖乳痈；食积气滞，脘腹胀痛；久疟痞块。乌药主治寒凝气滞，胸腹胀痛，气逆喘急，疝气腹痛；膀胱虚冷，遗尿尿频。故本题选D。

45. 苦寒有小毒，不宜持续及过量服用的药物是
A. 全蝎
B. 苦参
C. 花椒
D. 吴茱萸
E. 川楝子

答案：E

考点：川楝子的使用注意（2003）

解析：全蝎，辛，平，有毒；吴茱萸辛、苦，热，有小毒；川楝子苦，寒，有小毒；花椒、苦参无毒。结合题干苦寒有小毒，排除A、B、C、D。故本题选E。

46. 下列各药，常用治疗肝气郁结所致月经不调的药物是
A. 香附
B. 木香
C. 枳实
D. 橘皮
E. 川楝子

答案：A

考点：香附的应用（2005）

解析：香附疏肝理气，活血调经，乃气病之总司，女科之主帅，常用于治疗肝气郁结所致月经不调。木香行气止痛。枳实行气除胀满，化痰开痹，消积导滞。橘皮行气除胀满，燥湿化痰，健脾和中。川楝子疏肝理气，杀虫疗癣。故本题选A。

47. 薤白的主治病证是
A. 肝郁气滞
B. 肺热咳嗽
C. 虫积腹痛
D. 胸痹心痛
E. 胃寒呕吐

答案：D

考点：薤白的主治病证（2016）

解析：薤白药性辛、苦，温。归心、肺、胃、大肠经。功效：通阳散结，行气导滞。主治胸痹心痛；脘腹痞满胀痛，泻痢后重。故本题选D。

48. 消化油腻肉食积滞的要药是
A. 山楂

B. 麦芽
C. 莱菔子
D. 鸡内金
E. 厚朴

答案：A

考点：山楂的应用（2002）

解析：A、B、C、D都有消食的作用。山楂为消化油腻肉食积滞的要药；麦芽主要是促进淀粉类食物的消化；莱菔子善于行气除胀；鸡内金广泛用于米面、薯芋、乳肉等各种食积证；厚朴的功效为燥湿消痰，下气除满。故本题选A。

49. 炒用多用于回乳消胀的药物是

A. 山楂
B. 神曲
C. 麦芽
D. 莱菔子
E. 鸡内金

答案：C

考点：麦芽的用法（2016）

解析：生麦芽健脾和胃，疏肝行气，用于脾虚食少，乳汁郁积；炒麦芽行气消食回乳，用于食积不消，妇女断乳；焦麦芽消食化滞，用于食积不消，脘腹胀痛。故本题选C。

50. 治疗食积气滞，喘咳痰多，应选用的药物是

A. 山楂
B. 神曲
C. 麦芽
D. 莱菔子
E. 鸡内金

答案：D

考点：莱菔子的应用（2015）

解析：山楂用于肉食积滞，胃脘胀痛；泻痢腹痛，疝气疼痛；血瘀经闭，产后瘀阻，心腹刺痛，胸痹心痛；高脂血症。神曲用于饮食积滞。麦芽用于食积不化，脘腹胀满，脾虚食少；乳汁郁积，乳房胀痛，妇女断乳；肝郁胁痛，肝胃气痛。莱菔子用于饮食积滞，脘腹胀痛，大便秘结，积滞泻痢；痰壅喘咳。鸡内金用于食积不消，呕吐泻痢，小儿疳积；遗精，遗尿；石淋涩痛，胆胀胁痛。故本题选D。

51. 下列各药，既能运脾消食，又能化坚消石的药物是

A. 山楂
B. 神曲
C. 麦芽

D. 鸡内金
E. 莱菔子

答案：D

考点：鸡内金的功效（2003，2005）

解析：各选项都有消食的作用，山楂为消化油腻肉食积滞的要药；神曲消食和胃；麦芽主要是促进淀粉类食物的消化；鸡内金既能运脾消食，又能化坚消石；莱菔子善于行气除胀。故本题选D。

52. 下列药物中，具有杀虫、疗癣功效的药物是

A. 槟榔
B. 雷丸
C. 使君子
D. 苦楝皮
E. 鹤草芽

答案：D

考点：苦楝皮的功效（2005）

解析：槟榔功效为杀虫，消积，行水；雷丸、鹤草芽功效为杀虫；使君子杀虫消积；苦楝皮功效为杀虫、疗癣。故本题选D。

53. 下列各项，不属槟榔功效的是

A. 消积
B. 行气
C. 利水
D. 截疟
E. 止血

答案：E

考点：槟榔的功效（2014，2016）

解析：槟榔药性苦、辛，温。归胃、大肠经。功效：杀虫，消积，行气，利水，截疟。故本题选E。

54. 治疗血热所致之痔血、便血，宜首选

A. 小蓟
B. 艾叶
C. 地榆
D. 灶心土
E. 白及

答案：C

考点：地榆的应用（2002）

解析：小蓟的功效为凉血止血；艾叶的功效为温经止血，散寒止痛；地榆的功效为凉血止血，泻火敛疮；灶心土的功效为收敛止血，温中止呕；白及的功效为收敛止血，消肿生肌。治疗血热所致之痔血、便血应选凉血止血药，而地榆更善于治下焦之便血、痔血、崩漏下血。故本题

选 C。

55. 治疗血热所致的痔血、便血，应首选
　　A. 小蓟
　　B. 槐花
　　C. 大蓟
　　D. 侧柏叶
　　E. 白茅根
　　答案：B
　　考点：槐花的主治病证（2005）
　　解析：这五味药都为凉血止血药，而槐花因其苦降下行，善泄大肠之火热而止血，故多用于治疗血热所致的痔血、便血。故本题选 B。

56. 下列为伤科要药的是
　　A. 地榆
　　B. 三七
　　C. 艾叶
　　D. 炮姜
　　E. 延胡索
　　答案：B
　　考点：三七的应用（2011）
　　解析：三七祛瘀止血，活血定痛。主治出血证，跌打损伤，瘀滞肿痛，为伤科要药。故本题选 B。

57. 三七、茜草、蒲黄的共同功效是
　　A. 凉血止血
　　B. 收敛止血
　　C. 温经止血
　　D. 化瘀止血
　　E. 补气摄血
　　答案：D
　　考点：三七、茜草、蒲黄功效的共同点（2004）
　　解析：三七祛瘀止血，活血止痛；茜草凉血止血，行血祛瘀；蒲黄收敛止血，活血祛瘀。三者都有活血化瘀止血的功效。故本题选 D。

58. 下列为治妇科经寒腹痛要药的是
　　A. 茜草
　　B. 艾叶
　　C. 三七
　　D. 川芎
　　E. 乳香
　　答案：B
　　考点：艾叶的应用（2011）
　　解析：艾叶性味辛、苦、温；有小毒。归肝、脾、肾经。散寒止痛，温经止血。用于少腹冷痛，经寒不调，宫冷不孕，吐血，衄血，崩漏经多，妊娠下血；外治皮肤瘙痒，脱皮。为治疗妇科经寒腹痛的要药。故本题选 B。

59. 善"上行头目"，功能祛风止痛，为治头痛要药的是
　　A. 羌活
　　B. 川芎
　　C. 细辛
　　D. 白芷
　　E. 吴茱萸
　　答案：B
　　考点：川芎的功效、应用（2001）
　　解析：川芎的功效为活血祛瘀，祛风止痛，善"上行头目"，功能祛风止痛，为治头痛的要药；羌活祛风解表，祛风湿，止痛；细辛发散风寒，祛风止痛，温肺化饮；白芷祛风解表，止痛，消肿排脓，燥湿止带；吴茱萸温中止痛，降逆止呕，杀虫，能温中下焦。故本题选 B。

60. 乳香具有的功效是
　　A. 消肿生肌
　　B. 祛风止痛
　　C. 化瘀止血
　　D. 凉血消痈
　　E. 清利湿热
　　答案：A
　　考点：乳香的功效（2016）
　　解析：乳香药性辛、苦，温。归心、肝、脾经。功效：活血定痛，消肿生肌。主治跌打损伤，痈肿疮疡；气滞血瘀，胸痹心痛，胃脘疼痛，痛经经闭，产后瘀阻，风湿痹痛；筋脉拘挛。故本题选 A。

61. 治疗瘀血证，肠痈，咳嗽气喘，应选用的药物是
　　A. 丹参
　　B. 桃仁
　　C. 红花
　　D. 益母草
　　E. 延胡索
　　答案：B
　　考点：桃仁的主治病证（2015）
　　解析：桃仁药性苦、甘，平。归心、肝、大肠经。功效：活血祛瘀，润肠通便，止咳平喘。主治瘀血阻滞之经闭痛经，产后腹痛，癥瘕痞块，跌仆损伤；肺痈，肠痈；肠燥便秘；咳嗽气喘。故本题选 B。

62. 具有利水消肿功效的药物是
    A. 益母草
    B. 鸡血藤
    C. 丹参
    D. 川芎
    E. 郁金
    答案：A
    考点：益母草的功效（2003）
    解析：益母草的功效为活血调经，利水消肿，凉血消疹；鸡血藤的功效为活血调经，养血通络；丹参的功效为活血祛瘀，凉血清心，养血安神；川芎的功效为活血祛瘀，祛风止痛；郁金活血止痛，疏肝解郁，凉血清心，利胆退黄。上药都有活血作用，但只有益母草有利水消肿的作用。故本题选 A。

63. 牛膝的归经是
    A. 肝经、脾经、肾经
    B. 脾经、肾经
    C. 肝经、肾经
    D. 肝经、胃经、肾经
    E. 肾经、三焦经
    答案：C
    考点：牛膝的性能（2011）
    解析：牛膝苦、甘、酸、平。归肝、肾经。功效：活血通经，补肝肾，强筋骨，利水通淋，引火（血）下行。故本题选 C。

64. 治疗血瘀经闭，癥瘕，应选用的药物是
    A. 酸枣仁
    B. 石菖蒲
    C. 僵蚕
    D. 穿山甲
    E. 姜黄
    答案：D
    考点：穿山甲的应用（2015）
    解析：穿山甲药性咸，微寒。归肝、胃经。功效：活血消癥，通经下乳，消肿排脓，搜风通络。主治血瘀经闭，癥瘕；乳汁不通；痈肿疮毒，瘰疬；风湿痹痛，中风瘫痪，麻木拘挛。故本题选 D。

65. 具有利气散结，通络止痛功效的药物是
    A. 川贝母
    B. 天南星
    C. 白芥子
    D. 天竺黄
    E. 桑白皮

答案：C
考点：白芥子的功效（2015）
解析：白芥子药性辛，温。归肺经。功效：温肺豁痰利气，散结通络止痛。主治寒痰咳嗽，悬饮胸胁胀痛；痰滞经络，关节麻木疼痛，痰湿流注，阴疽肿毒。故本题选 C。

66. 竹茹的功效是
    A. 止咳化痰，降逆和胃
    B. 化痰行水，降逆止呕
    C. 清热化痰，除烦止呕
    D. 燥湿化痰，降逆止呕
    E. 温肺止咳，和胃止呕
    答案：C
    考点：竹茹的功效（2002，2003，2004）
    解析：竹茹的功效为清热，化痰，除烦，止呕。故本题选 C。

67. 苦杏仁的归经是
    A. 肺经、心经、大肠经
    B. 肺经、大肠经
    C. 胃经、肺经
    D. 脾经、大肠经、心经
    E. 肺经、脾经
    答案：B
    考点：苦杏仁的性能（2011）
    解析：苦杏仁苦，微温。有小毒。归肺、大肠经。功效为止咳平喘，润肠通便。故本题选 B。

68. 苦杏仁和苏子均能
    A. 止咳平喘，润肠通便
    B. 降气化痰，止咳平喘
    C. 润肺化痰，止咳平喘
    D. 利水消肿，止咳平喘
    E. 清肺止咳，降逆平喘
    答案：A
    考点：苦杏仁与紫苏子功效的相同点（2012）
    解析：苦杏仁与紫苏子均有止咳平喘、润肠通便的作用，可用于治疗咳嗽气喘，肠燥便秘。苦杏仁降气又能宣肺；紫苏子降气兼能化痰。故本题选 A。

69. 治疗咳嗽，头虱，应选用的药物是
    A. 百部
    B. 紫菀
    C. 苦杏仁
    D. 桑白皮

E. 葶苈子
答案：A
考点：百部的应用（2015）
解析：药性甘、苦，微温。归肺经。功效：润肺下气止咳，杀虫灭虱。主治新久咳嗽，肺痨咳嗽，顿咳；头虱、体虱、疥癣，蛲虫病，阴痒。故本题选A。

70. 治疗咳喘，水肿，应选用的药物是
A. 百部
B. 紫菀
C. 五加皮
D. 桑白皮
E. 紫苏子
答案：D
考点：桑白皮的主治病证（2016）
解析：桑白皮药性甘，寒。归肺经。功效：泻肺平喘，利水消肿。主治肺热喘咳；水肿胀满尿少，面目肌肤浮肿。故本题选D。

71. 既能泻肺平喘，又能利水消肿的是
A. 桑白皮、枇杷叶
B. 紫菀、款冬
C. 海藻、昆布
D. 川贝母、浙贝母
E. 桑白皮、葶苈子
答案：E
考点：桑白皮与葶苈子功效的共同点（2012）
解析：桑白皮、葶苈子二药均有泻肺平喘和利水消肿的作用。紫菀、款冬润肺化痰止咳。海藻、昆布消痰软坚，利水消肿。川贝母、浙贝母清热化痰散结。故本题选E。

72. 具有潜阳安神，纳气平喘功效的药物是
A. 磁石
B. 龙骨
C. 牡蛎
D. 远志
E. 朱砂
答案：A
考点：磁石的功效（2003，2011）
解析：磁石重镇安神，纳气平喘，益肾潜阳。龙骨重镇安神，平降肝阳，收敛固涩。牡蛎重镇安神，平肝潜阳，收敛固涩，软坚散结。远志安神益智，祛痰，消肿。朱砂重镇安神，解毒。故本题选A。

73. 下列能收敛固涩，治疗滑脱诸证的是
A. 磁石
B. 珍珠母
C. 代赭石
D. 龙骨
E. 海蛤壳
答案：D
考点：龙骨的功效、应用（2012）
解析：龙骨镇惊安神，平肝潜阳，收敛固涩。用治心悸失眠，惊痫癫狂；肝阳眩晕；滑脱诸证；湿疮痒疹，疮疡久溃不敛。注意本品的收敛固涩作用与煅牡蛎相似，同可用于治疗遗精、滑精、遗尿、尿频、崩漏、带下、自汗、盗汗等多种正虚不固、滑脱之证。故本题选D。

74. 具有定惊安神，活血散瘀，利尿通淋作用的药物是
A. 朱砂
B. 磁石
C. 龙骨
D. 牡蛎
E. 琥珀
答案：E
考点：琥珀的功效（2009，2015）
解析：朱砂清心镇惊，安神解毒。磁石镇惊安神，平肝潜阳，聪耳明目，纳气平喘。龙骨镇惊安神，平肝潜阳，收敛固涩。牡蛎重镇安神，潜阳补阴，软坚散结。琥珀镇惊安神，活血散瘀，利尿通淋。故本题选E。

75. 具有安神，敛汗功效的药物是
A. 朱砂
B. 磁石
C. 远志
D. 合欢皮
E. 酸枣仁
答案：E
考点：酸枣仁的功效（2016）
解析：酸枣仁药性甘、酸，平。归肝、胆、心经。功效：养心补肝，宁心安神，敛汗，生津。主治虚烦不眠，惊悸多梦；体虚多汗；津伤口渴。故本题选E。

76. 具有平肝疏肝，祛风明目功效的药物是
A. 珍珠母
B. 代赭石
C. 刺蒺藜
D. 钩藤
E. 牡蛎

答案：A

考点：珍珠母的功效（2016）

解析：珍珠母药性咸，寒。归肝、心经。功效：平肝潜阳，安神定惊，明目退翳。主治肝阳上亢，头痛眩晕；惊悸失眠；目赤翳障，视物昏花。故本题选A。

77. 治疗心神不安，惊悸失眠，应选用的药物是

    A. 刺蒺藜
    B. 石决明
    C. 羚羊角
    D. 钩藤
    E. 牡蛎

答案：E

考点：牡蛎的应用（2015）

解析：牡蛎药性咸，微寒。归肝、胆、肾经。功效：潜阳补阴，重镇安神，软坚散结，收敛固涩，制酸止痛。主治肝阳上亢，眩晕耳鸣；惊悸失眠；瘰疬痰核，癥瘕痞块；自汗盗汗，遗精滑精，崩漏带下；胃痛吞酸。故本题选E。

78. 地龙具有的功效是

    A. 解毒，通络
    B. 平喘，利尿
    C. 息风，止血
    D. 活血，平喘
    E. 降逆，止呕

答案：B

考点：地龙的功效（2003）

解析：地龙的功效为清热息风，通络，平喘，利尿。故本题选B。

79. 治疗闭证神昏，湿阻中焦，应选用的药物是

    A. 石菖蒲
    B. 羚羊角
    C. 牛黄
    D. 远志
    E. 麝香

答案：A

考点：石菖蒲的主治病证（2016）

解析：石菖蒲药性辛、苦，温。归心、胃经。功效：开窍豁痰，醒神益智，化湿开胃。主治痰蒙清窍，神昏癫痫；健忘失眠，耳鸣耳聋；脘痞不饥，噤口下痢。故本题选A。

80. 下列各项，具有大补元气功效的药物是

    A. 人参
    B. 党参
    C. 黄芪

    D. 甘草
    E. 太子参

答案：A

考点：人参的功效（2005）

解析：五个选项都有补气的作用。人参能大补元气，其他药的补气作用皆弱于人参；党参的补气作用与人参相似，但功力较弱；黄芪的补气作用不及人参，但益气升阳，固表内托，且能利水退肿；太子参为补气扶阴的药物；甘草味甘性平，能补脾胃不足而益中气。故本题选A。

81. 具有益卫固表，利尿功效的药物是

    A. 山药
    B. 党参
    C. 浮小麦
    D. 麻黄根
    E. 黄芪

答案：E

考点：黄芪的功效（2002）

解析：山药补脾胃，益肺肾，益气养阴。党参补中益气，生津养血。浮小麦止汗，除热。麻黄根止汗。黄芪补气升阳，益卫固表，托毒生肌，利尿消肿。故本题选E。

82. 白术、苍术共同具有的功效是

    A. 固表止汗
    B. 益气安胎
    C. 健脾燥湿
    D. 发汗解表
    E. 祛风除湿

答案：C

考点：白术与苍术功效的共同点（2012）

解析：白术与苍术二药均能健脾燥湿，可治脾失健运，湿浊中阻证。但白术善补气，并能固表止汗、益气安胎，用治气虚自汗、气虚胎动不安等。苍术燥湿力强，尤宜于湿盛不虚者，还能祛风湿、发汗解表、明目，用治风湿痹痛、外感风寒湿表证，以及夜盲症等。故本题选C。

83. 当归的归经是

    A. 肝、心、脾经
    B. 脾、胃、大肠经
    C. 肝、脾、肾经
    D. 大肠、胃、肾经
    E. 心、小肠、肺经

答案：A

考点：当归的性能（2011）

解析：当归性温，味甘、辛。归肝、心、脾

经。故本题选 A。

84. 治疗四肢挛急疼痛，应选用的药物是
    A. 人参
    B. 当归
    C. 白芍
    D. 阿胶
    E. 黄芪
    答案：C
    考点：白芍的应用（2015）
    解析：白芍药性苦、酸，微寒。归肝、脾经。功效：养血调经，敛阴止汗，柔肝止痛，平抑肝阳。主治血虚萎黄，月经不调；自汗，盗汗；胁痛，腹痛，四肢挛急疼痛；肝阳上亢，头痛眩晕。故本题选 C。

85. 下列五味子的主治疾病中正确的是
    A. 月经不调，闭经
    B. 腰酸腿软，畏寒
    C. 咳嗽痰黄，口渴
    D. 黄疸，遗精早泄
    E. 遗精滑精，心悸失眠
    答案：E
    考点：五味子的应用（2011）
    解析：五味子收敛固涩，益气生津，补肾宁心。用于久咳虚喘，梦遗滑精，遗尿尿频，久泻不止，自汗，盗汗，津伤口渴，短气脉虚，内热消渴，心悸失眠。故本题选 E。

86. 能涩肠止泻，温中行气，用治虚泻、冷痢的是
    A. 乌梅
    B. 五倍子
    C. 白豆蔻
    D. 肉豆蔻
    E. 诃子
    答案：D
    考点：肉豆蔻与白豆蔻功效、主治病证的相同点（2012）
    解析：肉豆蔻与白豆蔻均能温中散寒、行气消胀、开胃，可治寒湿中阻及脾胃气滞的脘腹胀满、不思饮食以及呕吐等。但肉豆蔻长于涩肠止泻，多用于脾胃虚寒的久泻；白豆蔻长于芳香化湿，多用于湿浊中阻的脘腹胀满，有呕吐者更宜。其余三药都有涩肠止泻之功，但无温中之效。故本题选 D。

87. 桑螵蛸的主治病证是
    A. 自汗盗汗

    B. 遗精滑精
    C. 中气下陷
    D. 久咳虚喘
    E. 久泻久痢
    答案：B
    考点：桑螵蛸的主治病证（2016）
    解析：桑螵蛸药性甘、咸，平。归肝、肾经。功效：固精缩尿，补肾助阳。主治遗精滑精，遗尿尿频，小便白浊；肾虚阳痿。故本题选 B。

88. 具有敛肺止咳功效的药物是
    A. 肉豆蔻
    B. 赤石脂
    C. 乌梅
    D. 莲子
    E. 芡实
    答案：C
    考点：乌梅的功效（2015）
    解析：乌梅的功效：敛肺止咳，涩肠，生津，安蛔。肉豆蔻的功效：温中行气，涩肠止泻。赤石脂的功效：涩肠止泻，收敛止血，生肌敛疮。莲子的功效：补脾止泻，止带，益肾涩精，养心安神。芡实的功效：益肾固精，补脾止泻，除湿止带。故本题选 C。

【B1 型题】

(89~90 题共用备选答案)
    A. 温药
    B. 凉药
    C. 血药
    D. 气药
    E. 寒药

89. 痢下赤多者，应重用
    答案：C

90. 痢下白多者，应重用
    答案：D
    考点：四气的作用及适应证（2006）
    解析：下痢白多赤少，湿邪伤及气分；赤多白少，或以血为主者，热邪伤及血分。赤多重用血药，白多重用气药。故89题选 C，90题选 D。

(91~92 题共用备选答案)
    A. 相畏
    B. 相须
    C. 相使

D. 相恶
E. 相杀

91. 一种药物能减轻另一种药物的毒烈性，这种配伍关系是

答案：E

92. 一种药物的毒烈性，能被另一种药物消除的配伍关系是

答案：A

考点：各种配伍关系的意义（2001）

解析：相须指性能功效相类似的药物配合应用，可以增强原有疗效。相使指药物的性能功效方面有某些共性；或治疗目的一致的配合使用，而以一种药为主药，另一种药为辅药，能提高主药疗效。相畏指一种药物的毒副作用被另一种药物减轻或消除。相杀指一种药物能减轻或消除另一种药物的毒副作用。相恶指两药合用，一种药物能使另一种药物原有的功效降低，甚至丧失。故91题选E，92题选A。

（93~94题共用备选答案）
A. 夏枯草
B. 淡竹叶
C. 马齿苋
D. 地骨皮
E. 龙胆草

93. 治疗瘰疬、瘿瘤，应选用的药物是

答案：A

94. 治疗湿热黄疸，应选用的药物是

答案：E

考点：夏枯草、龙胆草的主治病证（2015）

解析：夏枯草主治目赤肿痛，目珠夜痛，头痛眩晕；瘿瘤、瘰疬；乳痈、乳癖、乳房胀痛。淡竹叶主治热病烦渴；口舌生疮，小便短赤涩痛。马齿苋主治热毒血痢；痈肿疔疮、丹毒、蛇虫咬伤、湿疹；便血、痔血、崩漏下血。地骨皮主治阴虚潮热，骨蒸盗汗；肺热咳嗽；咯血衄血；内热消渴。龙胆草主治湿热黄疸，阴肿阴痒，带下，湿疹瘙痒；肝火头痛，目赤肿痛，耳鸣耳聋，胁痛口苦，强中，惊风抽搐。故93题选A，94题选E。

（95~96题共用备选答案）
A. 白头翁
B. 大青叶
C. 穿心莲
D. 射干
E. 鱼腥草

95. 具有祛痰功效的药物是

答案：D

96. 具有利尿功效的药物是

答案：E

考点：射干、鱼腥草的功效（2004）

解析：A 清热解毒，凉血止痢。B 清热解毒，凉血消斑。C 清热解毒，凉血，消肿，燥湿。D 清热解毒，祛痰利咽。E 清热解毒，消痈排脓，利尿通淋。故95题选D，96题选E。

（97~98题共用备选答案）
A. 地骨皮
B. 青蒿
C. 白薇
D. 银柴胡
E. 胡黄连

97. 具有凉血退蒸，清泄肺热功效的药物是

答案：A

98. 具有退虚热，凉血，解暑功效的药物是

答案：B

考点：地骨皮、青蒿的功效（2005）

解析：A 凉血退蒸，清肺泻火。B 清虚热，除骨蒸，解暑，截疟。C 清热凉血，利尿通淋，解毒疗疮。D 清虚热，除疳热。E 清湿热，除骨蒸，消疳热。故97题选A，98题选B。

（99~100题共用备选答案）
A. 巴豆
B. 芫花
C. 大黄
D. 甘遂
E. 芒硝

99. 治疗湿热黄疸，应选用的药物是

答案：C

100. 治疗瘀血经闭，应选用的药物是

答案：C

考点：大黄的应用（2016）

解析：大黄主治实热积滞便秘，血热吐衄、目赤咽肿，痈肿疔疮、肠痈腹痛，瘀血经闭、产后瘀阻、跌打损伤，湿热痢疾、黄疸尿赤、淋证、水肿，烧烫伤。巴豆主治寒积便秘，小儿乳食停积，腹水鼓胀，二便不通，喉风、喉痹，痈肿脓成未溃、疥癣恶疮、疣痣。芫花主治水肿胀

满、胸腹积水、痰饮积聚、气逆咳喘、二便不利、疥癣秃疮、痈肿、冻疮。甘遂主治水肿胀满、胸腹积水、痰饮积聚、气逆咳喘、二便不利、风痰癫痫、痈肿疮毒。芒硝主治实热积滞、腹满胀痛、大便燥结、肠痈腹痛、乳痈、痔疮肿痛、咽痛口疮、目赤肿痛。故99题选C，100题选C。

(101～102题共用备选答案)
A. 巴豆
B. 大黄
C. 火麻仁
D. 郁李仁
E. 松子仁

101. 具有峻下冷积功效的药物是
答案：A

102. 具有逐水退肿功效的药物是
答案：A
考点：巴豆的功效（2015）
解析：巴豆的功效：峻下冷积，逐水退肿，豁痰利咽；外用蚀疮。大黄的功效：泻下攻积，清热泻火，凉血解毒，逐瘀通经，利湿退黄。火麻仁的功效：润肠通便。郁李仁的功效：润肠通便，下气利水。松子仁的功效：润肠通便，润肺止咳。故101题选A，102题选A。

(103～104题共用备选答案)
A. 独活
B. 防己
C. 秦艽
D. 木瓜
E. 威灵仙

103. 具有解表功效的药物是
答案：A

104. 具有利水功效的药物是
答案：B
考点：独活、防己的功效（2004）
解析：A除祛风止痹痛外，还有解表之功。B祛风湿，利水消肿。C祛风湿，止痹痛，退虚热，清湿热。D舒筋活络，除湿和胃。E祛风湿，通经络，消骨鲠。故103题选A，104题选B。

(105～106题共用备选答案)
A. 威灵仙
B. 防己
C. 狗脊
D. 独活
E. 木瓜

105. 既能祛风湿，又能消骨鲠的药物是
答案：A

106. 既能祛风湿，又能强腰膝的药物是
答案：C
考点：威灵仙、狗脊的功效（2006）
解析：A祛风湿，通经络，消骨鲠。B祛风湿，利水消肿。C祛风湿，补肝肾，强筋骨。D祛风湿，止痹痛，解表。E舒筋活络，除湿和胃。故105题选A，106题选C。

(107～108题共用备选答案)
A. 五加皮
B. 桑寄生
C. 狗脊
D. 木瓜
E. 川乌

107. 具有舒筋活络功效的药物是
答案：D

108. 具有温经止痛功效的药物是
答案：E
考点：木瓜、川乌的功效（2016）
解析：木瓜的功效：舒筋活络，和胃化湿。川乌的功效：祛风除湿，温经止痛。五加皮的功效：祛风除湿，补益肝肾，强筋壮骨，利水消肿。桑寄生的功效：祛风湿，补肝肾，强筋骨，安胎元。狗脊的功效：祛风湿，补肝肾，强腰膝。故107题选D，108题选E。

(109～110题共用备选答案)
A. 狗脊
B. 独活
C. 防己
D. 五加皮
E. 乌梢蛇

109. 具有通络功效的药物是
答案：E

110. 具有止痉功效的药物是
答案：E
考点：乌梢蛇的功效（2015）
解析：乌梢蛇的功效：祛风，通络，止痉。狗脊的功效：祛风湿，补肝肾，强腰膝。五加皮

的功效：祛风除湿，补益肝肾，强筋壮骨，利水消肿。独活的功效：祛风除湿，通痹止痛，解表。防己的功效：祛风止痛，利水消肿。故109题选E，110题选E。

(111~112题共用备选答案)
  A. 茵陈
  B. 萆薢
  C. 虎杖
  D. 地肤子
  E. 金钱草

111. 具有利湿退黄，解毒消肿功效的药物是
  答案：E

112. 具有利湿退黄，散瘀止痛功效的药物是
  答案：C
  考点：虎杖、金钱草的功效（2006）
  解析：A清利湿热，利胆退黄。B利湿祛浊，祛风除痹。C利湿退黄，清热解毒，散瘀止痛，化痰止咳。D清热利湿止痒。E除湿退黄，利尿通淋，解毒消肿。故111题选E，112题选C。

(113~114题共用备选答案)
  A. 附子
  B. 干姜
  C. 肉桂
  D. 吴茱萸
  E. 小茴香

113. 既治亡阳证，又治阳虚外感风寒的药物是
  答案：A

114. 既治厥阴头痛，又治脾肾阳虚之五更泄泻的药物是
  答案：D
  考点：附子、吴茱萸的应用（2005）
  解析：A回阳救逆，助阳补火，用于亡阳证，阳虚感寒，寒痹证等。B偏于温脾阳，善治脘腹冷痛等，也可用于治疗亡阳证。C为治命门火衰之要药，用于肾阳衰弱的阳痿宫冷，虚喘心悸。D归厥阴经，可散寒止痛，助阳止泻，降逆止呕，疏肝下气，燥湿，故可治疗厥阴经头痛，助阳止泻之功可治疗脾肾阳虚之五更泄泻。E能温肾暖肝，善治寒疝腹痛。故113题选A，114题选D。

(115~116题共用备选答案)
  A. 肺热咳嗽
  B. 肠燥便秘
  C. 肺虚久咳
  D. 瘀血痛证
  E. 胃寒呕吐

115. 白茅根的主治病证是
  答案：A

116. 蒲黄的主治病证是
  答案：D
  考点：白茅根、蒲黄的主治病证（2016）
  解析：白茅根甘，寒。归肺、胃、膀胱经。功效：凉血止血，清热利尿。主治血热吐血，衄血，尿血；热病烦渴，肺热咳嗽，胃热呕吐；湿热黄疸，水肿尿少，热淋涩痛。蒲黄甘，平。归肝、心包经。功效：止血，化瘀，通淋。主治吐血，衄血，咯血，崩漏，外伤出血；经闭痛经，胸腹刺痛，跌仆肿痛；血淋涩痛。故115题选A，116题选D。

(117~118题共用备选答案)
  A. 三七
  B. 蒲黄
  C. 茜草
  D. 白及
  E. 白茅根

117. 既能凉血止血，又能活血祛瘀的药物是
  答案：C

118. 既能化瘀止血，又能利尿通淋的药物是
  答案：B
  考点：茜草、蒲黄的功效（2001，2003，2004）
  解析：A化瘀止血，活血定痛。B化瘀止血，利尿。C凉血化瘀止血，通经。D收敛止血，消肿生肌。E凉血止血，清热利尿。故117题选C，118题选B。

(119~120题共用备选答案)
  A. 白及
  B. 艾叶
  C. 小蓟
  D. 白茅根
  E. 侧柏叶

119. 治疗痈肿疮疡，手足皲裂，应选用的药物是
  答案：A

120. 治疗肺热咳嗽，须发早白，应选用的药

物是

答案：E

考点：白及、侧柏叶的应用（2015）

解析：白及主治咯血，吐血，外伤出血；疮疡肿毒，皮肤皲裂，烧烫伤。艾叶主治吐血，衄血，崩漏，月经过多；少腹冷痛，经寒不调，宫冷不孕，脘腹冷痛；胎动不安，胎漏下血；皮肤瘙痒。小蓟主治衄血，吐血，尿血，血淋，便血，崩漏，外伤出血；痈肿疮毒。白茅根主治血热吐血，衄血，尿血；热病烦渴，肺热咳嗽，胃热呕吐；湿热黄疸，水肿尿少，热淋涩痛。侧柏叶主治吐血，衄血，咯血，便血，崩漏下血；肺热咳嗽；血热脱发，须发早白。故119题选A，120题选E。

（121～122题共用备选答案）
　　A. 活血行气，祛风止痛
　　B. 活血行气，清心凉血
　　C. 活血调经，除烦安神
　　D. 活血通经，清热解毒
　　E. 活血通经，祛瘀止痛

121. 郁金具有的功效是

答案：B

122. 红花具有的功效是

答案：E

考点：郁金、红花的功效（2006）

解析：郁金有活血行气止痛，解郁清心，利胆退黄，凉血之效。红花有活血通经，祛瘀止痛之效。故121题选B，122题选E。

（123～124题共用备选答案）
　　A. 平喘
　　B. 通便
　　C. 敛汗
　　D. 消食
　　E. 利尿

123. 柏子仁除养心安神外，还具有的功效是

答案：B

124. 酸枣仁除养心安神外，还具有的功效是

答案：C

考点：柏子仁、酸枣仁的功效（2005）

解析：柏子仁、酸枣仁均为养心安神药。柏子仁养心安神，润肠通便。酸枣仁养心益肝，安神，敛汗。故123题选B，124题选C。

（125～126题共用备选答案）
　　A. 合欢皮
　　B. 酸枣仁
　　C. 远志
　　D. 琥珀
　　E. 磁石

125. 既能活血消肿，又能解郁安神的药物是

答案：A

126. 既能活血散瘀，又能镇惊安神的药物是

答案：D

考点：合欢皮、琥珀的功效（2006）

解析：A安神解郁，活血消肿。B养心益肝，安神，敛汗。C宁心安神，祛痰开窍，消散痈肿。D镇惊安神，活血散瘀，利尿通淋。E镇惊安神，平肝潜阳，聪耳明目，纳气平喘。故125题选A，126题选D。

（127～128题共用备选答案）
　　A. 黄芩
　　B. 甘草
　　C. 白术
　　D. 大枣
　　E. 党参

127. 具有利尿，止汗，安胎功效的药物是

答案：C

128. 具有祛痰，止痛，解毒功效的药物是

答案：B

考点：白术、甘草的功效（2015）

解析：黄芩的功效：清热燥湿，泻火解毒，止血，安胎。甘草的功效：补脾益气，清热解毒，祛痰止咳，缓急止痛，调和诸药。白术的功效：健脾益气，燥湿利水，止汗，安胎。大枣的功效：补中益气，养血安神。党参的功效：健脾益肺，养血生津。故127题选C，128题选B。

（129～130题共用备选答案）
　　A. 阿胶
　　B. 白芍
　　C. 当归
　　D. 熟地黄
　　E. 何首乌

129. 治疗血瘀证，应选用的药物是

答案：C

130. 治疗出血证，应选用的药物是

答案：A

考点：当归、阿胶的应用（2016）

解析：阿胶主治血虚诸证；出血证；肺阴虚燥咳；热病伤阴，心烦失眠，阴虚风动，手足瘛疭。白芍主治肝血亏虚，月经不调；肝脾不和，胸胁脘腹胀疼痛，四肢挛急疼痛。当归主治血虚诸证；血虚血瘀，月经不调，经闭，痛经；虚寒性腹痛，跌打损伤，痈疽疮疡，风寒痹痛；血虚肠燥便秘。熟地黄主治血虚诸证；肝肾阴虚诸证。何首乌主治经血亏虚，头晕眼花，须发早白，腰膝酸软；久疟，痈疽，瘰疬，肠燥便秘。故129题选C，130题选A。

（131~132题共用备选答案）

A. 西洋参
B. 大枣
C. 麦冬
D. 山药
E. 女贞子

131. 具有滋补肝肾功效的药物是

答案：E

132. 具有养血安神功效的药物是

答案：B

考点：女贞子、大枣的功效（2016）

解析：女贞子的功效：滋补肝肾，明目乌发。大枣的功效：补中益气，养血安神。西洋参的功效：补气养阴，清热生津。山药的功效：补脾养胃，生津益肺，补肾涩精。麦冬的功效：养阴润肺，益胃生津，清心除烦。故131题选E，132题选B。

方剂学

【A1 型题】

1. 下列各项中,不属消法适应范围的是
A. 活血化瘀
B. 消疳杀虫
C. 行气散滞
D. 通导大便
E. 化痰祛水

答案：D

考点：常用治法（2016）

解析：消法是通过消食导滞、行气活血、化痰利水、驱虫等方法,使气、血、痰、食、水、虫等所结成的有形之邪渐消缓散的一种治法。适用于饮食停滞,气滞血瘀,癥瘕积聚,水湿内停,痰饮不化,疳积虫积等证。通导大便属于下法。故本题选 D。

2. 下列各项,不属麻黄汤功用的是
A. 解表
B. 发汗
C. 解肌
D. 平喘
E. 宣肺

答案：C

考点：麻黄汤的功用（2015）

解析：麻黄汤由麻黄、桂枝、杏仁、炙甘草组成,具有发汗解表,宣肺平喘的功效。解肌是桂枝汤的功效。故本题选 C。

3. 桂枝汤中桂枝与芍药的比例是
A. 1：1
B. 1：2
C. 1：3
D. 1：4
E. 1：5

答案：A

考点：桂枝汤的组成药物（2015）

解析：桂枝汤的组成为桂枝三两,芍药三两,炙甘草二两,生姜三两,大枣十二枚。故本题选 A。

4. 症见身热,鼻塞恶风,汗出,脉浮缓,宜选用的方剂是
A. 桂枝汤
B. 麻黄汤
C. 桑菊饮
D. 小青龙汤
E. 九味羌活汤

答案：A

考点：桂枝汤的主治证候（2016）

解析：桂枝汤主治外感风寒表虚证,症见恶风发热,汗出头痛,鼻鸣干呕,苔白不渴,脉浮缓或浮弱。麻黄汤主治外感风寒表实证,症见恶寒发热,头身疼痛,无汗而喘,舌苔薄白,脉浮紧。桑菊饮主治风温初起,邪客肺络证,症见但咳,身热不甚,口微渴,脉浮数。小青龙汤主治外寒内饮证,症见恶寒发热,头身疼痛,恶寒,喘咳,痰涎清稀量多,胸痞,或干呕,或痰饮喘咳不得平卧,或身体疼痛,或头面四肢浮肿,舌苔白滑,脉浮。九味羌活汤主治外感风寒湿邪,内有蕴热证,症见恶寒发热,无汗,头痛项强,肢体酸楚疼痛,口苦口渴,舌苔白或微黄,脉浮。故本题选 A。

5. 下列方剂具有宣肺疏风,止咳化痰功效的是
A. 银翘散
B. 杏苏散
C. 桑杏汤
D. 桑菊饮
E. 止嗽散

答案：E

考点：止嗽散的功用（2012）

解析：银翘散辛凉透表,清热解毒；桑菊饮疏风清热,宣肺止咳。此两方重在辛凉透表。杏苏散清肺润燥,益气养阴；桑杏汤清宣温燥,润肺止咳。此两方重在清肺润燥。止嗽散宣肺利气，疏风止咳，重在降气化痰。故本题选 E。

6. 下列各项，可增强银翘散辛散透表之功的是
    A. 薄荷
    B. 牛蒡子
    C. 连翘
    D. 荆芥
    E. 竹叶
   答案：C
   考点：银翘散的配伍意义（2015）
   解析：银翘散的组成为金银花、连翘、桔梗、薄荷、竹叶、生甘草、荆芥穗、淡豆豉、牛蒡子。方中重用银花、连翘为君，二药气味芳香，既能疏散风热、清热解毒，又可辟秽化浊，在透散卫分表邪的同时，兼顾温热病邪易蕴而成毒及多夹秽浊之气的特点。故本题选 C。

7. 以"疏风清热，宣肺止咳"为功用的方剂是
    A. 银翘散
    B. 桑菊饮
    C. 麻黄汤
    D. 小青龙汤
    E. 麻杏甘石汤
   答案：B
   考点：桑菊饮的功用（2003，2005）
   解析：本治则"疏风清热，宣肺止咳"常用于外感风热、咳嗽初起之证。故选桑叶、菊花清散上焦风热为君药之桑菊饮。A 辛凉透表，清热解毒；C 发汗解表，宣肺平喘；D 解表散寒，温肺化饮；E 辛凉宣泄，清肺平喘。故本题选 B。

8. 以下哪味药物为麻子仁丸的组成药物
    A. 蔓荆子
    B. 赤芍
    C. 知母
    D. 麻黄
    E. 杏仁
   答案：E
   考点：麻子仁丸的组成药物（2011）
   解析：麻子仁丸的组成药物：麻子仁、白芍、枳实、大黄、厚朴、杏仁。故本题选 E。

9. 以下哪味药物不是麻子仁丸的组成药物
    A. 枳实
    B. 大黄
    C. 厚朴
    D. 芒硝
    E. 杏仁

答案：D
考点：麻子仁丸的组成药物（2012）
解析：参见 8 题。故本题选 D。

10. 麻子仁丸主治脾约证的临床表现是
    A. 大便稀溏，小便短少
    B. 大便干结，小便频数
    C. 大便黏滞，小便短少
    D. 大便泄泻，小便频数
    E. 大便不通，小便清长
   答案：B
   考点：麻子仁丸的主治证候（2016）
   解析：麻子仁丸主治脾约证，症见大便干结，小便频数，脘腹胀痛，舌红苔黄，脉数。故本题选 B。

11. 药物组成中含有柴胡、人参的方剂是
    A. 小柴胡汤
    B. 半夏泻心汤
    C. 大柴胡汤
    D. 四逆散
    E. 蒿芩清胆汤
   答案：A
   考点：小柴胡汤的组成药物（2015）
   解析：小柴胡汤的组成为柴胡、半夏、人参、炙甘草、黄芩、生姜、大枣。半夏泻心汤的组成为半夏、黄芩、干姜、人参、黄连、大枣、炙甘草。大柴胡汤的组成为柴胡、黄芩、芍药、半夏、生姜、枳实、大枣、大黄。四逆散的组成为炙甘草、柴胡、芍药。蒿芩清胆汤的组成为青蒿、竹茹、黄芩、半夏、茯苓、枳壳、陈皮、碧玉散。故本题选 A。

12. 小柴胡汤中"和解少阳"的主要药物是
    A. 柴胡与半夏
    B. 黄芩与人参
    C. 半夏与生姜
    D. 柴胡与黄芩
    E. 黄芩与半夏
   答案：D
   考点：小柴胡汤的配伍意义（2004，2005）
   解析：方中柴胡清透少阳半表之邪，从外而解，为君；黄芩清泄少阳半里之热，为臣。二者相伍和解少阳。故本题选 D。

13. 逍遥散的主治病证不包括
    A. 月经不调
    B. 神疲食少
    C. 头晕眼花

D. 两胁作痛
E. 口燥咽干

答案：C

考点：逍遥散的主治证候（2012）

解析：逍遥散疏肝解郁，养血健脾。主治肝郁血虚脾弱证。两胁作痛，头痛目眩，口燥咽干，神疲食少，或月经不调，乳房胀痛，脉弦而虚。故本题选C。

14. 下列方剂中含有干姜、半夏的是
   A. 八珍汤
   B. 枳术丸
   C. 半夏泻心汤
   D. 桂枝汤
   E. 橘皮竹茹汤

答案：C

考点：半夏泻心汤的组成药物（2011）

解析：八珍汤主治气血两虚，由当归、川芎、白芍药、熟地黄、人参、白术、茯苓、炙甘草组成。枳术丸由枳实、白术组成，功为健脾消食，行气化湿。半夏泻心汤寒热平调，消痞散结，由半夏、黄芩、干姜、人参、炙甘草、黄连、大枣组成。桂枝汤为调和营卫，散寒解表之要剂，组成为桂枝、芍药、生姜、大枣、甘草。橘皮竹茹汤理气降逆，益胃清热，组成为橘皮、竹茹、大枣、生姜、甘草、人参。以上含有干姜、半夏的方剂为半夏泻心汤。故本题选C。

15. 具有清热生津功用的方剂是
   A. 普济消毒饮
   B. 犀角地黄丸
   C. 黄连解毒汤
   D. 白虎汤
   E. 清营汤

答案：D

考点：白虎汤的功用（2015）

解析：普济消毒饮的功用为清热解毒，疏散风邪。犀角地黄丸功用为清热解毒，凉血散瘀。黄连解毒汤功用为泻火解毒。白虎汤功用为清热生津。清营汤功用为清营解毒，透热养阴。故本题选D。

16. 仙方活命饮中的君药是
   A. 赤芍
   B. 当归
   C. 陈皮
   D. 天花粉
   E. 金银花

答案：E

考点：仙方活命饮的配伍意义（2016）

解析：仙方活命饮的药物组成为白芷、贝母、防风、赤芍、当归、甘草、皂角刺、穿山甲、天花粉、乳香、没药、金银花、陈皮。主治阳证痈疡肿毒初起。方中金银花善清热解毒疗疮，乃"疮疡圣药"，重用为君。故本题选E。

17. 龙胆泻肝汤与蒿芩清胆汤中均含有的药物是
   A. 半夏
   B. 木通
   C. 黄芩
   D. 栀子
   E. 泽泻

答案：C

考点：龙胆泻肝汤、蒿芩清胆汤的组成药物（2003）

解析：龙胆泻肝汤的组成为龙胆草、黄芩、山栀子、泽泻、木通、车前子、当归、生地黄、柴胡、生甘草。蒿芩清胆汤的组成为青蒿、竹茹、法半夏、赤茯苓、黄芩、枳壳、陈皮、碧玉散（滑石、甘草、青黛）。故本题选C。

18. 组成药物中含有牛膝的方剂是
   A. 芍药汤
   B. 龙胆泻肝汤
   C. 清营汤
   D. 导赤散
   E. 玉女煎

答案：E

考点：玉女煎的组成药物（2004，2005）

解析：芍药汤的组成为芍药、当归、黄连、槟榔、木香、炙甘草、大黄、黄芩、肉桂。龙胆泻肝汤的组成为龙胆草、黄芩、山栀子、泽泻、木通、车前子、当归、生地黄、柴胡、生甘草。清营汤的组成为水牛角、生地黄、玄参、竹叶心、麦冬、丹参、黄连、银花、连翘。导赤散的组成为生地黄、木通、生甘草梢、竹叶。玉女煎的组成为石膏、熟地、麦冬、知母、牛膝。故本题选E。

19. 小建中汤中含有的药物是
   A. 人参、桂枝
   B. 甘草、干姜
   C. 生姜、桂枝
   D. 白术、芍药
   E. 大枣、人参

答案：C

考点：小建中汤的组成药物（2015）

解析：小建中汤的方歌"小建中汤芍药多，桂枝甘草姜枣和，更加饴糖补中脏，虚劳腹痛服之瘥"。其组成为芍药、桂枝、炙甘草、大枣、生姜、饴糖。故本题选C。

20. 以下哪味是吴茱萸汤的组成药物
　　A. 干姜
　　B. 人参
　　C. 甘草
　　D. 党参
　　E. 肉桂
　　答案：B
　　考点：吴茱萸汤的组成药物（2012）
　　解析：吴茱萸汤的组成药物为吴茱萸、人参、生姜、大枣。故本题选B。

21. 四逆汤的组成药物是
　　A. 人参、干姜、炙甘草
　　B. 人参、肉桂、炙甘草
　　C. 生附子、人参、炙甘草
　　D. 生附子、肉桂、炙甘草
　　E. 生附子、干姜、炙甘草
　　答案：E
　　考点：四逆汤的组成药物（2003，2004，2005）
　　解析：四逆汤的组成药物为炙甘草、干姜、生附子。故本题选E。

22. 主治阴疽的方剂是
　　A. 大黄牡丹汤
　　B. 苇茎汤
　　C. 阳和汤
　　D. 半夏厚朴汤
　　E. 仙方活命饮
　　答案：C
　　考点：阳和汤的主治证候（2016）
　　解析：大黄牡丹汤为寒下剂，主治肠痈初起；苇茎汤为清脏腑热剂，主治肺痈；阳和汤为温经散寒剂，主治阴疽；半夏厚朴汤为行气剂，主治梅核气；仙方活命饮为清热解毒剂，主治阳证痈疡肿毒初起。故本题选C。

23. 参苓白术散主治的病证是
　　A. 脾虚湿盛证
　　B. 脾胃气虚证
　　C. 脾虚气陷证
　　D. 心脾两虚证
　　E. 脾肾两虚证

答案：A
考点：参苓白术散的主治证候（2016）
解析：参苓白术散主治脾虚夹湿证，症见气短乏力，形体消瘦，胸脘痞闷，饮食不化，肠鸣泄泻，面色萎黄，舌质淡苔白腻，脉虚缓。故本题选A。

24. 下列各项，不属于补中益气汤组成的药物是
　　A. 黄芪
　　B. 当归
　　C. 柴胡
　　D. 白术
　　E. 茯苓
　　答案：E
　　考点：补中益气汤的组成药物（2016）
　　解析：补中益气汤的方歌"补中益气芪术陈，升柴甘草当归身，虚劳内伤功独擅，亦治阳虚外感因"。其药物组成为黄芪、炙甘草、人参、当归、橘皮、升麻、柴胡、白术。故本题选E。

25. 甘温除热的代表方剂是
　　A. 小建中汤
　　B. 补中益气汤
　　C. 四君子汤
　　D. 黄芪桂枝五物汤
　　E. 升阳益胃汤
　　答案：B
　　考点：补中益气汤的功用（2008）
　　解析：甘温除热法为金元时期李杲所创，旨在应用性味甘温的药物治疗虚损劳倦引起的发热，其代表方剂为补中益气汤。故本题选B。

26. 具有益气生津，敛阴止汗功用的方剂是
　　A. 生脉散
　　B. 清暑益气汤
　　C. 六一散
　　D. 竹叶石膏汤
　　E. 白虎汤
　　答案：A
　　考点：生脉散的功用（2003，2004，2005）
　　解析：清暑益气汤清暑益气，养阴生津。六一散清暑利湿。竹叶石膏汤清热生津，益气和胃。白虎汤清热生津。生脉散益气生津，敛阴止汗。故本题选A。

27. 当归补血汤重用黄芪为君，意在
　　A. 补气固表
　　B. 补气行血

C. 补气生血

D. 补气行水

E. 补气托毒

答案：C

考点：当归补血汤的配伍意义（2009）

解析：方中重用黄芪，其用量五倍于当归，其义有二：本方证为阴血亏虚，以致阳气欲浮越散亡，此时，恐一时滋阴补血固里不及，阳气外亡，故重用黄芪补气而专固肌表，此其一；有形之血生于无形之气，故用黄芪大补脾肺之气，以资化源，使气旺血生，此其二。故本题选C。

28. 炙甘草汤中具有补血作用的药物是

A. 熟地黄

B. 白芍

C. 龙眼肉

D. 当归

E. 阿胶

答案：E

考点：炙甘草汤的组成药物（2015）

解析：炙甘草汤的组成：炙甘草、生姜、桂枝、人参、生地黄、阿胶、麦门冬、麻仁、大枣。其中大枣、阿胶、生地皆具有补血的作用，选项中只有阿胶属于炙甘草汤组成，故本题选E。

29. 下列哪项是六味地黄丸的组成药物

A. 熟地黄、山萸肉、山药、泽泻、牡丹皮、茯苓

B. 熟地黄、山萸肉、山药、人参、牡丹皮、茯苓

C. 生地黄、山萸肉、山药、泽泻、牡丹皮、茯苓

D. 熟地黄、山萸肉、山药、党参、牡丹皮、茯苓

E. 熟地黄、山萸肉、山药、甘草、牡丹皮、茯苓

答案：A

考点：六味地黄丸的组成药物（2012）

解析：六味地黄丸的组成药物为熟地黄、山萸肉、干山药、泽泻、牡丹皮、白茯苓。故本题选A。

30. 下列方剂组成药物中含有地黄的是

A. 一贯煎

B. 芍药汤

C. 归脾汤

D. 当归补血汤

E. 当归四逆汤

答案：A

考点：一贯煎的组成药物（2008）

解析：一贯煎：北沙参、麦冬、当归身、生地、枸杞子、川楝子。芍药汤：芍药、当归、黄连、槟榔、木香、甘草、大黄、黄芩、官桂。归脾汤：白术、当归、白茯苓、炒黄芪、远志、龙眼肉、酸枣仁、人参、木香、甘草。当归补血汤：黄芪、当归。当归四逆汤：当归、桂枝、芍药、细辛、甘草、通草、大枣。故本题选A。

31. 一贯煎的药物组成正确的是

A. 北沙参、麦冬、熟地黄、当归身、枸杞子、川楝子

B. 北沙参、麦冬、生地黄、当归身、枸杞子、川楝子

C. 北沙参、天冬、生地黄、当归身、枸杞子、川楝子

D. 北沙参、麦冬、生地黄、当归身、黄芪、川楝子

E. 北沙参、麦冬、生地黄、当归身、枸杞子、川楝子、五味子

答案：B

考点：一贯煎的组成药物（2011）

解析：参见30题。故本题选B。

32. 治疗肝肾阴虚，肝气郁滞证的方剂是

A. 一贯煎

B. 百合固金汤

C. 六味地黄丸

D. 地黄饮子

E. 大补阴丸

答案：A

考点：一贯煎的主治证候（2016）

解析：一贯煎主治肝肾阴虚，肝气郁滞证；百合固金汤主治肺肾阴亏，虚火上炎证；六味地黄丸主治肾阴精不足证；地黄饮子主治喑痱；大补阴丸主治阴虚火旺证。故本题选A。

33. 下列方剂具有益气固表，敛阴止汗功效的是

A. 生脉散

B. 玉屏风散

C. 参苓白术散

D. 桑螵蛸散

E. 牡蛎散

答案：E

考点：牡蛎散的功用（2012）

解析：生脉散益气生津，敛阴止汗；玉屏风

散益气固表止汗。此二方止汗之功重在益气。牡蛎散敛阴止汗，益气固表，止汗之功重在敛阴。A、B是混淆选项。参苓白术散益气健脾，渗湿止泻。桑螵蛸散调补心肾，涩精止遗。故本题选E。

34. 具有补肾健脾，益气摄血功用的方剂是
A. 固冲汤
B. 归脾汤
C. 四物汤
D. 黄土汤
E. 固经丸
答案：A
考点：固冲汤的功用（2016）
解析：固冲汤的功用为益气健脾，固冲摄血；归脾汤的功用为益气补血，健脾养心；四物汤的功用为补血和血；黄土汤的功用为温阳健脾，养血止血；固经丸的功用为滋阴清热，固经止带。故本题选A。

35. 朱砂安神丸组成中不含有的药物是
A. 黄连
B. 生地黄
C. 白芍
D. 当归
E. 甘草
答案：C
考点：朱砂安神丸的组成药物（2015）
解析：朱砂安神丸的方歌为"朱砂安神东垣方，归连甘草合地黄，怔忡不寐心烦乱，养阴清热可复康"。其药物组成为朱砂、黄连、炙甘草、生地黄、当归。故本题选C。

36. 天王补心丹的主治证候中有
A. 高热
B. 头痛
C. 虚烦
D. 便溏
E. 胸闷
答案：C
考点：天王补心丹的主治证候（2003，2004，2005）
解析：天王补心丹主治阴虚血少，神志不安证。心悸失眠，虚烦神疲，梦遗健忘，手足心热，口舌生疮，舌红少苔，脉细而数。故本题选C。

37. 酸枣仁汤中含有的药物是
A. 知母、远志
B. 川芎、柏子仁
C. 茯苓、朱砂
D. 知母、川芎
E. 甘草、石菖蒲
答案：D
考点：酸枣仁汤的组成药物（2016）
解析：酸枣仁汤的方歌为"酸枣仁汤治失眠，川芎知草茯苓煎，养血除烦清虚热，安然入睡梦乡甜"。其药物组成为酸枣仁、甘草、知母、茯苓、川芎。故本题选D。

38. 紫雪的功用是
A. 辟秽解毒，清热开窍
B. 辟秽解毒，化痰开窍
C. 清热开窍，息风止痉
D. 清热开窍，化浊解毒
E. 芳香开窍，行气止痛
答案：C
考点：紫雪的功用（2014）
解析：紫雪属凉开剂，具有清热开窍，息风止痉的功效；主治热闭心包，热盛动风证。故本题选C。

39. 苏合香丸的主治病证不包括
A. 猝然昏仆
B. 高热神昏
C. 心腹卒痛
D. 苔白脉迟
E. 中寒昏厥
答案：B
考点：苏合香丸的主治证候（2012）
解析：苏合香丸是温开剂的代表，用治寒闭。功效为芳香开窍，行气止痛。主治突然昏倒，牙关紧闭，不省人事，苔白，脉迟，亦治心腹卒痛，甚则昏厥，属寒凝气滞者。故本题选B。

40. 下列各项，不属苏合香丸主治证候是
A. 心腹卒痛
B. 高热烦躁
C. 牙关紧闭
D. 苔白
E. 脉迟
答案：B
考点：苏合香丸的主治证候（2016）
解析：苏合香丸主治寒闭证，症见突然昏倒，牙关紧闭，不省人事，苔白，脉迟；亦治心腹卒痛，甚则昏厥，属寒凝气滞者。故本题

选B。

41. 以下哪味不是越鞠丸的组成药物
　　A. 香附
　　B. 白术
　　C. 川芎
　　D. 栀子
　　E. 神曲
　　答案：B
　　考点：越鞠丸的组成药物（2012）
　　解析：越鞠丸行气解郁，主治六郁证。方中以香附行气治气郁，川芎活血治血郁，栀子清热治火郁，苍术燥湿治湿郁，神曲消食治食郁。因痰郁多由气滞湿聚而成，若气行湿化，则痰郁亦解，故方中不另用治痰之品，全方以五药治六郁。故本题选B。

42. 具有行气散结，降逆化痰功用的方剂是
　　A. 定喘汤
　　B. 瓜蒌薤白白酒汤
　　C. 半夏厚朴汤
　　D. 苏子降气汤
　　E. 柴胡疏肝散
　　答案：C
　　考点：半夏厚朴汤的功用（2015）
　　解析：半夏厚朴汤的功用为行气散结，降逆化痰；定喘汤的功用为宣降肺气，清热化痰；瓜蒌薤白白酒汤的功用为通阳散结，行气祛痰；苏子降气汤的功用为降气平喘，祛痰止咳；柴胡疏肝散的功用为疏肝解郁，行气止痛。故本题选C。

43. 以下哪味是半夏泻心汤和苏子降气汤都含有的药物
　　A. 厚朴
　　B. 生甘草
　　C. 半夏
　　D. 干姜
　　E. 生姜
　　答案：C
　　考点：半夏泻心汤、苏子降气汤的组成药物（2012）
　　解析：半夏泻心汤：半夏、黄芩、干姜、人参、黄连、大枣、炙甘草。苏子降气汤：紫苏子、半夏、当归、炙甘草、前胡、厚朴、肉桂、苏叶、生姜、大枣。两方共有的药物是半夏、炙甘草、大枣。故本题选C。

44. 苏子降气汤用于

　　A. 虚寒呃逆。呃逆不已，胸脘痞闷，舌淡苔白，脉沉迟
　　B. 上实下虚之咳喘证。痰涎壅盛，咳喘短气，胸膈满闷，或腰疼脚软，或肢体浮肿，舌苔白滑或白腻，脉弦滑
　　C. 胃虚有热之呃逆。呃逆或干呕，舌红嫩，脉虚数
　　D. 胃气虚弱，痰浊内阻证。心下痞硬，噫气不除，或反胃呕逆，吐涎沫，舌淡苔白滑，脉弦而虚
　　E. 哮喘。咳嗽痰多气急，痰稠色黄，微恶风寒，舌苔黄腻，脉滑数
　　答案：B
　　考点：苏子降气汤的主治证候（2011）
　　解析：苏子降气汤的配伍特点：一是上下并治，标本兼顾，但以治上治标为主；二是宣降结合，大队降逆之品中配伍少量宣肺散邪之品，但以降肺为主。主治上实下虚之咳喘证。故本题选B。

45. 定喘汤组成中含有的药物是
　　A. 苏叶、半夏、杏仁
　　B. 苏子、半夏、甘草
　　C. 苏叶、半夏、生姜
　　D. 苏子、厚朴、杏仁
　　E. 苏子、前胡、半夏
　　答案：B
　　考点：定喘汤的组成药物（2016）
　　解析：定喘汤的方歌为"定喘白果与麻黄，款冬半夏白皮桑，苏杏黄芩兼甘草，外寒痰热喘哮尝"，其药物组成有白果、麻黄、款冬花、半夏、桑白皮、苏子、杏仁、黄芩、甘草。故本题选B。

46. 旋覆代赭汤中用量最重的药物是
　　A. 旋覆花
　　B. 代赭石
　　C. 甘草
　　D. 半夏
　　E. 生姜
　　答案：E
　　考点：旋覆代赭汤的组成药物（2001，2011）
　　解析：旋覆代赭汤药物组成及剂量：旋覆花三两、代赭石一两、半夏半升（汤泡）、人参二两、甘草三两（炙）、生姜五两、大枣十二枚（擘）。故本题选E。

47. 血府逐瘀汤中有
    A. 白芍
    B. 熟地
    C. 牛膝
    D. 三棱
    E. 水蛭
    答案：C
    考点：血府逐瘀汤的组成药物（2011）
    解析：血府逐瘀汤：桃仁、红花、当归、生地黄、川芎、赤芍、牛膝、桔梗、柴胡、枳壳、甘草。故本题选C。

48. 复元活血汤中有
    A. 鳖甲
    B. 地黄
    C. 银柴胡
    D. 大黄
    E. 益母草
    答案：D
    考点：复元活血汤的组成药物（2011）
    解析：复元活血汤：柴胡、瓜蒌根、当归、红花、甘草、炮穿山甲、大黄、桃仁。故本题选D。

49. 组成药物中含有桂枝、吴茱萸的方剂是
    A. 生化汤
    B. 温经汤
    C. 血府逐瘀汤
    D. 复元活血汤
    E. 补阳还五汤
    答案：B
    考点：温经汤的组成药物（2016）
    解析：生化汤的组成为全当归、川芎、桃仁、炮干姜、炙甘草、黄酒、童便。温经汤的组成为吴茱萸、当归、芍药、川芎、人参、桂枝、阿胶、丹皮、生姜、甘草、半夏、麦冬。血府逐瘀汤的组成为桃仁、红花、当归、生地黄、川芎、赤芍、牛膝、桔梗、柴胡、枳壳、甘草。复元活血汤的组成为柴胡、瓜蒌根、当归、红花、甘草、穿山甲、酒大黄、酒桃仁。补阳还五汤的组成为生黄芪、当归尾、赤芍、地龙、川芎、红花、桃仁。故本题选B。

50. 生化汤的作用为
    A. 补血益气，和营退热
    B. 养血祛风，疏解表邪
    C. 养血化瘀，温经止痛
    D. 清热解毒，凉血化瘀
    E. 养血健脾，疏肝清热
    答案：C
    考点：生化汤的功用（2011）
    解析：生化汤主治产后血虚寒凝，功能养血化瘀，温经止痛。故本题选C。

51. 黄土汤主要用于治疗
    A. 尿中带血，小便频数，赤涩热痛，舌红，脉数
    B. 大便下血，面色萎黄，舌淡苔白，脉沉细无力
    C. 痔疮出血，血色鲜红或晦暗
    D. 咳嗽痰稠带血，胸胁作痛，颊赤便秘，舌红苔黄，脉弦数
    E. 吐血，色鲜红，口干咽燥，舌红，弦数
    答案：B
    考点：黄土汤的主治证候（2011）
    解析：A是血淋，应用小蓟饮子。C为痔疮出血，血色鲜红或晦暗，选用槐花散。D为肝火犯肺之咳血证，应选咳血方。E为血热妄行导致的吐血。黄土汤主治阳虚便血。B见面色萎黄，为脾阳虚证。故本题选B。

52. 消风散的组成药物中含有
    A. 防风、羌活
    B. 荆芥、白芷
    C. 防风、细辛
    D. 白芍、木通
    E. 知母、石膏
    答案：E
    考点：消风散的组成药物（2003，2004，2005）
    解析：消风散的组成药物：当归、生地、防风、蝉蜕、知母、苦参、胡麻仁、荆芥、苍术、牛蒡子、石膏、甘草、木通。故本题选E。

53. 主治肝阳偏亢，肝风上扰证的首选方剂是
    A. 大秦艽汤
    B. 地黄饮子
    C. 大定风珠
    D. 羚角钩藤汤
    E. 天麻钩藤饮
    答案：E
    考点：天麻钩藤饮的主治证候（2016）
    解析：大秦艽汤主治风邪初中经络证；地黄饮子主治喑痱；大定风珠主治阴虚风动证；羚角钩藤汤主治肝热生风证；天麻钩藤饮主治肝阳偏亢，肝风上扰证。故本题选E。

54. 下列各项，不属于清燥救肺汤组成的药物是
   A. 石膏
   B. 香豉
   C. 桑叶
   D. 阿胶
   E. 人参
   答案：B
   考点：清燥救肺汤的组成药物（2015）
   解析：清燥救肺汤的方歌为"清燥救肺参草杷，石膏胶杏麦胡麻，经霜收下冬桑叶，清燥润肺效堪夸"。其药物组成为桑叶、石膏、甘草、人参、胡麻仁、真阿胶、麦门冬、杏仁、枇杷叶。故本题选B。

55. 以下哪项是清燥救肺汤含有的药物
   A. 桑叶、杏仁、沙参
   B. 阿胶、人参、麦冬
   C. 桑叶、杏仁、浙贝母
   D. 半夏、人参、麦冬
   E. 玄参、麦冬、枇杷叶
   答案：B
   考点：清燥救肺汤的组成药物（2012）
   解析：清燥救肺汤的组成为霜桑叶、煅石膏、甘草、人参、胡麻仁、阿胶、麦冬、杏仁、枇杷叶。桑叶、杏仁、沙参、浙贝母是桑杏汤的主要药物。半夏、人参、麦冬是麦门冬汤的主要药物。故本题选B。

56. 下列不属于清燥救肺汤的功效是
   A. 清肺
   B. 养阴
   C. 益气
   D. 降气
   E. 润燥
   答案：D
   考点：清燥救肺汤的功用（2011）
   解析：清燥救肺汤清肺润燥，益气养阴。故本题选D。

57. 桑杏汤的主治证候中有
   A. 咽喉肿痛
   B. 痰稠色黄
   C. 干咳无痰
   D. 气喘短气
   E. 咳嗽痰稀
   答案：C
   考点：桑杏汤的主治证候（2004，2012）
   解析：桑杏汤主治外感温燥证。身热不甚，口渴，咽干鼻燥，干咳无痰，舌红，脉数等。故本题选C。

58. 下列药物为麦门冬汤组成部分的是
   A. 人参、生姜、甘草、大枣
   B. 人参、干姜、甘草、大枣
   C. 人参、大枣、甘草、粳米
   D. 人参、干姜、甘草、粳米
   E. 人参、生姜、甘草、粳米
   答案：C
   考点：麦门冬汤的组成药物（2001）
   解析：麦门冬汤的药物组成：麦门冬、半夏、人参、甘草、粳米、大枣。故本题选C。

59. 藿香正气散组成中含有的药物是
   A. 白术、陈皮
   B. 苍术、半夏
   C. 大腹皮、人参
   D. 桔梗、山药
   E. 猪苓、白芷
   答案：A
   考点：藿香正气散的组成药物（2015）
   解析：藿香正气散方歌为"藿香正气大腹苏，甘桔陈苓术朴俱，夏曲白芷加姜枣，感伤岚瘴并能驱"；组成有大腹皮、白芷、紫苏、茯苓、半夏曲、白术、陈皮、厚朴、桔梗、藿香、炙甘草。故本题选A。

60. 下列方剂中含有杏仁、白蔻仁、薏苡仁的是
   A. 三子养亲汤
   B. 杏苏散
   C. 桑杏汤
   D. 三仁汤
   E. 定喘汤
   答案：D
   考点：三仁汤的组成药物（2012）
   解析：三仁汤的组成为杏仁、滑石、通草、白蔻仁、竹叶、厚朴、生苡仁、半夏。方中杏仁宣利上焦气机，白蔻仁宣畅中焦气机，薏苡仁渗利下焦气机，共为君药。三子养亲汤组成为紫苏子、白芥子、莱菔子。故本题选D。

61. 八正散的主治证是
   A. 湿热外感
   B. 暑温夹湿
   C. 湿热黄疸
   D. 湿热淋证
   E. 湿温初起
   答案：D

考点：八正散的主治证候（2016）

解析：八正散具有清热泻火，利水通淋的功用；主治热淋，症见尿频尿急，溺时涩痛，淋沥不畅，尿色混赤，甚则癃闭不通，小腹急满，口燥咽干，舌苔黄腻，脉滑数。故本题选 D。

62. 药物组成中含有白术、茯苓的方剂是
    A. 五苓散
    B. 补中益气汤
    C. 小建中汤
    D. 真人养脏汤
    E. 猪苓汤
    答案：A
    考点：五苓散的组成药物（2015）
    解析：五苓散的组成为猪苓、泽泻、白术、茯苓、桂枝。猪苓汤的组成为猪苓、茯苓、泽泻、阿胶、滑石。补中益气汤的组成为黄芪、炙甘草、人参、当归、橘皮、升麻、柴胡、白术。小建中汤的组成为芍药、桂枝、炙甘草、大枣、生姜、饴糖。真人养脏汤的组成为人参、当归、白术、肉豆蔻、肉桂、甘草、白芍、木香、诃子、罂粟壳。故本题选 A。

63. 真武汤的组成药物中含有
    A. 熟地黄
    B. 阿胶
    C. 当归
    D. 芍药
    E. 生地黄
    答案：D
    考点：真武汤的组成药物（2004，2005）
    解析：真武汤的组成为茯苓、芍药、白术、生姜、附子。故本题选 D。

64. 真武汤用于
    A. 小便不利，四肢沉重疼痛，腹痛下利，苔白不渴，脉沉
    B. 胸胁支满，目眩心悸，舌苔白滑，脉弦滑
    C. 身半以下肿甚，手足不温，口中不渴，胸腹胀满，大便溏薄，舌苔白腻
    D. 小便频数，白如米泔，凝如膏糊，舌淡苔白，脉沉
    E. 汗出恶风，身重，小便不利，舌淡苔白，脉浮
    答案：A
    考点：真武汤的主治证候（2011）
    解析：A 的症状是脾肾阳虚，水气内停证，是真武汤的主治病证。B 是痰饮的症状，方用苓桂术甘汤。C 为阳虚水肿，方用实脾方。D 为虚寒白浊，方用萆薢分清饮。E 为表证夹湿，方用防己黄芪汤。故本题选 A。

65. 二陈汤的功用是
    A. 燥湿化痰，理气和中
    B. 理气化痰，清胆和胃
    C. 清热化痰，理气止咳
    D. 清热化痰，宽胸散结
    E. 燥湿行气，软坚化痰
    答案：A
    考点：二陈汤的功用（2009）
    解析：二陈汤燥湿化痰，理气和中，主治湿痰之证。故本题选 A。

66. 二陈汤中燥湿化痰的药物是
    A. 半夏、橘红
    B. 半夏、茯苓
    C. 半夏、生姜
    D. 半夏、甘草
    E. 茯苓、甘草
    答案：B
    考点：二陈汤的配伍意义（2012）
    解析：二陈汤的组成为半夏、橘红、茯苓、炙甘草、生姜、乌梅。方中半夏、橘红顺气消痰；半夏、茯苓燥湿化痰；生姜既能助半夏、橘红降逆理气，又能助半夏、橘红和胃化痰，并能解半夏毒性；甘草益气祛痰，并调和诸药。故本题选 B。

67. 温胆汤组成中含有的药物是
    A. 瓜蒌、杏仁
    B. 贝母、瓜蒌
    C. 枳实、竹茹
    D. 白术、天麻
    E. 干姜、细辛
    答案：C
    考点：温胆汤的组成药物（2016）
    解析：温胆汤的方歌为"温胆夏茹枳陈助，佐以茯草姜枣煮，理气化痰利胆胃，胆郁痰扰诸症除"，其组成有半夏、竹茹、枳实、陈皮、茯苓、炙甘草、生姜、大枣。故本题选 C。

68. 具有温肺化饮功用的方剂是
    A. 半夏白术天麻汤
    B. 苏子降气汤
    C. 半夏厚朴汤
    D. 苓甘五味姜辛汤

E. 二陈汤
答案：D
考点：苓甘五味姜辛汤的功用（2015）
解析：苓甘五味姜辛汤属温化寒痰剂，具有温肺化饮的功用，主治寒饮咳嗽。半夏白术天麻汤的功用为化痰息风，健脾祛湿。苏子降气汤的功用为降气平喘，祛痰止咳。半夏厚朴汤的功用为行气散结，降逆化痰。二陈汤的功用为燥湿化痰，理气和中。故本题选D。

69. 保和丸中连翘的主要作用是
   A. 清热散结
   B. 清热解毒
   C. 轻宣透表
   D. 消痈散结
   E. 疏风清热
   答案：A
   考点：保和丸的配伍意义（2004）
   解析：保和丸功用为消食，导滞，和胃。用于食积停滞，脘腹胀满，嗳腐吞酸，不欲饮食。食积易于化热，连翘清热而散结，为佐药。故本题选A。

70. 乌梅丸证可出现的临床表现是
   A. 久泻久痢
   B. 渴欲饮冷
   C. 赤多白少
   D. 里急后重
   E. 肛门灼热
   答案：A
   考点：乌梅丸的主治证候（2015）
   解析：乌梅丸主治蛔厥证。症见腹痛时作，手足厥冷，烦闷呕吐，时发时止，得食即呕，常自吐蛔；亦治久泻、久痢。故本题选A。

【B1型题】

(71~72题共用备选答案)
   A. 具有调和方中诸药作用的药物
   B. 引方中诸药至特定病所的药物
   C. 针对主病或主证起主要治疗作用的药物
   D. 针对兼病或兼证起主要治疗作用的药物
   E. 直接治疗次要兼证的药物

71. 上述各项，君药指的是
   答案：C

72. 上述各项，臣药指的是
   答案：D
   考点：方剂的组成原则（2016）

解析：君药是针对主病或主证起主要治疗作用的药物，是方中不可或缺，且药力居首的药物。臣药一是辅助君药加强治疗主病或主证的药物，二是针对兼病或兼证起治疗作用的药物，其在方中之药力小于君药。佐药一是佐助药，二是佐治药。使药一是引经药，即能引方中诸药以达病所的药物；二是调和药，即具有调和诸药作用的药物。故71题选C，72题选D。

(73~74题共用备选答案)
   A. 疏利肝胆
   B. 升清阳
   C. 疏肝解郁
   D. 和解少阳
   E. 透邪疏郁

73. 逍遥散中柴胡的配伍意义是
   答案：C

74. 小柴胡汤中柴胡的配伍意义是
   答案：D
   考点：逍遥散、小柴胡汤的配伍意义（2016）
   解析：逍遥散中以柴胡为君，疏肝解郁，条达肝气。小柴胡汤中以苦平之柴胡为君，入肝胆经，透泄少阳半表之邪，疏泄气机之郁滞，使少阳半表之邪得以疏解，气机得以调畅。故73题选C，74题选D。

(75~76题共用备选答案)
   A. 四逆散
   B. 逍遥散
   C. 大柴胡汤
   D. 葛根芩连汤
   E. 小柴胡汤

75. 和解少阳的代表方剂是
   答案：E

76. 和解少阳，内泻热结的代表方剂是
   答案：C
   考点：大柴胡汤、小柴胡汤的功用（2002）
   解析：A 透邪解郁，疏肝理脾。B 疏肝解郁，健脾和营。C 和解少阳，内泻热结。D 清泄里热，解肌散邪。E 和解少阳。故75题选E，76题选C。

(77~78题共用备选答案)
   A. 夜热早凉

B. 高热不退
C. 身热夜甚
D. 长期低热
E. 白天高热

<u>77.</u> 清营汤证发热的特点是
答案：C

<u>78.</u> 羚角钩藤汤证发热的特点是
答案：B

考点：清营汤、羚角钩藤汤的主治证候（2015）

解析：清营汤为清热凉血剂，主治热入营分证，其发热特点为身热夜甚。羚角钩藤汤为平息内风剂，主治肝热生风证，其发热特点为高热不退。故77题选C，78题选B。

（79～80题共用备选答案）
A. 湿热下注证
B. 湿热壅盛证
C. 湿热中阻证
D. 湿热黄疸证
E. 湿热痢疾证

<u>79.</u> 龙胆泻肝汤治疗的病证是
答案：A

<u>80.</u> 茵陈蒿汤治疗的病证是
答案：D

考点：龙胆泻肝汤、茵陈蒿汤的主治证候（2015）

解析：龙胆泻肝汤的功用为清泻肝胆实火，清利肝经湿热，主治肝胆实火上炎证和肝经湿热下注证。茵陈蒿汤功用为清热利湿退黄，主治黄疸阳黄证。故79题选A，80题选D。

（81～82题共用备选答案）
A. 胸痹
B. 心悸
C. 胁痛
D. 眩晕
E. 头痛

<u>81.</u> 理中丸可用以治疗的病证是
答案：A

<u>82.</u> 瓜蒌薤白白酒汤可用以治疗的病证是
答案：A

考点：理中丸、瓜蒌薤白白酒汤的主治证候（2015）

解析：理中丸为温中祛寒剂，主治脾胃虚寒证、阳虚失血证，以及中阳不足，阴寒上乘之胸痹；脾气虚寒，不能摄津之病后多涎唾；中阳虚损，土不荣木之小儿慢惊等。瓜蒌薤白白酒汤为行气剂，主治胸痹，胸阳不振，痰气互结证。故81题选A，82题选A。

（83～84题共用备选答案）
A. 表虚自汗证
B. 气阴两虚证
C. 心脾两虚证
D. 脾虚气陷证
E. 脾虚夹湿证

<u>83.</u> 补中益气汤的主治证是
答案：D

<u>84.</u> 玉屏风散的主治证是
答案：A

考点：补中益气汤、玉屏风散的主治证候（2002）

解析：补中益气汤的主治证是脾胃气虚。症见少气懒言，四肢无力，困倦少食，饮食乏味，不耐劳累，动则气短；或气虚发热，气高而喘，身热而烦，渴喜热饮，其脉洪大，按之无力，皮肤不任风寒，而生寒热头痛；或气虚下陷，久泻脱肛。玉屏风散的主治证是表虚自汗。症见汗出恶风，面色白，舌淡苔薄白，脉浮虚；亦治虚人腠理不固，易感风邪。故83题选D，84题选A。

（85～86题共用备选答案）
A. 健脾养心
B. 健脾养胃
C. 健脾温胃
D. 健脾益阴
E. 健脾温阳

<u>85.</u> 归脾汤除益气补血外，还具有的功用是
答案：A

<u>86.</u> 四君子汤除益气外，还具有的功用是
答案：B

考点：归脾汤、四君子汤的功用（2003）

解析：归脾汤益气补血，健脾养心。四君子汤健脾养胃，益气。故85题选A，86题选B。

（87～88题共用备选答案）
A. 泽泻、丹参
B. 茯苓、牡丹皮
C. 阿胶、白术

D. 滑石、山药
E. 茯苓、滑石

87. 六味地黄丸组成中含有的药物是
答案：B

88. 猪苓汤组成中含有的药物是
答案：E

考点：六味地黄丸、猪苓汤的组成药物（2015）

解析：六味地黄丸的组成为熟地黄、山药、丹皮、泽泻、茯苓、山萸肉。猪苓汤的组成为猪苓、茯苓、泽泻、阿胶、滑石。故87题选B，88题选E。

（89～90题共用备选答案）
A. 紫雪
B. 至宝丹
C. 苏合香丸
D. 羚角钩藤汤
E. 安宫牛黄丸

89. 高热烦躁，神昏谵语，舌红或绛，脉数有力。治宜
答案：E

90. 突然昏倒，牙关紧闭，不省人事，苔白，脉迟。治宜
答案：C

考点：安宫牛黄丸、苏合香丸的主治证候（2001）

解析：紫雪主治温热病，热闭心包及热盛动风证。高热烦躁，神昏谵语，痉厥，口渴唇焦，舌质红绛，苔黄燥，脉数有力或弦数。至宝丹主治痰热内闭心包证。身热烦躁，神昏谵语，痰盛气粗，舌绛苔黄厚腻，脉滑数。苏合香丸主治寒闭证，突然昏倒，不省人事，苔白，脉迟，亦治心腹卒痛，甚则昏厥，属寒凝气滞证。羚角钩藤汤主治热盛动风证。高热不退，烦闷躁扰，手足抽搐，发为痉厥，甚则神昏，舌绛而干，脉弦而数。安宫牛黄丸主治邪热内陷心包证。高热烦躁，神昏谵语，舌强肢厥，舌红或绛，脉数有力，亦治中风昏迷。其中A、B、E均可清热开闭，治疗闭证，然E长于清热解毒，适用于邪热偏盛而身热较重者，A长于息风止痉，适用于热动肝风而痉厥抽搐者，B长于芳香开窍，化浊辟秽，适用于痰浊偏盛而昏迷较重者。结合题干，89题属热闭心包之证，且无痉厥、痰盛等，方用安宫牛黄丸较为适宜；90题所述为寒闭证

基本表现，方用苏合香丸。故89题选E，90题选C。

（91～92题共用备选答案）
A. 当归、枳壳
B. 当归、人参
C. 人参、川芎
D. 当归、苍术
E. 山药、白术

91. 血府逐瘀汤组成中含有的药物是
答案：A

92. 补中益气汤组成中含有的药物是
答案：B

考点：血府逐瘀汤、补中益气汤的组成药物（2015）

解析：血府逐瘀汤的组成为桃仁、红花、当归、生地黄、川芎、赤芍、牛膝、桔梗、柴胡、枳壳、甘草。补中益气汤的组成为黄芪、炙甘草、人参、当归、橘皮、升麻、柴胡、白术。故91题选A，92题选B。

（93～94题共用备选答案）
A. 温经汤
B. 血府逐瘀汤
C. 复元活血汤
D. 补阳还五汤
E. 桃核承气汤

93. 主治胸中瘀血证的方剂是
答案：B

94. 主治冲任虚寒，瘀血阻滞证的方剂是
答案：A

考点：血府逐瘀汤、温经汤的主治证候（2016）

解析：温经汤主治冲任虚寒，瘀血阻滞证；血府逐瘀汤主治胸中血瘀证；复元活血汤主治跌打损伤，瘀血阻滞证；补阳还五汤主治气虚血瘀之中风；桃核承气汤主治下焦蓄血证。故93题选B，94题选A。

（95～96题共用备选答案）
A. 荆芥
B. 细辛
C. 白芷
D. 川芎
E. 羌活

95. 川芎茶调散中偏于治阳明头痛药物是
    答案：C
96. 川芎茶调散中偏于治太阳头痛药物是
    答案：E
    考点：川芎茶调散的配伍意义（2016）
    解析：川芎茶调散方中川芎为诸经头痛之要药，长于治少阳、厥阴经头痛（头顶或两侧痛），为君药。薄荷、荆芥轻而上行，善能疏风止痛，并能清利头目，为臣药。羌活、白芷均能疏风止痛，其中羌活长于治太阳经头痛（后脑牵连项痛）；白芷长于治阳明经头痛（前额及眉心痛）；细辛散寒止痛，并长于治少阴经头痛；防风辛散上部风邪。以上各药协助君、臣以增强疏风止痛之效，均为佐药。炙甘草益气和中，调和诸药，为使。故95题选C，96题选E。

（97~98题共用备选答案）
    A. 羚角钩藤汤
    B. 大定风珠
    C. 天麻钩藤饮
    D. 消风散
    E. 镇肝息风汤
97. 患者高热不退，手足抽搐，有时神昏，舌绛而干，脉弦数。治疗应选用
    答案：A
98. 患者皮肤疹出色红，瘙痒，抓破后渗出津水，舌苔白，脉浮数有力。治疗应选用
    答案：D
    考点：羚角钩藤汤、消风散的主治证候（2003）
    解析：羚角钩藤汤主治肝热生风证。大定风珠主治阴虚动风证。天麻钩藤饮主治肝经有热，肝阳偏亢。消风散主治风疹、湿疹。镇肝息风汤主治类中风。由97题题干高热不退，手足抽搐

可知患者由热生风；98题明显指出患者皮肤疹出。故97题选A，98题选D。

（99~100题共用备选答案）
    A. 青皮
    B. 地骨皮
    C. 粉丹皮
    D. 橘皮
    E. 梨皮
99. 杏苏散中含有的药物是
    答案：D
100. 泻白散中含有的药物是
    答案：B
    考点：杏苏散、泻白散的组成药物（2016）
    解析：杏苏散的组成为苏叶、半夏、茯苓、甘草、前胡、苦桔梗、枳壳、生姜、橘皮、大枣、杏仁。泻白散的组成为地骨皮、桑白皮、甘草。故99题选D，100题选B。

（101~102题共用备选答案）
    A. 白术、甘草
    B. 滑石、阿胶
    C. 白术、生姜
    D. 茯苓、桂枝
    E. 茯苓、甘草
101. 猪苓汤中含有的药物是
    答案：B
102. 五苓散中含有的药物是
    答案：D
    考点：五苓散、猪苓汤的组成药物（2012）
    解析：五苓散的组成为猪苓、泽泻、白术、茯苓、桂枝。猪苓汤的组成为猪苓、茯苓、泽泻、阿胶、滑石。两方均有猪苓、茯苓、泽泻。故101题选B，102题选D。

中医内科学

【A1 型题】

1. 感冒的主要病机是
　A. 肺气失宣
　B. 肺失肃降
　C. 卫表失和
　D. 营卫不和
　E. 肺虚不固
　答案：C
　考点：感冒的病机（2002，2004）
　解析：感冒的病位在肺卫；基本病机为六淫入侵，卫表不和，肺气失宣。因病邪在外、在表，故尤其以卫表不和为主。故本题选 C。

2. 治疗气虚感冒，应首选的方剂是
　A. 银翘散
　B. 参苏饮
　C. 新加香薷饮
　D. 加减葳蕤汤
　E. 葱豉桔梗汤
　答案：B
　考点：感冒的辨证论治（2016）
　解析：素体气虚者易反复感冒，感冒则恶寒较重，或发热，热势不高，鼻塞流涕，头痛，汗出，倦怠乏力，气短，咳嗽咯痰无力，舌质淡苔薄白，脉浮无力。治法为益气解表，方用参苏饮加减。故本题选 B。

3. 治疗咳嗽，除直接治肺外，还需注意调治的脏腑是
　A. 心脾肾
　B. 心肝肾
　C. 脾肝肾
　D. 胃脾肾
　E. 脾胃肾
　答案：C
　考点：咳嗽的辨证论治（2015）
　解析：咳嗽的病位在肺，与肝脾有关，久则及肾。咳嗽的治疗除直接治肺外，还应从整体出发，注意治脾、治肝、治肾等。故本题选 C。

4. 治疗哮病之肺脾气虚证宜选用
　A. 金匮肾气丸合参蛤散
　B. 参附汤
　C. 生脉散合补肺汤
　D. 生脉地黄汤合金水六君煎
　E. 六君子汤
　答案：E
　考点：哮病的辨证论治（2012）
　解析：哮病缓解期肺脾气虚证用六君子汤，肺肾两虚证用生脉地黄汤合金水六君煎；虚喘肺气虚耗证用生脉散合补肺汤，肾不纳证用金匮肾气丸合参蛤散，正虚喘脱证用参附汤送服黑锡丹。故本题选 E。

5. 喘证实喘的主要病位在
　A. 心
　B. 肝
　C. 肺
　D. 脾
　E. 肾
　答案：C
　考点：喘证的病机（2016）
　解析：喘证的病位主要在肺和肾，涉及肝脾。喘证的病理性质有虚实之分。实喘在肺，为外邪、痰浊、肝郁气逆，邪壅肺气，宣降不利所致；虚喘责之肺、肾两脏，因阳气不足，阴精亏耗，而致肺肾出纳失常，且尤以气虚为主。故本题选 C。

6. 虚喘的病位主要在
　A. 肺、肾
　B. 肺、脾
　C. 肺、心
　D. 脾、肾
　E. 心、肾
　答案：A

70

考点：喘证的病机（2005，2012）

解析：虚喘责之肺肾，为阳气不足，阴精亏耗而致肺肾出纳失常，气不归元，逆于肺而为喘，所以虚喘的病位主要在肺、肾。故本题选A。

7. 不属于实喘的是
   A. 风寒壅肺
   B. 肾虚不纳
   C. 表寒肺热
   D. 痰热郁肺
   E. 肺气郁痹
   答案：B
   考点：喘证的辨证（2011）
   解析：实喘的辨证分型是风寒壅肺、表寒肺热、痰热郁肺、痰浊阻肺、肺气郁痹。故本题选B。

8. 喘证表寒肺热证选用方剂为
   A. 麻黄汤合华盖散
   B. 麻杏石甘汤
   C. 桑白皮汤
   D. 二陈汤合三子养亲汤
   E. 五磨饮子
   答案：B
   考点：喘证的辨证论治（2009）
   解析：喘证风寒壅肺用麻黄汤合华盖散；表寒肺热用麻杏石甘汤；痰热郁肺用桑白皮汤；痰浊阻肺用二陈汤合桑白皮汤；肺气郁痹用五磨饮子。故本题选B。

9. 下列各项，不属肺痈逆证表现的是
   A. 脉象缓滑
   B. 气喘鼻扇
   C. 爪甲青紫带弯
   D. 音哑无力
   E. 饮食少进
   答案：A
   考点：肺痈的转归预后（2015）
   解析：肺痈逆证：溃后音哑无力，脓血如败卤，腥臭异常，气喘、鼻扇，胸痛，坐卧不安，饮食少进，身热不退，颧红，爪甲青紫带弯，脉短涩或弦急，为肺叶腐败之恶候。故本题选A。

10. 心悸心阳不振证的主症特点
    A. 心悸不宁，善惊易恐
    B. 心悸气短，倦怠乏力
    C. 心悸不安，面白肢冷
    D. 心悸气急，胸闷痞满

    E. 心悸时作，胸闷烦躁
    答案：C
    考点：心悸的辨证论治（2016）
    解析：心悸心阳不振证的主症为心悸不安，胸闷气短，动则尤甚，面色苍白，形寒肢冷，舌淡苔白，脉虚弱或沉细无力。A为心虚胆怯证的主症；B为心血不足证的主症；D为水饮凌心证的主症；E为痰火扰心证的主症。故本题选C。

11. 胸痹的主要病机是
    A. 肺气不足
    B. 气滞血瘀
    C. 痰热壅肺
    D. 阴寒痹阻
    E. 心脉痹阻
    答案：E
    考点：胸痹的病机（2001，2015）
    解析：胸痹与肺气不足及痰热壅肺一般而言关系不大。气滞血瘀、痰热壅肺和阴寒痹阻是胸痹的辨证分型，而心脉痹阻是胸痹的主要病机。故本题选E。

12. 下列各项，不属于胸痹寒凝心脉证症状的是
    A. 心痛如绞，心痛彻背
    B. 气候骤冷发病或加重
    C. 时欲太息，暴怒加重
    D. 手足不温，冷汗自出
    E. 苔薄白，脉沉紧
    答案：C
    考点：胸痹的辨证论治（2015）
    解析：胸痹寒凝心脉证症见猝然心痛如绞，心痛彻背，喘不得卧，多因气候骤冷或骤感风寒而发病或加重，伴形寒，甚则手足不温，冷汗自出，胸闷气短，心悸，面色苍白，苔薄白，脉沉紧或沉细。而时欲太息，暴怒加重是气滞心胸证的症状。故本题选C。

13. 治疗不寐肝火扰心证，应首选
    A. 六味地黄丸合交泰丸
    B. 龙胆泻肝汤
    C. 归脾汤
    D. 安神定志丸合酸枣仁汤
    E. 黄连温胆汤
    答案：B
    考点：不寐的辨证论治（2005，2012）
    解析：不寐肝火扰心证病机为肝郁化火，上扰心神。治法为疏肝泻火，镇心安神，方选龙胆泻肝汤加减。痰热扰心证用黄连温胆汤，心脾两

虚证用归脾汤，心肾不交证用六味地黄丸合交泰丸，心胆气虚证用安神定志丸合酸枣仁汤。故本题选B。

14. 内伤头痛的主症特点多是
A. 灼痛
B. 胀痛
C. 空痛
D. 跳痛
E. 掣痛
答案：C
考点：头痛的辨证论治（2016）
解析：外感头痛，一般发病较急，病势较剧，多表现掣痛、跳痛、胀痛、重痛、痛无休止，每因外邪所致。内伤头痛，一般起病缓慢，痛势较缓，多表现隐痛、空痛、昏痛、痛势悠悠，遇劳则剧，时作时止。故本题选C。

15. 治疗风热头痛，应首选的方剂是
A. 芎芷石膏汤
B. 天麻钩藤饮
C. 大补元煎
D. 龙胆泻肝汤
E. 半夏白术天麻汤
答案：A
考点：头痛的辨证论治（2015）
解析：风热头痛的治法为疏风清热和络，首选方为芎芷石膏汤加减。B为肝阳头痛的首选方，C为肾虚头痛的首选方，D为肝胆实火上炎证或肝经湿热下注证的首选方，E为痰浊头痛的首选方。故本题选A。

16. 治疗瘀血头痛，应首选
A. 通窍活血汤
B. 桃红四物汤
C. 血府逐瘀汤
D. 丹参饮
E. 失笑散
答案：A
考点：头痛的辨证论治（2004，2012）
解析：瘀血内停，经脉不通则痛。相应的治法为活血化瘀，通窍止痛。因其病位在上，所以选通窍活血汤。故本题选A。

17. 与眩晕发病关系密切的脏腑是
A. 肺、脾、肾
B. 心、肝、肾
C. 肺、心、肾
D. 肝、脾、肾

E. 肺、肝、肾
答案：D
考点：眩晕的病机（2016）
解析：眩晕的病位在于头窍，其病变脏腑与肝、脾、肾三脏有关。其常见的病理因素有风、火、痰、瘀。故本题选D。

18. 下列各项，与癫狂发病无关的病因病机是
A. 阴阳失调
B. 情志抑郁
C. 痰气上扰
D. 气血凝滞
E. 外感风寒
答案：E
考点：癫狂的病因病机（2005，2012）
解析：癫狂的基本病机是阴阳失调，情志抑郁，痰气上扰，气血凝滞。外感风寒是与癫狂发病无关的病因病机。故本题选E。

19. 风痰闭阻之痫病的治法应为
A. 清肝泻火，化痰开窍
B. 涤痰息风，开窍定痫
C. 平肝息风，安神定惊清肝
D. 清热泻火，顺气豁痰
E. 舒肝和里，健脾化瘀
答案：B
考点：痫病的辨证论治（2008）
解析：治疗风痰闭阻之痫病，治以涤痰息风，开窍定痫，方选定痫丸加减。故本题选B。

20. 胃痛瘀血停胃证的疼痛特点是
A. 隐痛
B. 灼痛
C. 胀痛
D. 暴痛
E. 刺痛
答案：E
考点：胃痛的辨证（2015）
解析：瘀血停胃证表现为胃脘疼痛，痛如针刺刀割，痛有定处，按之痛甚，食后加剧，入夜尤甚，或见吐血、黑便，舌质紫暗或有瘀斑，脉涩。故本题选E。

21. 下列哪项不是胃阴亏虚之胃痛的主症
A. 胃脘隐痛
B. 泛酸嘈杂
C. 口燥咽干
D. 大便干燥
E. 舌红少津，脉细数

答案：B

考点：胃痛的辨证（2008）

解析：其临床表现为胃脘隐隐作痛，似饥而不欲食，口燥咽干，五心烦热，消瘦乏力，欲饮，大便干结，舌红少津，脉细数。故本题选B。

22. 胃痛胃阴亏耗证的治法是
    A. 滋养阴血，润燥生津
    B. 养阴益胃，调中消痞
    C. 养阴益胃，和中止痛
    D. 滋养胃阴，降逆止呕
    E. 温中健脾，和胃止痛
    答案：C

考点：胃痛的辨证论治（2016）

解析：胃痛胃阴亏耗证的病机为胃阴亏耗，胃失濡养。治法为养阴益胃，和中止痛，方用一贯煎合芍药甘草汤加减。故本题选C。

23. 胃脘隐痛，喜温喜按，得食痛减，神疲乏力，手足欠温，纳差便溏，舌淡苔白，脉迟缓者，治疗选用
    A. 良附丸
    B. 理中丸
    C. 小建中汤
    D. 黄芪建中汤
    E. 大建中汤
    答案：D

考点：胃痛的辨证论治（2008，2012）

解析：隐痛、喜温喜按，此为虚寒之证。患者食后痛减，神疲乏力，手足欠温，纳差便溏，故可诊断为脾胃虚寒型胃痛，治以温中健脾，和胃止痛，方选黄芪建中汤加减。故本题选D。

24. 呕吐的治疗原则是
    A. 健脾化湿
    B. 温养脾胃
    C. 补中益气
    D. 养阴和胃
    E. 和胃降逆
    答案：E

考点：呕吐的辨证论治（2015）

解析：根据呕吐胃失和降，胃气上逆的基本病机，其治疗原则为和胃降逆止呕。但应分虚实辨证论治，实者重在祛邪，分别施以解表、消食、化痰、理气之法，辅以和胃降逆之品以求邪去胃安呕止之效；虚者重在扶正，分别施以益气、温阳、养阴之法，辅以降逆止呕之药，以求

正复胃和呕止之功；虚实并见者，则予攻补兼施。故本题选E。

25. 治疗噎膈痰气交阻证，应首选的方剂是
    A. 通幽汤
    B. 涤痰汤
    C. 启膈散
    D. 玉枢丹
    E. 丁香散
    答案：C

考点：噎膈的辨证论治（2016）

解析：噎膈痰气交阻证的病机为肝气郁结，痰湿交阻，胃气上逆。治法为开郁化痰，润燥降气，方用启膈散加减。故本题选C。

26. 下列各项，与腹痛发病无关的经脉是
    A. 冲、任、带脉
    B. 足三阴经
    C. 足太阳经
    D. 足少阳经
    E. 足阳明经
    答案：C

考点：腹痛的病机（2015）

解析：腹痛发病涉及脏腑及经脉较多，有肝、胆、脾、肾、大小肠、膀胱、胞宫等脏腑，以及足三阴、足少阳、手足阳明、冲、任、带等经脉。故本题选C。

27. 下列各项，属泄泻特点的是
    A. 里急后重
    B. 便下脓血
    C. 吐泻并作
    D. 便稀溏如水
    E. 便下米泔水
    答案：D

考点：泄泻的诊断（2016）

解析：泄泻以大便清稀为临床特征，或大便次数增多，粪质清稀；或便次不多，但粪质清稀，甚至如水状；或大便清薄，完谷不化，便中无脓血。故本题选D。

28. 治疗泄泻脾胃虚弱证，应首选的方剂是
    A. 葛根芩连汤
    B. 参苓白术散
    C. 理中丸
    D. 补中益气汤
    E. 保和丸
    答案：B

考点：泄泻的辨证论治（2015）

解析：泄泻脾胃虚弱证的病机为脾虚不运，清浊不分。治法为健脾益气，化湿止泻，方用参苓白术散加减。故本题选 B。

29. 下列哪项不是痢疾与泄泻的鉴别
    A. 有无里急后重
    B. 有无因情志不舒诱发
    C. 有无排便次数增多
    D. 有无脓血便
    E. 有无腹痛肠鸣
    答案：C
    考点：痢疾的病证鉴别（2008）
    解析：两者均为大便次数增多、粪质稀薄的病证。泄泻以大便次数增加，粪质稀溏，甚则如水样，或完谷不化为主证，大便不带脓血，也无里急后重，腹痛或无。而痢疾以腹痛，里急后重，便下赤白脓血为特征。故本题选 C。

30. 下列各项，不属大肠癌与痢疾共同症状的是
    A. 腹痛
    B. 泄泻
    C. 里急后重
    D. 泄泻与便秘交替出现
    E. 排脓血便
    答案：D
    考点：痢疾的病证鉴别（2015）
    解析：痢疾与大肠癌在腹痛、泄泻、里急后重、排脓血便等临床症状上有相似点，要注意区别。故本题选 D。

31. 下列各项，不属保和丸主治的疾病是
    A. 呕吐
    B. 痞满
    C. 泄泻
    D. 痢疾
    E. 胃痛
    答案：D
    考点：痢疾的辨证论治（2016）
    解析：保和丸主治呕吐之食滞内停证，痞满之饮食内停证，泄泻之食滞胃肠证，胃痛之饮食伤胃证。痢疾湿热痢的主方为芍药汤加减，疫毒痢的主方为白头翁汤加减，寒湿痢的主方为不换金正气散加减，阴虚痢的主方为驻车丸加减，虚寒痢的主方为桃花汤合真人养脏汤加减，休息痢的主方为连理汤加减。故本题选 D。

32. 治疗痢疾寒湿痢，应首选的方剂是
    A. 参苓白术散
    B. 藿香正气散

    C. 不换金正气散
    D. 平胃散
    E. 正气天香散
    答案：C
    考点：痢疾的辨证论治（2015）
    解析：寒湿痢的病机为寒湿客肠，气血凝滞，传导失司。治法为温中燥湿，调气和血，方用不换金正气散加减。故本题选 C。

33. 便秘冷秘的临床特征是
    A. 大便干结，口干口臭
    B. 大便干结，欲便不得
    C. 大便不干，努挣乏力
    D. 大便艰涩，手足不温
    E. 大便不干，腰膝酸冷
    答案：D
    考点：便秘的辨证（2015）
    解析：冷秘的临床表现为大便艰涩，腹痛拘急，胀满拒按，胁下偏痛，手足不温，呃逆呕吐，舌苔白腻，脉弦紧。A 为肠胃积热证的表现；B 为气机郁滞证的表现；C 为气虚秘的表现；E 为阳虚秘的表现。故本题选 D。

34. 冷秘的首选方是
    A. 麻子仁丸
    B. 六磨汤
    C. 温脾汤
    D. 黄芪汤
    E. 润肠丸
    答案：C
    考点：便秘的辨证论治（2011）
    解析：热秘用麻子仁丸；气秘用六磨汤；冷秘用温脾汤；气虚秘用黄芪汤；阴虚秘用增液汤；阳虚秘用济川煎。故本题选 C。

35. 气虚便秘的首选方是
    A. 济川煎
    B. 黄芪汤
    C. 麻子仁丸
    D. 增液汤
    E. 温脾汤
    答案：B
    考点：便秘的辨证论（2012）
    解析：参见 34 题。故本题选 B。

36. 下列哪项不属于胁痛的病理因素
    A. 肝气郁结
    B. 胃气上逆
    C. 肝胃不和

D. 肝胆湿热
E. 肝阴不足
答案：B
考点：胁痛的病机（2002，2011）
解析：胁痛的常见病因有情志不遂导致肝气郁结；跌仆损伤，饮食不调，外感湿热导致肝胆湿热；劳欲久病导致肝阴不足。故本题选B。

37. 黄疸的辨证要点是
A. 气血
B. 阴阳
C. 寒热
D. 虚实
E. 脏腑
答案：B
考点：黄疸的辨证论治（2016）
解析：黄疸的辨证，应首辨阳黄、阴黄；次辨阳黄湿热之轻重、胆腑郁热及疫毒炽盛；三辨阴黄之病因。故本题选B。

38. 下列各项，不属黄疸辨证要点的是
A. 辨阳黄、阴黄
B. 辨阳黄湿热轻重
C. 辨阴黄之病因
D. 辨黄疸之部位
E. 辨黄疸病势轻重
答案：D
考点：黄疸的辨证论治（2015）
解析：参见37题。故本题选D。

39. 鼓胀的病位是
A. 心、肝、肾
B. 肝、脾、肾
C. 肝、脾、胃
D. 肺、肝、肾
E. 胃、脾、肾
答案：B
考点：鼓胀的病机（2011）
解析：鼓胀的病变部位在肝、脾、肾。基本病机是肝、脾、肾三脏功能失调，气滞、血瘀、水停于腹。故本题选B。

40. 水肿风水相搏证日久，表证已解，身重而水肿，下肢明显，按之没指，小便短少，其治法是
A. 温肾助阳，化气行水
B. 健脾温阳，利水消肿
C. 疏风清热，宣肺利水
D. 运脾化湿，通阳利水
E. 宣肺解毒，利湿消肿

答案：D
考点：水肿的辨证论治（2016）
解析：水肿风水相搏证若表证渐解，身重而水肿不退者，可按水湿浸渍证论治。水湿浸渍证的治法为运脾化湿，通阳利水，方用五皮饮合胃苓汤加减。故本题选D。

41. 血淋与尿血的鉴别要点是
A. 有无发热
B. 有无尿痛
C. 有无腹痛
D. 有无排尿困难
E. 出血量的多少
答案：B
考点：淋证的病证鉴别（2015）
解析：血淋和尿血都有小便出血，尿色红赤，甚至尿出纯血等症状。其鉴别要点是有无尿痛。尿血多无疼痛之感，虽亦间有轻微的胀痛或热痛，但终不若血淋的小便滴沥而疼痛难忍，故一般以痛者为血淋。故本题选B。

42. 治疗淋证气淋，应首选的方剂是
A. 石韦散
B. 通关散
C. 沉香散
D. 妙香散
E. 八正散
答案：C
考点：淋证的辨证论治（2016）
解析：气淋的病机为气机郁结，膀胱气化不利。治法为理气疏导，通淋利尿，方用沉香散加减。故本题选C。

43. 治疗咳血燥热伤肺证，应首选的方剂是
A. 黛蛤散
B. 泻白散
C. 桑杏汤
D. 泻心汤
E. 玉女煎
答案：C
考点：血证的辨证论治（2016）
解析：咳血燥热伤肺证的病机为燥热伤肺，肺失清肃，肺络受损。治法为清热润肺，宁络止血，方用桑杏汤加减。故本题选C。

44. 溢饮停积的部位是
A. 胃肠
B. 肢体
C. 胁下

D. 胸肺
E. 心膈

答案：B

考点：痰饮的辨证论治（2016）

解析：溢饮指身体疼痛而沉重，甚则肢体浮肿，当汗出而不汗出，或伴咳喘，属饮溢肢体。A 为痰饮的停积部位，C 为悬饮的停积部位，D 为支饮的停积部位。故本题选 B。

45. 消渴的病位主要在
   A. 肝、脾、肾
   B. 肺、脾、肾
   C. 肺、胃、肾
   D. 肝、肾
   E. 肺、肾

答案：C

考点：消渴的病机（2011）

解析：消渴的病机主要在于阴津互损，燥热偏盛，而以阴虚为本，燥热为标。病变的脏腑主要在肺、胃、肾，而尤以肾为关键。故本题选 C。

46. 着痹的临床特点是
   A. 疼痛游走不定
   B. 痛势较剧，痛有定处
   C. 关节酸痛、重着、漫肿
   D. 关节肿胀局限，见皮下结节
   E. 关节肿胀僵硬，疼痛不移

答案：C

考点：痹证的辨证论治（2015）

解析：着痹临床表现为肢体关节疼痛重着、酸楚，或有肿胀，痛有定处，肌肤麻木，手足困重，活动不便，苔白腻，脉濡缓。故本题选 C。

47. 下列各项，不属痿证病因的是
   A. 感受温毒
   B. 湿热浸淫
   C. 久病房劳
   D. 跌仆瘀阻
   E. 情志所伤

答案：E

考点：痿证的病因（2016）

解析：痿证的病因为感受温毒、湿热浸淫、饮食毒物所伤、久病房劳、跌仆瘀阻。故本题选 E。

【A2 型题】

48. 患者，男，23 岁。发热，微恶风，鼻塞喷嚏，流稠涕，咽痛，咳嗽痰稠，舌苔薄黄，脉浮数。其治法是
   A. 辛温解表
   B. 辛凉解表
   C. 清暑解表
   D. 益气解表
   E. 滋阴解表

答案：B

考点：感冒的辨证论治（2005）

解析：发热，微恶风，鼻塞喷嚏，流稠涕，咽痛，咳嗽痰稠，舌苔薄黄，脉浮数，为风热感冒之表现。治以辛凉解表，排除 A。无暑湿症状，排除 C。无气虚、阴虚之表现，排除 D、E。故本题选 B。

49. 患者咳嗽，咯痰色黄黏稠，咯之不爽，伴鼻流黄涕，汗出恶风，舌苔薄黄，脉浮数。治疗应首选
   A. 杏苏散
   B. 桑菊饮
   C. 止嗽散
   D. 二陈汤
   E. 清金化痰汤

答案：B

考点：咳嗽的辨证论治（2004）

解析：风热袭肺，肺失清肃，肺气上逆，故咳嗽；风热熏蒸，故痰黄黏稠；肺气失宣，鼻窍不利，津液为热邪所灼，故鼻流黄涕；卫气被遏，肌表失于温煦，故恶风。辨证属风热犯肺证，治以疏风清热，宣肺化痰，用桑菊饮。杏苏散润燥止咳，主治风燥伤肺。止嗽散疏风散寒，主治风寒咳嗽。二陈汤燥湿化痰，主治痰湿咳嗽。清金化痰汤清热化痰，主治痰热咳嗽。故本题选 B。

50. 患者，男，35 岁，干咳，连声作呛，喉痒，咽喉干痛，唇鼻干燥，痰少而粘连成丝，不易咯出，初起或伴鼻塞、头痛、微寒、身热等，口干，舌苔薄，质红，干而少津，脉浮数。其证候是
   A. 凉燥伤肺
   B. 风燥伤肺
   C. 风热犯肺
   D. 风寒袭肺
   E. 肺阴虚

答案：B

考点：咳嗽的辨证（2011）

解析：风燥伤肺不但会见到燥邪致病的症

状,也会见到伴鼻塞、头痛、微寒、身热等风寒表证。凉燥伤肺兼有恶寒发热的症状,排除A。风热犯肺见鼻流黄涕,舌苔薄黄,排除C。风寒袭肺见鼻流清涕,舌苔薄白,脉浮,排除D。这几个选项容易混淆的是都有燥的症状,区别在于兼证不同。肺阴虚则有午后潮热颧红,手足心热,夜寐盗汗,脉细数等阴虚表现,排除E。故本题选B。

51. 患者喉中痰涎壅盛,声如哨笛,喘急胸满,但坐不得卧,咯痰不利,无明显寒热倾向,发病急,常倏忽来去,发作前自觉目、耳、咽痒、喷嚏,流涕,舌苔厚浊,脉滑实。治疗应首选的方剂是
    A. 射干麻黄汤
    B. 定喘汤
    C. 三子养亲汤
    D. 六君子汤
    E. 平喘固本汤
    答案:C
    考点:哮证的辨证论治(2016)
    解析:痰浊伏肺,故喉中痰涎壅盛;肺气郁闭,升降失司,故声如哨笛,喘急胸满,但坐不得卧,咯痰不利,无明显寒热倾向,发病急,常倏忽来去,发作前自觉目、耳、咽痒、喷嚏,流涕;舌苔厚浊,脉滑实均为痰浊内盛之象。治法为祛风涤痰,降气平喘,方用三子养亲汤加减。射干麻黄汤治疗冷哮证,定喘汤治疗热哮证,六君子汤适用于缓解期的肺脾气虚证,平喘固本汤治疗虚哮证。故本题选C。

52. 患者,女,62岁。喘咳,喉中哮鸣8年。近半年来,短气息促,呼多吸少,动则尤甚,腰膝酸软,舌淡苔白,脉沉弱。治疗应首选
    A. 人参胡桃汤
    B. 生脉散
    C. 补肺汤
    D. 苏子降气汤
    E. 参苏饮
    答案:A
    考点:哮病的辨证论治(2004)
    解析:年老体衰,加之多病不愈导致肺肾两虚。肺虚不能主气,故短气息促。肾主摄纳,肾虚精气亏乏,摄纳失常,则阳虚水泛为痰,上干于肺,加重肺气之升降失常,故呼多吸少,动则耗气,动则尤甚。舌脉均为虚证之象,故辨证属肾虚,治以补肾摄纳,方用人参胡桃汤。生脉散、补肺汤、苏子降气汤、参苏饮非补肾之功。故本题选A。

53. 患者,女,32岁。喘促,气逆2天。胸闷咳嗽,咯痰色白清稀,口不渴,恶寒发热,头痛无汗。舌苔薄白,脉浮紧。治疗应首选
    A. 麻黄汤
    B. 麻杏石甘汤
    C. 定喘汤
    D. 杏苏散
    E. 苏子降气汤
    答案:A
    考点:喘证的辨证论治(2004)
    解析:外感风寒,外闭皮毛,内遏肺气,肺气不得宣畅,气机壅阻,上逆作喘,伴胸闷;肺津不布,聚成痰饮,随肺气逆于上,故咯痰色白清稀;风寒犯表,凝滞经络,经气不利,故头痛;寒性收引,腠理闭塞,故无汗;舌苔薄白,脉弦紧,亦为感受风寒之征。辨证属风寒壅肺证,治以宣肺散寒,方用麻黄汤。麻杏石甘汤宣肺泄热,主治表寒里热,排除B。定喘汤清热宣肺,排除C。杏苏散清宣凉燥,排除D。苏子降气汤降气平喘,排除E。故本题选A。

54. 患者,女,42岁。身热较著。时时振寒,咳嗽气急,胸痛烦闷,咳时尤甚,痰色黄绿、有腥味,舌红苔黄腻,脉滑数。辨证应属肺痈何期
    A. 初期
    B. 成痈期
    C. 溃脓期
    D. 恢复期
    E. 发作期
    答案:B
    考点:肺痈的辨证(2003)
    解析:初期为发热,恶寒,咳嗽等肺卫表证;成痈期为高热,振寒,咳嗽,气急,胸痛等痰瘀热毒蕴肺之候;溃脓期为脓肿溃破,排出大量腥臭脓痰或脓血痰;恢复期为邪去正虚,阴伤气耗之证。题中咳痰色黄绿、有腥味,尚无大量腥臭脓痰或脓血痰,属成痈期。故本题选B。

55. 患者咳嗽痰少,痰中带血或反复咳血,血色鲜红,口干咽燥,颧红,潮热盗汗,舌质红,脉细数。其治法是
    A. 润燥止咳,宁络止血
    B. 滋阴润肺,凉血止血
    C. 养阴清肝,凉血止血
    D. 养阴润燥,化痰止血

E. 清热润肺，化瘀止血
答案：B
考点：肺痨的辨证论治（2004）
解析：肺阴不足，失于滋润，肺中乏津，或虚火灼肺，以致肺热叶焦，失于清肃，气逆于上，故咳嗽痰少；虚火灼伤肺络，络伤血溢，则痰中带血；阴液不足，失于滋润则口干咽燥；阴虚阳无所制，虚热内炽则潮热；热扰营阴则盗汗；虚火上炎则颧红；舌红，脉细数亦为阴虚内热之象。辨证属肺阴亏损证，治以滋阴润肺，凉血止血。治法为凉血止血，非宁络止血，排除A。病位在肺，排除C。无瘀血之表现，排除D、E。故本题选B。

56. 患者心悸气短，头晕目眩，失眠健忘，面色无华，倦怠乏力，纳呆食少，舌淡红，脉细弱。治疗应首选的方剂是
   A. 安神定志丸
   B. 归脾汤
   C. 天王补心丹
   D. 桂枝甘草龙骨牡蛎汤
   E. 黄连温胆汤
   答案：B
考点：心悸的辨证论治（2015）
解析：根据患者症状可诊断为心悸之心血不足证，治法为补血养心，益气安神，方用归脾汤加减。A为心虚胆怯证的代表方，C为阴虚火旺证的代表方，D为心阳不振证的代表方，E为痰火扰心证的代表方。故本题选B。

57. 患者心悸不宁，心烦少寐，头晕目眩，手足心热，耳鸣腰酸，舌红少苔，脉细数。其治法是
   A. 滋养肝肾，镇惊安神
   B. 滋阴清火，养心安神
   C. 滋阴益肾，定志安神
   D. 益肾养心，镇惊安神
   E. 滋阴养心，定志宁神
   答案：B
考点：心悸的辨证论治（2002，2004）
解析：手足心热，耳鸣腰酸，舌红少苔，脉细数，为阴虚火旺之候。治以滋阴清火，养心安神。故本题选B。

58. 患者胸闷重而心痛微，痰多气短，肢体沉重，形体肥胖，倦怠乏力，纳呆便溏，舌体胖大，苔白滑，脉滑。其治法是
   A. 温补阳气，振奋心阳
   B. 疏肝理气，活血通络

C. 通阳泄浊，豁痰宣痹
D. 辛温散寒，宣通心阳
E. 益气养阴，活血通脉
答案：C
考点：胸痹的辨证论治（2016）
解析：根据患者症状可诊断为胸痹之痰浊闭阻证。痰浊盘踞，故痰多，形体肥胖，便溏，舌体胖大，苔白滑，脉滑；胸阳失展，故胸闷重而心痛微；气机痹阻，脉络阻滞，故肢体沉重，倦怠乏力，纳呆。治法为通阳泄浊，豁痰宣痹。A为心肾阳虚证的治法；B为气滞心胸证的治法；D为寒凝心脉证的治法；E为气阴两虚证的治法。故本题选C。

59. 患者心悸而痛，胸闷，汗出，畏寒，肢冷，腰酸，乏力，面色苍白，舌质淡苔白，脉沉微欲绝。其证候是
   A. 心血瘀阻
   B. 心肾阴虚
   C. 心肾阳衰
   D. 寒凝心脉
   E. 气阴两虚
   答案：C
考点：胸痹的辨证（2001）
解析：心悸、汗出，为心阳不振之状。畏寒，肢冷，腰酸，乏力，为肾阳虚衰之表现。面色苍白，舌质淡苔白，脉沉微欲绝，为阳气虚衰之征。辨证属心肾阳衰证。故本题选C。

60. 患者，女，53岁，症见胸痛彻背，感寒痛甚，胸闷气短，心悸，面色苍白，四肢厥冷，舌苔白，脉沉细。其证候是
   A. 心血瘀阻
   B. 痰浊闭阻
   C. 寒凝心脉
   D. 心肾阴虚
   E. 气滞心胸
   答案：C
考点：胸痹的辨证（2008）
解析：胸痛心悸，感寒痛甚，加之面色苍白，舌苔白，脉沉细为一派寒象，辨证为寒凝心脉。故本题选C。

61. 患者，男，60岁，症见心痛彻背，感寒痛甚，胸闷气短，心悸，重则喘息，不能平卧，面色苍白，四肢厥冷，舌苔白，脉沉细。治疗应首选
   A. 血府逐瘀汤加减

B. 瓜蒌薤白半夏汤加味
C. 左归饮加减
D. 瓜蒌薤白白酒汤加枳实、桂枝、附子、丹参、檀香
E. 柴胡疏肝散加减

答案：D

考点：胸痹的辨证论治（2010）

解析：患者辨证为寒凝心脉之胸痹。血府逐瘀汤加减用于心血瘀阻胸痹，排除A。瓜蒌薤白半夏汤加味用于痰浊闭阻之胸痹，排除B。左归饮用于心肾阴虚之胸痹，排除C。柴胡疏肝散加减用于气滞心胸之胸痹，排除E。故本题选D。

62. 患者，男，65岁，体胖，症见胸闷如窒而痛，痰多，苔浊腻，脉滑。治疗应首选

A. 参附汤合右归饮加减
B. 瓜蒌薤白半夏汤加味
C. 生脉散合人参养营汤加减
D. 瓜蒌薤白白酒汤加枳实、桂枝、附子、丹参、檀香
E. 柴胡疏肝散加减

答案：B

考点：胸痹的辨证论治（2011）

解析：患者辨证为痰浊闭阻型胸痹。余参见61题。故本题选B。

63. 患者，女，50岁。心烦不寐，头重目眩，胸闷痰多，恶心口苦，嗳气吞酸，舌红苔黄腻，脉滑数。治疗应首选

A. 顺气导痰汤
B. 半夏秫米汤
C. 黄连温胆汤
D. 丹栀逍遥散
E. 朱砂安神丸

答案：C

考点：不寐的辨证论治（2003）

解析：湿食生痰，郁痰生热，扰动心神，故心烦不寐；痰湿上蒙则头重目眩；痰阻气机则胸闷；痰热中阻，胃失和降，则嗳气吞酸；热迫胆气上溢，则口苦；舌脉均为痰热内扰之征。辨证属痰热扰心证，治以化痰清热，和中安神，方用黄连温胆汤。顺气导痰汤无清热之功，丹栀逍遥散无安神之功，排除A、D。半夏秫米汤主治痰食阻滞，胃中不和，排除B。朱砂安神丸无化痰之功，排除E。故本题选C。

64. 患者，女，38岁。头痛如裹，身体困重酸楚，恶寒而身热不扬，舌苔白滑，脉濡。治疗应首选

A. 羌活胜湿汤
B. 独活寄生汤
C. 新加香薷饮
D. 加味二妙散
E. 藿朴夏苓汤

答案：A

考点：头痛的辨证论治（2004）

解析：头痛如裹，身体困重酸楚，恶寒而身热不扬，舌苔白滑，脉濡，为风湿外感之表现。辨证属风湿头痛，治以祛风胜湿，方用羌活胜湿汤。独活寄生汤主治痹证日久，肝肾两虚，气血不足，排除B。新加香薷饮祛暑解表，清热化湿，排除C。加味二妙散主治湿热证，藿朴夏苓汤解表化湿，无祛风之功，排除D、E。故本题选A。

65. 患者眩晕耳鸣，头胀痛，每因烦劳或恼怒而增剧，急躁易怒，少寐多梦，舌红苔黄，脉弦数。治疗应首选

A. 柴胡疏肝散
B. 当归芍药散
C. 天麻钩藤饮
D. 丹栀逍遥散
E. 黄连温胆汤

答案：C

考点：眩晕的辨证论治（2004）

解析：肝阳偏亢，风阳上扰清窍则眩晕耳鸣，头胀痛；急躁易怒，少寐多梦，舌红苔黄，脉弦数，均为肝阳上亢之征。辨证属肝阳上亢证，治以平肝潜阳，滋养肝肾，方用天麻钩藤饮。柴胡疏肝散、当归芍药散、丹栀逍遥散、黄连温胆汤无平肝潜阳之功，排除A、B、D、E。故本题选C。

66. 患者，男，50岁。眩晕，头重如蒙，胸闷恶心，食少多寐，舌苔白腻，脉滑。治疗应首选

A. 黄连温胆汤
B. 天麻钩藤饮
C. 黄连上清丸
D. 半夏白术天麻汤
E. 半夏厚朴汤

答案：D

考点：眩晕的辨证论治（2005）

解析：痰湿中阻，上蒙清窍，清阳不开，则眩晕；头重如裹，舌苔白腻，脉滑，为痰湿之象。辨证属痰湿中阻证，治以化痰祛湿，健脾和

胃，方用半夏白术天麻汤。黄连温胆汤主治痰火内扰，天麻钩藤饮主治肝阳上亢，黄连上清丸主治实热证，半夏厚朴汤行气散结化痰，排除A、B、C、E。故本题选D。

67. 患者平时头晕耳鸣，腰酸，突然发生口眼歪斜，语言不利，口角流涎，手指瞤动，半身不遂，舌质红，苔腻，脉弦细数。其证候是
   A. 阴虚风动证
   B. 风阳上扰证
   C. 风痰入络证
   D. 痰浊瘀闭证
   E. 痰火瘀闭证
   答案：A
   考点：中风的辨证（2016）
   解析：根据患者症状可诊断为中风之阴虚风动证。肝肾阴虚，清窍及经脉失养，故头晕耳鸣，腰酸，舌质红，脉细；风阳内动，风痰闭阻经络，故突然发生口眼歪斜，语言不利，口角流涎，手指瞤动，半身不遂，苔腻，脉弦数。故本题选A。

68. 患者突然昏仆，不省人事，半身不遂，口噤不开，两手握固，肢体强痉，大小便闭，面赤身热，气粗口臭，躁扰不宁，舌苔黄腻，脉弦滑而数。其治法是
   A. 通腑化痰，平肝息风
   B. 开窍化痰，清肝息风
   C. 滋阴潜阳，息风通络
   D. 芳香开窍，化痰息风
   E. 平肝潜阳，息风通络
   答案：B
   考点：中风的辨证论治（2004）
   解析：突然昏仆，不省人事，半身不遂，口噤不开，两手握固，肢体强痉，大小便闭，为中风中脏腑闭证；面赤身热，气粗口臭，舌苔黄腻，脉滑数是阳闭中痰火之象。躁扰不宁，脉弦，为肝风内动之征。故治以开窍化痰，清肝息风之法。故本题选B。

69. 患者，男，59岁。平素头晕头痛，耳鸣目眩，突发右半身不遂，肢软无力，口舌歪斜，言謇语涩，不能起床已半年余，舌暗苔薄腻，脉弦细。其治法是
   A. 滋阴潜阳，息风通络
   B. 益气活血，通经活络
   C. 辛温开窍，豁痰息风
   D. 辛凉开窍，清肝息风

E. 活血化瘀，化痰通络
   答案：A
   考点：中风的辨证论治（2005）
   解析：头晕头痛，耳鸣目眩为肾阴素亏，肝阳上亢之症状。突发右半身不遂，肢软无力，口舌歪斜，言謇语涩，为风阳内动，夹痰走窜经络，脉络不畅之症状。舌暗苔薄腻，脉弦细为肝肾阴虚而生内热。辨证属肝肾阴虚、风阳上扰，治以滋阴潜阳，息风通络。B、C、D、E无滋阴之法，排除之。故本题选A。

70. 患者突然昏仆，不省人事，目合口开，鼻鼾息微，汗多，大小便自遗，脉微欲绝。治疗应首选的方剂是
   A. 镇肝息风汤
   B. 桃核承气汤
   C. 羚角钩藤汤合至宝丹
   D. 涤痰汤
   E. 参附汤合生脉散
   答案：E
   考点：中风的辨证论治（2015）
   解析：根据患者症状可诊断为中风脱证（阴竭阳亡）。正不胜邪，元气衰微，阴阳欲绝，故目合口开，鼻鼾息微，汗多，大小便自遗，脉微欲绝。治法为回阳救阴，益气固脱，方用参附汤合生脉散加味。故本题选E。

71. 患者表情淡漠，神志痴呆，喃喃独语，精神抑郁，不思饮食，舌苔白腻，脉弦滑。其治法是
   A. 养心健脾，益气安神
   B. 理气化痰，活血通络
   C. 理气解郁，化痰开窍
   D. 镇心涤痰，安神定志
   E. 化痰健脾，养心宁神
   答案：C
   考点：癫狂的辨证论治（2003）
   解析：肝气郁滞，脾失健运，痰郁气结，蒙蔽神窍，故表情淡漠，神志痴呆，喃喃自语；舌苔白腻，脉弦滑为痰浊之象。故辨证属痰气郁结，蒙蔽神窍，治以理气解郁，化痰开窍。题中为气郁痰阻，无虚证，排除A。无血瘀症状，排除B。题为精神抑郁，非精神狂躁，需解郁，不需安神，排除D、E。故本题选C。

72. 患者突然昏倒仆地，神志不清，牙关紧闭，两目上视，手足抽搐，口吐涎沫，不久渐醒，醒后疲乏无力，舌苔白腻，脉滑，其治法是
   A. 涤痰息风，开窍定痫

B. 理气化痰，活血化瘀
C. 镇心祛痰，安神定痫
D. 清肝泻火，养血安神
E. 清肝泻火，化痰开窍
答案：A
考点：痫病的辨证论治（2015）
解析：根据患者症状可诊断为痫病的风痰闭阻证。痰浊素盛，故舌苔白腻，脉滑；肝阳化风，痰随风动，风痰闭阻，上干清窍，神机受累，故突然昏倒仆地，神志不清，牙关紧闭，两目上视，手足抽搐，口吐涎沫。治法为涤痰息风，开窍定痫，方用定痫丸加减。故本题选A。

73. 患者平时情绪急躁，心烦失眠，咯痰不爽，口苦而干，便秘。发作时昏仆，抽搐吐涎，两目上视，如作猪羊叫声，舌红苔黄腻，脉弦滑数。其治法是
A. 涤痰息风，开窍定痫
B. 清肝泻火，化痰开窍
C. 豁痰开窍，清心定痫
D. 理气解郁，化痰开窍
E. 化痰息风，安神定志
答案：B
考点：痫病的辨证论治（2004）
解析：情绪急躁，心烦失眠，为肝气不舒，郁久化火，火扰心神之表现。口苦而干，舌红苔黄腻，脉弦滑数，皆为肝火痰热偏盛之征。辨证属痰火扰神，治以清肝泻火，化痰开窍。A治疗风痰闭阻未化火之证。故本题选B。

74. 患者胃脘刺痛，痛有定处而拒按，食后痛甚，舌质紫暗，脉涩。其证候是
A. 气机阻滞
B. 食积气阻
C. 瘀血停滞
D. 血瘀血虚
E. 气虚血瘀
答案：C
考点：胃痛的辨证（2003）
解析：胃脘刺痛，痛有定处而拒按，为血瘀内停之表现。食则触动其瘀，故食后痛甚。舌质紫暗，脉涩，为血瘀血行不通之表现。辨证属瘀血停滞。故本题选C。

75. 患者，男，35岁。胃脘灼热疼痛，痛势急迫，易怒，口苦，泛吐酸水，舌红苔薄黄，脉弦数。其治法是
A. 疏肝理气止痛

B. 清肝泄热化湿
C. 疏肝泄热和胃
D. 疏肝理气和胃
E. 理气和胃止痛
答案：C
考点：胃痛的辨证论治（2005）
解析：胃脘灼热疼痛，为胃热灼伤血络；易怒，口苦，泛吐酸水，舌红苔薄黄，脉弦数，均为肝热之征。故辨证为肝胃郁热，治以疏肝泄热和胃。故本题选C。

76. 患者胃脘疼痛反复发作，隐痛为主，喜温喜按，劳累、受凉后加重，空腹痛甚，进食后稍缓解，神疲乏力，四肢倦怠，手足不温，大便溏薄，舌淡苔白，脉虚弱，治疗应首选的方剂是
A. 藿香正气散
B. 黄芪建中汤
C. 芍药甘草汤
D. 附子理中丸
E. 香砂六君丸
答案：B
考点：胃痛的辨证论治（2015）
解析：根据患者症状可诊断为胃痛之脾胃虚寒证。胃中虚寒，故胃脘疼痛反复发作，隐痛，喜温喜按，劳累、受凉后加重。胃络失荣，故空腹痛甚，进食后稍缓解；脾虚故神疲乏力，四肢倦怠，手足不温，大便溏薄，舌淡苔白，脉虚弱。治法为温中健脾，和胃止痛，方用黄芪建中汤加减。故本题选B。

77. 患者脘腹痞闷，胸胁胀满，心烦易怒，善太息，呕恶嗳气，大便不爽，舌质淡红，苔薄白，脉弦。治疗应首选的方剂是
A. 益胃汤
B. 保和丸
C. 泻心汤合左金丸
D. 柴胡疏肝散
E. 平胃散合逍遥丸
答案：D
考点：痞满的辨证论治（2016）
解析：根据患者症状可诊断为痞满之肝胃不和证。肝主条达，肝郁气滞，胸胁胀满，心烦易怒，善太息，脉弦；肝气横犯脾胃，致胃气阻滞，脾失健运，故脘腹痞闷，呕恶嗳气，大便不爽。治法为疏肝解郁，和胃消痞，方用柴胡疏肝散加减。故本题选D。

78. 患者呕吐多为清水痰涎，胸闷食少，头眩心

悸，舌苔白腻，脉滑。其证候是
A. 饮食停滞
B. 寒邪客胃
C. 痰饮内阻
D. 脾胃虚弱
E. 脾阳不振
答案：C
考点：呕吐的辨证（2003）
解析：呕吐清水痰涎，胸闷食少，为脾不运化、痰饮内停、胃气不降之表现。水饮上犯，清阳之气不展，故头眩。水气凌心则心悸。舌苔白腻，脉滑，为痰饮内停之征。故本题选C。

79. 患者，女，65岁。身体素弱，饮食稍有不慎即呕吐未消化食物，面色白，倦怠乏力，四肢不温，便溏，舌淡苔白，脉濡弱。治疗应首选
A. 吴茱萸汤
B. 理中丸
C. 黄芪建中汤
D. 苓桂术甘汤
E. 四君子汤
答案：B
考点：呕吐的辨证论治（2005）
解析：脾胃虚寒，失于温煦，腐熟无力，运化失职，故呕吐未消化食物；脾为后天之本，化源不足，则面色白，倦怠乏力；脾主四肢肌肉，脾胃阳虚则四肢不温；舌淡苔白，脉濡弱均为脾胃阳虚之证。故辨证属脾胃阳虚证，治以温中健脾，和胃降逆，方用理中丸。吴茱萸汤主治胃中虚寒，黄芪建中汤主治虚劳里急，苓桂术甘汤主治痰饮内阻，四君子汤主治脾胃气虚。故本题选B。

80. 患者，男，45岁。脘腹胀闷疼痛，攻窜不定，痛引少腹，嗳气，善太息，舌苔薄白，脉弦。其证候是
A. 寒邪内阻
B. 湿热壅滞
C. 瘀血阻滞
D. 饮食积滞
E. 气机郁滞
答案：E
考点：腹痛的辨证（2005）
解析：脘腹胀闷疼痛，攻窜不定，为气机郁滞之表现。嗳气，善太息，舌苔薄白，脉弦，为肝气郁滞之候。辨证属气机郁滞。故本题选E。

81. 患者腹痛绵绵，时作时止，喜热恶冷，痛时喜按，空腹或劳累后更甚，得食稍减，面色无华，时有大便溏薄，舌淡苔白，脉细无力。治疗应首选
A. 小建中汤
B. 桂枝茯苓丸
C. 正气天香散
D. 参苓白术散
E. 痛泻要方
答案：A
考点：腹痛的辨证论治（2004）
解析：中阳不振，气血不足，失于温养，不荣则痛，故腹痛绵绵，喜热恶冷，痛时喜按；空腹时气血化源不足，劳则耗气，故空腹或劳累后痛甚，得食稍减；脾失健运则大便溏薄；舌淡白，脉细无力亦为中虚脏寒之征。故辨证属中虚脏寒，治以温中补虚，和里缓急，方用小建中汤。桂枝茯苓丸主治瘀血留结胞宫，正气天香散主治寒邪内犯腹痛，参苓白术散主治脾胃虚弱腹泻，痛泻要方主治脾虚肝旺腹泻。故本题选A。

82. 患者，男，24岁。腹痛肠鸣，泻下粪便臭如败卵，但泻而不爽，脘腹胀满，舌苔白厚而腐，脉滑。其治法是
A. 消食导滞
B. 活血化瘀
C. 清热利湿
D. 芳香化湿
E. 抑肝扶脾
答案：A
考点：泄泻的辨证论治（2005）
解析：腹痛肠鸣，泻下粪便臭如败卵，但泻而不爽，脘腹胀满，为宿食不化，食滞中阻，运化失司之表现。舌苔白厚而腐，脉滑属食积之候。辨证属食滞肠胃之泄泻，治以消食导滞。故本题选A。

83. 患者，女，26岁。因心情紧张，出现大便溏稀，每日2~3次，无里急后重，胸胁胀闷，嗳气食少，舌质淡红，脉弦。治疗应首选
A. 四逆散
B. 柴胡疏肝散
C. 痛泻要方
D. 逍遥散
E. 香砂六君子汤
答案：C
考点：泄泻的辨证论治（2005）
解析：情绪紧张时，肝气不舒，横逆犯土，

脾失健运,故大便溏稀,胸胁胀闷。故辨证属肝气乘脾证,治以柔肝扶脾,方用痛泻要方。四逆散透邪解郁、疏肝理脾,题中无外感,排除A。柴胡疏肝散疏肝行气、和血止痛,主治胁痛,排除B。逍遥散疏肝解郁,主治肝郁血虚,排除D。香砂六君子汤健脾和胃,理气止痛,主治脾胃气虚兼有痰湿,排除E。故本题选C。

84. 患者,男,30岁。腹痛,里急后重,赤多白少,肛门灼热,小便短赤,舌红苔黄,脉滑数。其证候是
   A. 疫毒痢
   B. 湿热痢
   C. 阴虚痢
   D. 休息痢
   E. 寒湿痢
   答案：B
   考点：痢疾的辨证（2005）
   解析：湿热之邪壅滞肠中,气机不畅,传导失常,故腹痛,里急后重。湿热熏灼肠道,脂络受伤,气血瘀滞,化为脓血,故下痢赤多白少。肛门灼热,小便短赤,为湿热下注所致。舌红苔黄,脉滑数,为湿热之征象。辨为湿热痢。故本题选B。

85. 患者,男,63岁,痢下赤白清稀,无腥臭,滑脱不禁,肛门坠胀,腹部隐痛,喜温喜按,形寒畏冷,腰膝酸软,舌淡苔薄白,脉沉细。治疗应首选的方剂是
   A. 连理汤合四神丸
   B. 驻车丸
   C. 白头翁汤
   D. 桃花汤合真人养脏汤
   E. 不换金正气散
   答案：D
   考点：痢疾的辨证论治（2015）
   解析：根据患者症状可诊断为痢疾之虚寒痢。脾肾阳虚,故形寒畏冷,腰膝酸软,舌淡苔薄白,脉沉细；中气下陷故滑脱不禁,肛门坠胀；寒湿内生,阻滞肠腑,故痢下赤白清稀,无腥臭。治法为温补脾肾,收涩固脱,方用桃花汤合真人养脏汤。故本题选D。

86. 患者,男,68岁。大便艰涩难下,面色白,四肢不温,喜热畏冷,腹中冷痛,腰脊酸冷,小便清长,舌淡嫩苔白,脉沉迟。其治法是
   A. 益气通便
   B. 温阳通便

C. 养血润燥
D. 润肠通便
E. 健脾温中
答案：B
考点：便秘的辨证论治（2004）
解析：大便艰涩难下,四肢不温,喜热畏冷,腹中冷痛,腰脊酸冷,小便清长为阳气虚衰,肠道传送无力,阳虚温煦无权之表现。舌淡嫩苔白,脉沉迟为阳虚内寒之象。辨证属虚之冷秘,治以温阳通便。故本题选B。

87. 患者大便并不硬,虽有便意,但排便困难,用力努挣则汗出短气,便后乏力,面白神疲,肢倦懒言,舌淡苔白,脉弱。其治法是
   A. 温阳通便
   B. 滋阴通便
   C. 养血润燥
   D. 益气润肠
   E. 温里散寒
   答案：D
   考点：便秘的辨证论治（2016）
   解析：根据患者症状可诊断为便秘之气虚秘。大肠传导无力,故大便并不硬,虽有便意,但排便困难；其人肺脾气虚,故用力努挣则汗出短气,便后乏力,面白神疲,肢倦懒言,舌淡苔白,脉弱。治法为益气润肠,方用黄芪汤加减。故本题选D。

88. 某患者,女,30岁。平素形体消瘦,性情急躁,现胁痛口苦,纳呆泛恶,目黄溲赤,苔黄而腻,脉弦数。此治法为
   A. 疏肝理气
   B. 祛瘀通络
   C. 清热利湿
   D. 养阴柔肝
   E. 养血柔肝
   答案：C
   考点：胁痛的辨证论治（2002）
   解析：胁痛口苦,纳呆泛恶,目黄溲赤,苔黄而腻,脉弦数,为肝胆湿热之表现。治以清热利湿。故本题选C。

89. 患者久患胁痛,痛势隐隐,绵绵不休,口干咽燥,心烦少寐,头晕目眩,舌红少苔,脉弦细。其治法是
   A. 养血通络
   B. 养阴柔肝
   C. 滋阴养血

D. 滋养肝肾
E. 养阴润燥
答案：B
考点：胁痛的辨证论治（2003）
解析：胁痛，痛势隐隐，绵绵不休，头晕目眩，为肝郁日久化热伤阴，久病体虚，精血亏损，不能濡养肝络之表现。口干咽燥，心烦少寐，舌红少苔，脉弦细为阴虚内热之象。辨证属肝络失养证，治以养阴柔肝。故本题选B。

90. 患者身目黄色鲜明如橘皮，发热口渴，心中懊憹，恶心欲吐，小便短少，色黄赤，大便秘结，舌苔黄腻，脉弦数。治疗应首选
A. 茵陈五苓散
B. 麻黄连翘赤小豆汤
C. 茵陈蒿汤
D. 茵陈术附汤
E. 大柴胡汤
答案：C
考点：黄疸的辨证论治（2003）
解析：湿热熏蒸，困遏脾胃，壅滞肝胆，胆汁泛溢，则身目黄色鲜明；湿阻中焦，升降失常，则恶心呕吐；小便短少，大便秘结，舌苔黄腻，脉弦数，为湿热内蕴，热重于湿之征。故辨证属阳黄之热重于湿证，治以清热利湿，方用茵陈蒿汤。茵陈五苓散、茵陈术附汤以利湿化浊为主，排除A、D。麻黄连翘赤小豆汤治疗阳黄初起兼表证者，大柴胡汤解表攻里，非首选，排除B、E。故本题选C。

91. 患者身目俱黄，黄色晦暗，腹胀纳少，神疲畏寒，大便不实，口淡不渴，舌淡苔腻，脉濡缓。其证候是
A. 阴黄寒湿阻遏证
B. 急黄疫毒炽盛证
C. 阴黄脾虚湿滞证
D. 阳黄热重于湿证
E. 阳黄湿重于热证
答案：A
考点：黄疸的辨证（2016）
解析：根据患者症状可诊断为黄疸。中阳不振，则腹胀纳少，神疲畏寒；寒湿滞留，脾失健运，则大便不实，口淡不渴，舌淡苔腻，脉濡缓，皮肤晦暗；肝胆失于疏泄、胆汁外溢则身目俱黄。辨证为阴黄寒湿阻遏证。故本题选A。

92. 患者症见腹中结块柔软，时聚时散，攻窜胀痛，脘腹胀闷，舌淡苔薄白，脉弦。其诊断是

A. 胃痛
B. 腹痛
C. 痞满
D. 积证
E. 聚证
答案：E
考点：聚证的诊断（2015）
解析：积聚是腹中结块，或痛或胀的病证。积属有形，结块固定不移，痛有定处，病在血分，是为脏病。聚属无形，包块聚散无常，痛无定处，病在气分，是为腑病。故本题选E。

93. 患者腹部积块明显，硬痛不移，面暗消瘦，纳减乏力，闭经，舌边暗，见瘀点，苔薄，脉细涩。治疗应选
A. 旋覆花汤
B. 血府逐瘀汤
C. 膈下逐瘀汤
D. 少腹逐瘀汤
E. 桃仁红花煎
答案：C
考点：积聚的辨证论治（2001）
解析：积块明显，硬痛不移，面暗消瘦，闭经，舌边暗，见瘀点，脉细涩，是气血凝结，脉络阻塞，血瘀日甚之表现。辨证属瘀血内结证，治以祛瘀软坚，膈下逐瘀汤主治瘀在膈下。旋覆花汤、血府逐瘀汤主治胸中血瘀，少腹逐瘀汤、桃仁红花煎主治少腹瘀血、经期腰酸。故本题选C。

94. 患者腹大坚满，脘腹绷急，烦热口苦，渴不欲饮，小便短赤，便溏不爽，舌红苔黄腻，脉滑数。其证候是
A. 气滞湿阻
B. 寒湿困脾
C. 湿热蕴结
D. 脾胃阳虚
E. 肝脾血瘀
答案：C
考点：鼓胀的辨证（2003）
解析：腹大坚满，脘腹绷急为浊水停聚之状。烦热口苦，渴不欲饮，便溏不爽，小便短赤，舌红苔黄腻，脉滑数，均为湿热壅盛之象。辨证属湿热蕴结证。故本题选C。

95. 患者，男，49岁。长期饮酒，腹部胀大坚满，脉络显露，皮色苍黄，胁腹刺痛，颈部有血痣，唇色紫褐，舌暗有紫斑，脉细涩。其证候是

A. 湿热蕴结
B. 肝脾血瘀
C. 寒湿困脾
D. 脾肾阳虚
E. 肝肾阴虚

答案：B

考点：鼓胀的辨证（2005）

解析：瘀血阻于肝脾脉络之中，隧道不通，致水气内聚，故腹大坚满，脉络怒张，胁腹刺痛。瘀热入血则颈部出现血痣，唇色紫褐。舌暗有紫斑，脉细涩，为血瘀之征。故本题选B。

96. 患者，男，50岁。肝硬化腹水。症见腹膨大，按之坚满，脘闷腹胀纳呆，大便溏泄，小便不利，舌苔白腻，脉弦缓。其治法是
A. 疏肝理气，利湿散满
B. 运脾利湿，化气行水
C. 活血化瘀，利水消肿
D. 调脾行气，清热利湿
E. 温补肾阳，通阳利水

答案：B

考点：鼓胀的辨证论治（2001）

解析：湿阻中焦，浊水内停，则腹膨大，按之坚满；湿阻中焦，气机不利，则脘闷腹胀；肝病乘脾，脾失健运，则大便溏泄；舌苔白腻，脉缓乃湿邪为患。故辨证属脾虚湿阻证，治以运脾利湿，化气行水。A、E无治脾之法，排除之。患者无血瘀之象，排除C。患者无热象，排除D。故本题选B。

97. 患者水肿反复消长不已，面浮身肿，腰以下为甚，按之凹陷不起，尿量减少或反多，腰酸冷痛，四肢厥冷，怯寒神疲，面色㿠白，甚者心悸胸闷，喘促难卧，腹大胀满，舌质淡胖，脉沉细。其证候是
A. 脾阳虚衰证
B. 水湿浸渍证
C. 湿毒浸淫证
D. 湿热壅盛证
E. 肾阳衰微证

答案：E

考点：水肿的辨证（2015）

解析：风水迁延日久不愈或反复消长不已，正气渐衰，脾肾阳虚，气化不利，则尿量减少或反多；水湿泛溢肌肤，则面浮身肿，腰以下为甚，按之凹陷不起；水寒内聚，则腰酸冷痛，四肢厥冷，面色㿠白，腹大胀满，舌质淡胖，脉沉细；水气凌心则有心悸胸闷，喘促难卧；辨证为阴水肾阳衰微证。故本题选E。

98. 患者，女，45岁。浮肿3月余，下肢为甚，按之凹陷不易恢复，劳累后加重，脘腹胀闷，纳减便溏，面色萎黄，神倦乏力。其证候是
A. 湿毒浸淫
B. 水湿浸渍
C. 脾阳虚衰
D. 湿热壅盛
E. 肾气衰微

答案：C

考点：水肿的辨证（2005）

解析：纳减便溏，面色萎黄，神倦乏力，为脾虚之表现，非肾虚表现，排除E。辨证属虚证，非实证，排除A、B、D。故本题选C。

99. 患者，女，36岁。突发眼睑及四肢浮肿，肿势迅速，肢体酸重，尿少，恶风寒，舌苔薄白，脉浮。治疗应首选
A. 麻黄连翘赤小豆汤
B. 五苓散合五皮饮
C. 越婢加术汤
D. 实脾饮
E. 苓桂术甘汤

答案：C

考点：水肿的辨证论治（2004）

解析：风邪袭者，肺气闭塞，通调失职，风遏水阻，则突发眼睑及四肢浮肿，肿势迅速，肢体酸重；恶风寒，舌苔薄白，脉浮为风邪外感之征。辨证属风水相搏证，治以疏风清热，宣肺行水，方用越婢加术汤。麻黄连翘赤小豆汤治疗湿毒浸淫证，五苓散合五皮饮治疗水湿浸渍证，实脾饮治疗脾阳虚衰证，苓桂术甘汤治中阳不足之痰饮病。故本题选C。

100. 患者，女，60岁。小便涩痛，尿色淡红，反复发作，疼痛不重，形体消瘦，腰酸膝软，舌淡红，脉细。其诊断是
A. 血淋
B. 消渴
C. 热淋
D. 劳淋
E. 癃闭

答案：A

考点：淋证的诊断（2005）

解析：石淋，小便排出砂石为主要症状。膏淋证见小便混浊如米泔水，滑腻如膏脂。血

淋，尿血而痛。气淋，少腹胀满较为明显，小便艰涩疼痛，尿有余沥。热淋，小便灼热刺痛。劳淋，小便淋沥不已，遇劳即发。小便涩痛，尿色淡红，为血淋。故本题选A。

101. 患者小便混浊如膏如脂，带甜味，尿频量多，头晕耳鸣，腰脊酸软，多梦遗精，下肢无力，口咽干燥，舌质红，脉沉细而数。其治法是
   A. 补益肝肾
   B. 滋阴潜阳
   C. 滋阴固肾
   D. 温阳滋肾
   E. 益气固涩
   答案：C
   考点：淋证的辨证论治（2004）
   解析：头晕耳鸣，腰脊酸软，多梦遗精，为肾虚下元不固之表现；口咽干燥，舌质红，脉沉细而数，为阴虚之表现。故治法为滋阴固肾。故本题选C。

102. 患者，女，30岁。小便短数，灼热刺痛，少腹拘急，尿色黄赤，舌苔黄腻，脉滑数。治疗应首选
   A. 程氏萆薢分清饮
   B. 知柏地黄丸
   C. 小蓟饮子
   D. 八正散
   E. 沉香散
   答案：D
   考点：淋证的辨证论治（2005）
   解析：湿热蕴结下焦，膀胱气化失司，则便短数，灼热刺痛；尿色黄赤，舌苔黄腻，脉滑数，为湿热之征。辨证属热淋，治以清热利湿通淋，方用八正散。程氏萆薢分清饮分清泄浊，主治膏淋，排除A。知柏地黄丸滋阴清热，治疗肾阴不足之血淋，排除B。小蓟饮子凉血止血，治疗血淋，排除C。沉香散利气疏导，治疗气淋，排除E。故本题选D。

103. 患者尿频量多，混浊如脂膏，头晕耳鸣，口干唇燥，皮肤干燥，瘙痒，腰膝酸软，乏力，舌红苔少，脉细数。其证候是
   A. 肺热津伤证
   B. 胃热炽盛证
   C. 气阴亏虚证
   D. 阴阳两虚证
   E. 肾阴亏虚证
   答案：E

考点：尿浊的辨证（2016）
解析：患者尿频量多，混浊如脂膏，辨病为尿浊。肾虚不固，脂液下漏，故尿频量多，混浊如脂膏；精微下泻过多而加重肾阴损伤，水不以制火，周身失养，故头晕耳鸣，口干唇燥，皮肤干燥，瘙痒，腰膝酸软，乏力，舌红苔少，脉细数。辨证为肾阴亏虚证。故本题选E。

104. 患者性情急躁易怒，胸闷胁胀，嘈杂吞酸，口干而苦，大便秘结，舌红，苔黄，脉弦数。治疗应首选
   A. 生铁落饮
   B. 当归龙荟丸
   C. 丹栀逍遥散
   D. 柴胡疏肝散
   E. 朱砂安神丸
   答案：C
   考点：郁证的辨证论治（2002）
   解析：肝郁化火则心情急躁；横逆犯胃则胸闷胁胀，嘈杂吞酸；口干口苦，大便秘结，舌红苔黄，脉弦数，为气郁化火之征。辨证属气郁化火，治以清肝泻火，解郁和胃，方用丹栀逍遥散。生铁落饮镇心涤痰、泻肝清火，当归龙荟丸清肝泻火，朱砂安神丸化痰安神，皆无解郁之功，柴胡疏肝散疏肝理气解郁。故本题选C。

105. 患者，女，49岁。性情急躁易怒，吞酸嘈杂，口苦口干，胸闷胁痛，舌红苔黄，脉弦数。治疗应首选
   A. 小柴胡汤
   B. 越鞠丸
   C. 安神定志丸
   D. 半夏厚朴汤
   E. 丹栀逍遥散
   答案：E
   考点：郁证的辨证论治（2005）
   解析：参见104题。小柴胡汤和解少阳，排除A。越鞠丸行气解郁，治疗气、血、痰、火、湿、食诸郁，排除B。安神定志丸主治心胆气虚，排除C。半夏厚朴汤行气散结，降逆化痰，主治梅核气，排除D。故本题选E。

106. 患者鼻燥衄血，口干咽燥，兼有身热，恶风，头痛，咳嗽，痰少，舌质红，苔薄，脉数。治疗应首选的方剂是
   A. 玉女煎
   B. 桑菊饮
   C. 清胃散

D. 十灰散
E. 泻心汤

答案：B

考点：血证的辨证论治（2016）

解析：根据患者症状可诊断为鼻衄之热邪犯肺证，治法为清泄肺热，凉血止血，方用桑菊饮加减。故本题选 B。

107. <u>患者，女，54 岁。近来时常齿衄，血色淡红，齿摇不坚，舌红少苔，脉细数，其治法是</u>

A. 益气摄血
B. 滋阴润肺
C. 清肝泻火
D. 清胃泻火
E. 滋阴降火

答案：E

考点：血证的辨证论治（2005）

解析：血色淡红，齿摇不坚，舌红少苔，脉细数，为肾阴虚，阴虚火动之象。治以滋阴降火。故本题选 E。

108. <u>患者吐血量多，面色苍白，四肢厥冷，汗出，脉微。治疗应首选的方剂是</u>

A. 回阳救急汤
B. 生脉饮
C. 附子理中汤
D. 大补元煎
E. 独参汤

答案：E

考点：血证的辨证论治（2015）

解析：吐血过多，气随血脱，表现面色苍白、四肢厥冷、汗出、脉微等症者，当益气固脱，可用独参汤等积极救治。故本题选 E。

109. <u>患者吐血色红或紫暗，脘腹胀闷，甚则作痛，口臭，便秘，舌红苔黄腻，脉滑数。治疗应首选</u>

A. 泻心汤合十灰散
B. 白虎汤合四生丸
C. 玉女煎合十灰散
D. 失笑散合四生丸
E. 丹参饮合十灰散

答案：A

考点：血证的辨证论治（2004）

解析：口臭，便秘，舌红苔黄腻，脉滑数，为胃热炽盛之表现。辨证为吐血之胃热壅盛证。治以清胃泻火，化瘀止血，方用泻心汤合十灰散。白虎汤清热生津，治疗阳明气分热盛，排除

B。玉女煎清胃滋阴，排除 C。失笑散、丹参饮活血祛瘀止痛，排除 D、E。故本题选 A。

110. <u>患者，男，40 岁。1 年来皮肤常见青紫点，2 天前饮酒后出现双下肢青紫斑块，心烦口渴，手足心热，盗汗，形体消瘦，舌红少苔，脉细数。治疗应首选</u>

A. 清胃散
B. 茜根散
C. 归脾汤
D. 玉女煎
E. 地榆散

答案：B

考点：紫斑的辨证论治（2004）

解析：虚火内炽，灼伤脉络，血溢脉外，故双下肢青紫斑块，心烦口渴，手足心热，盗汗，形体消瘦，舌红少苔，脉细数，均为阴虚火旺之征。辨证属紫斑之阴虚火旺证，治以滋阴降火，宁络止血，方用茜根散。清胃散、玉女煎清胃泻火，归脾汤补养气血，健运脾胃，地榆散主治下痢脓血。故本题选 B。

111. <u>患者小便频数，混浊如膏，面色黧黑，耳轮焦干，腰膝酸软，形寒畏冷，舌淡苔白，脉沉细无力。其治法是</u>

A. 清胃泻火，养阴增液
B. 清热润肺，生津止渴
C. 滋阴固肾
D. 温阳滋肾固摄
E. 养阴清热，镇肝潜阳

答案：D

考点：消渴的辨证论治（2001）

解析：肾失固藏，肾气独沉，故小便频数，混浊如膏。水谷之精微随尿液下注，无以熏肤充身，残留之浊阴未能排出，故面色黧黑。肾虚故耳轮焦干，腰膝酸软。命门火衰，故见形寒畏冷。舌淡苔白，脉沉细无力，是阴阳俱虚之象。辨证属下消阴阳两虚证，治以温阳滋肾固摄。故本题选 D。

112. <u>患者烦渴多饮，口干舌燥，兼见小便频多，舌边尖红苔薄黄，脉洪数。其治法是</u>

A. 清胃泻火，养阴增液
B. 清热润肺，生津止渴
C. 滋补肾阴，固摄肾气
D. 温阳滋肾，固摄肾气
E. 养阴清热，镇肝潜阳

答案：B

考点：消渴的辨证论治（2003）

解析：肺脏燥热，津液失布，故烦渴多饮，口干舌燥；舌边尖红苔薄黄，脉洪数，为肺热之象。辨证属上消之肺热津伤，治以清热润肺，生津止渴，清胃泻火。A用治中消之胃热炽盛证；C用治下消之肾阴亏虚证；D治下消之阴阳两虚证；E非治疗消渴之法。故本题选B。

113. 患者，女，40岁。低热3个月，热势常随情绪波动而起伏，烦躁易怒，口干而苦，舌红苔黄，脉弦数。诊断为内伤发热。其证候是
A. 瘀血
B. 气虚
C. 血虚
D. 肝郁
E. 阴虚
答案：D
考点：内伤发热的辨证（2005）
解析：热势常随情绪波动而起伏，烦躁易怒，为肝气郁结的症状。口干而苦，舌红苔黄，脉弦数，为气郁化火的表现。故本题选D。

114. 患者午后潮热，不欲近衣，手足心热，烦躁，少寐多梦，盗汗，口干咽燥，舌红少苔，脉细数。其治法是
A. 活血化瘀
B. 解郁邪热
C. 益气养血
D. 滋阴清热
E. 和中清热
答案：D
考点：内伤发热的辨证论治（2015）
解析：患者午后潮热，不欲近衣，手足心热，辨病为内伤发热。阴精亏虚，阴衰则阳盛，水不制火，故烦躁，少寐多梦，盗汗，口干咽燥。阳气偏盛而引起午后潮热，不欲近衣，手足心热。舌红少苔，脉细数为阴虚内热之象。辨证为阴虚发热，治法为滋阴清热。故本题选D。

115. 肢体关节重着、酸痛、痛有定处，手足沉重，肌肤麻木不仁者，可诊断为
A. 行痹
B. 痛痹
C. 着痹
D. 热痹
E. 久痹
答案：C
考点：痹证的辨证（2001）

解析：肢体关节重着、酸痛、痛有定处，手足沉重，肌肤麻木不仁，辨证为着痹。行痹为肢体关节疼痛，游走不定，关节屈伸不利。痛痹为肢体关节疼痛剧烈，痛有定处。热痹为关节疼痛，局部灼热红肿。久痹为痹证迁延，疼痛时轻时重，关节肿大、畸形。故本题选C。

116. 患者关节游走性疼痛，活动不便，局部灼热红肿，痛不可触，得冷则舒，伴有发热，恶风，汗出，口渴，舌质红，苔黄腻，脉浮数。治疗应首选的方剂是
A. 薏苡仁汤或蠲痹汤
B. 乌头汤合五味消毒饮
C. 双合汤合羌活胜湿汤
D. 白虎加桂枝汤
E. 防风汤合桂枝芍药知母汤
答案：D
考点：痹证的辨证论治（2016）
解析：根据患者症状可辨病为痹证。感受风湿热邪，袭于肌腠则发热，恶风，汗出，口渴；热邪盛则局部灼热红肿，痛不可触，得冷则舒；风邪善行而数变故关节游走性疼痛，活动不便；苔黄腻则为湿热之象。辨证为风湿热痹，治法为清热通络，祛风除湿，方用白虎加桂枝汤或宣痹汤加减。故本题选D。

117. 患者，女，35岁。肢体关节酸痛，游走不定，屈伸不利，恶风发热，舌苔薄白，脉浮。治疗应首选
A. 薏苡仁汤
B. 桂枝芍药知母汤
C. 乌头汤
D. 防风汤
E. 白虎加桂枝汤
答案：D
考点：痹证的辨证论治（2005）
解析：由患者症状可诊断为痹证之行痹，治法为祛风通络，散寒除湿，方用防风汤。故本题选D。

118. 患者肢体痿软，麻木微肿，足胫热气上腾，身体困重，胸脘痞闷，溲短涩痛，舌苔黄腻，脉滑数。其证候是
A. 肺热津伤
B. 脾胃虚弱
C. 肝肾亏损
D. 湿热浸淫
E. 阴损及阳

答案：D

考点：痿证的辨证（2003）

解析：湿热浸渍肌肤，故见肢体微肿，身体困重。湿热不去，气血运行不畅，故见麻木。湿热浸淫经脉，气血阻滞，故肢体痿软。胸膈痞闷，乃湿阻气机之故。湿热下注，故溲短涩痛。舌苔黄腻，脉滑数，为湿热内蕴之征。故本题选D。

【B1 型题】

(119～120题共用备选答案)
A. 二陈平胃散合三子养亲汤
B. 清金化痰汤
C. 桑杏汤
D. 黛蛤散合黄芩泻白散
E. 三拗汤合止嗽散

119. 治疗痰热郁肺型咳嗽的代表方剂是

答案：B

120. 治疗痰湿蕴肺型咳嗽的代表方剂是

答案：A

考点：咳嗽的辨证论治（2001，2012）

解析：外感咳嗽风寒袭肺证用三拗汤合止嗽散，风热犯肺证用桑菊饮，风燥伤肺证用桑杏汤；内伤咳嗽痰湿蕴肺证用二陈平胃散合三子养亲汤，痰热郁肺证用清金化痰汤，肝火犯肺证用黛蛤散合加减泻白散，肺阴亏耗证用沙参麦冬汤。故119题选B，120题选A。

(121～122题共用备选答案)
A. 射干麻黄汤合小青龙汤
B. 麻黄汤合华盖散
C. 二陈汤合三子养亲汤
D. 三拗汤合止嗽散
E. 生脉散合补肺汤

121. 治疗喘证风寒壅肺证，应首选的方剂是

答案：B

122. 治疗喘证痰浊阻肺证，应首选的方剂是

答案：C

考点：喘证的辨证论治（2015）

解析：喘证风寒壅肺证的治法为宣肺散寒，方用麻黄汤合华盖散加减。喘证痰浊阻肺证的治法为祛痰降逆，宣肺平喘，方用二陈汤合三子养亲汤加减。故121题选B，122题选C。

(123～124题共用备选答案)
A. 清热养阴，益气补肺

B. 排脓解毒
C. 清热解毒，化瘀消痈
D. 疏风散热，清肺化痰
E. 清肺解毒，化瘀排脓

123. 肺痈初期的治法是

答案：D

124. 肺痈成痈期的治法是

答案：C

考点：肺痈的辨证论治（2012）

解析：肺痈共分4期。初期的治法是疏风散热，清肺化痰；成痈期的治法是清热解毒，化瘀消痈；溃脓期的治法是排脓解毒；恢复期的治法是清热养阴，益气补肺。故123题选D，124题选C。

(125～126题共用备选答案)
A. 心虚胆怯证
B. 心血不足证
C. 瘀阻心脉证
D. 痰火扰心证
E. 水饮凌心证

125. 心悸眩晕，胸闷痞满，渴不欲饮，小便短少，或下肢浮肿，形寒肢冷，伴恶心，欲吐，流涎，舌淡胖，苔白滑，脉象弦滑或沉细而滑。证属

答案：E

126. 心悸不安，胸闷不舒，心痛时作，痛如针刺，唇甲青紫，舌质紫暗或有瘀斑，脉涩或结或代。证属

答案：C

考点：心悸的辨证（2001）

解析：心悸眩晕，胸闷痞满，渴不欲饮，小便短少，恶心，欲吐，流涎，舌淡胖，苔白滑，为水饮凌心之表现。胸闷不舒，心痛时作，痛如针刺，唇甲青紫，舌质紫暗或有瘀斑，为血瘀之表现。故125题选E，126题选C。

(127～128题共用备选答案)
A. 肝阳上亢证
B. 气血亏虚证
C. 肾精不足证
D. 痰湿中阻证
E. 瘀血阻窍证

127. 患者眩晕日久，精神萎靡，腰酸膝软，少寐多梦，健忘，两目干涩，视力减退，遗精，滑

泄,耳鸣,齿摇,舌红少苔,脉细数。其证候是

答案:C

128. 患者眩晕,头重昏蒙,伴视物旋转,胸闷恶心,呕吐痰涎,食少多寐,舌苔白腻,脉濡滑。其证候是

答案:D

考点:眩晕的辨证(2015)

解析:精髓不足,不能上充于脑,故眩晕,精神萎靡;肾虚,心肾不交,故少寐多梦,健忘;腰为肾之府,肾虚则腰膝酸软;肾开窍于耳,肾虚故时时耳鸣;精关不固,则见遗精;偏阴虚则生内热,故舌红,脉细数。痰浊蒙蔽清阳,清阳不升,则眩晕,头重如蒙;痰浊中阻,浊阴不降,气机不利,故胸闷恶心;脾阳不振,则少食多寐;苔白腻,脉濡滑均为痰浊内蕴之象。故127题选C,128题选D。

(129~130题共用备选答案)
A. 天麻钩藤饮
B. 半夏白术天麻汤
C. 镇肝息风汤
D. 补阳还五汤
E. 地黄饮子

129. 治疗中风中经络,肝肾阴虚,风阳上扰证,应首选

答案:C

130. 治疗眩晕痰浊中阻证,应首选

答案:B

考点:中风、眩晕的辨证论治(2004)

解析:中风中经络,肝肾阴虚,风阳上扰证,治宜滋阴潜阳,息风通络,方用镇肝息风汤。眩晕痰浊中阻证,治法为燥湿祛痰,方用半夏白术天麻汤。天麻钩藤饮主治风阳上扰之眩晕,补阳还五汤主治中风后遗症之气虚血瘀,地黄饮子主治肾虚精亏之言语不利。故129题选C,130题选B。

(131~132题共用备选答案)
A. 癫证
B. 狂证
C. 痫证
D. 痉证
E. 中风

131. 患者喧扰不宁,躁妄打骂,动而多怒。其诊断是

答案:B

132. 患者沉默痴呆,语无伦次,静而多喜。其诊断是

答案:A

考点:癫狂的诊断(2002)

解析:喧扰不宁,躁妄打骂,动而多怒,诊断是狂证。沉默痴呆,语无伦次,静而多喜,诊断是癫证。突然昏仆,不省人事,口吐白沫,两目上视,四肢抽搐,为痫证。项背强直,四肢抽搐,甚至角弓反张,为痉证。猝然昏仆、不省人事,伴口眼㖞斜,半身不遂,语言不利,或不经昏仆已㖞僻不遂,为中风。故131题选B,132题选A。

(133~134题共用备选答案)
A. 健脾化湿
B. 温中健脾
C. 温中补肾
D. 散寒止痛
E. 散寒除湿

133. 胃痛暴作,畏寒喜暖,脘腹得温则痛减,口和不渴,喜热饮,舌苔薄白,脉弦紧。其治法是

答案:D

134. 胃痛隐隐,喜温喜按,空腹痛甚,得食痛减,泛吐清水,神疲乏力,大便溏薄,舌淡苔白,脉迟缓。其治法是

答案:B

考点:胃痛的辨证论治(2005)

解析:胃痛暴作,畏寒喜暖,脘腹得温则痛减,为寒邪客胃之表现,治法为散寒止痛。胃痛隐隐,喜温喜按,空腹痛甚,得食痛减,泛吐清水,神疲乏力,大便溏薄,为脾胃虚寒之表现,治法为温中健脾。故133题选D,134题选B。

(135~136题共用备选答案)
A. 四磨饮
B. 五磨饮
C. 黄芪汤
D. 黄芪建中汤
E. 六磨汤

135. 治疗气滞便秘的最佳选方是

答案:E

136. 治疗气虚便秘的最佳选方是

答案:C

考点：便秘的辨证论治（2002，2010）

解析：六磨汤顺气行滞，主治气滞便秘。四磨饮、五磨饮主治气郁之腹胀。黄芪汤益气润肠，主治气虚便秘。黄芪建中汤和里缓急，主治腹痛。故135题选E，136题选C。

(137～138题共用备选答案)
A. 柴胡疏肝散
B. 龙胆泻肝汤
C. 血府逐瘀汤
D. 一贯煎
E. 归芍六君子汤

137. 治疗胁痛肝胆湿热证，应首选的方剂是
答案：B

138. 治疗胁痛瘀血阻络证，应首选的方剂是
答案：C

考点：胁痛的辨证论治（2015）

解析：胁痛肝胆湿热证的治法为清热利湿，方用龙胆泻肝汤加减。胁痛瘀血阻络证的治法为祛瘀通络，方用血府逐瘀汤或复元活血汤加减。故137题选B，138题选C。

(139～140题共用备选答案)
A. 茵陈蒿汤
B. 茵陈五苓散
C. 茵陈术附汤
D. 鳖甲煎丸
E. 逍遥散

139. 治疗阳黄湿重于热，应首选
答案：B

140. 治疗阴黄，应首选
答案：C

考点：黄疸的辨证论治（2003）

解析：茵陈蒿汤清热利湿，治疗阳黄热重于湿。茵陈五苓散利湿化浊，治疗阳黄湿重于热。茵陈术附汤健脾和中，温化寒湿，治疗阴黄。鳖甲煎丸活血化瘀，逍遥散疏肝扶脾。故139题选B，140题选C。

(141～142题共用备选答案)
A. 目睛黄染
B. 皮肤发黄
C. 胁肋疼痛
D. 腹内积块
E. 腹大胀满

141. 诊断黄疸的主要依据是
答案：A

142. 诊断积聚的主要依据是
答案：D

考点：黄疸、积聚的诊断（2004）

解析：黄疸的主要诊断依据是目睛黄染，非皮肤发黄。积聚的主要诊断依据是腹内积块，非腹大胀满。胁肋疼痛是胁痛的主症。故141题选A，142题选D。

(143～144题共用备选答案)
A. 腹大按之不坚，胁下胀满或痛，纳食减少
B. 腹膨大如鼓，按之坚满，脘闷纳呆
C. 腹大坚满，青筋暴露，胁腹攻痛，可触及肿块
D. 腹大胀满，入暮尤甚，面色萎黄或白，肢冷浮肿
E. 腹大坚满，胁腹疼痛拒按，烦热口苦，渴不欲饮

143. 肝脾血瘀型鼓胀可见
答案：C

144. 水湿内停型鼓胀可见
答案：B

考点：鼓胀的辨证（2002）

解析：肝脾血瘀表现为腹大坚满，青筋暴露，胁腹攻痛，可触及肿块。水湿内停表现为腹膨大如鼓，按之坚满，脘闷纳呆。气滞湿阻表现为腹大按之不坚，胁下胀满或痛，纳食减少。脾肾阳虚表现为腹大胀满，入暮尤甚，面色萎黄或白，肢冷浮肿。湿热蕴结表现为腹大坚满，胁腹疼痛拒按，烦热口苦，渴不欲饮。故143题选C，144题选B。

(145～146题共用备选答案)
A. 风水泛滥
B. 湿毒浸淫
C. 水湿浸渍
D. 湿热壅盛
E. 脾阳虚衰

145. 患者水肿日久，腰以下肿甚，按之凹陷不起，畏寒肢冷，尿少，舌淡苔白滑，脉沉弱。其证候是
答案：E

146. 患者眼睑浮肿，继则四肢及全身皆肿，来

势迅速，伴有恶寒发热，小便不利，舌苔薄白，脉浮紧。其证候是

答案：A

考点：水肿的辨证（2001）

解析：畏寒肢冷，脉沉弱，为阳虚表现。眼睑浮肿，继则四肢及全身皆肿，来势迅速，伴有恶寒发热，小便不利，舌苔薄白，脉浮紧，为风邪袭表，肺失宣降，不能通调水道之表现。故145题选E，146题选A。

（147~148题共用备选答案）
 A. 疏凿饮子
 B. 越婢加术汤
 C. 实脾饮
 D. 五皮饮合胃苓汤
 E. 济生肾气丸合真武汤

147. 治疗水肿湿热壅盛证，应首选

答案：A

148. 治疗水肿脾阳虚衰证，应首选

答案：C

考点：水肿的辨证论治（2012）

解析：水肿分为阳水和阴水。阳水风水相搏证用越婢加术汤，湿毒浸淫证用麻黄连翘赤小豆汤合五味消毒饮，水湿浸渍证用五皮饮合胃苓汤，湿热壅盛证用疏凿饮子；阴水脾阳虚衰证用实脾饮，肾阳衰微证用济生肾气丸合真武汤，瘀水互结证用桃红四物汤合五苓散。故147题选A，148题选C。

（149~150题共用备选答案）
 A. 小便点滴短少
 B. 小便混浊如米泔水
 C. 小便时尿道刺痛有血
 D. 小便点滴不通
 E. 小便有血

149. 尿浊的主症是

答案：B

150. 血淋的主症是

答案：C

考点：尿浊、淋证的诊断（2001）

解析：尿浊的主症是小便混浊如米泔水，血淋的主症是小便时尿道刺痛有血。小便点滴短少，小便点滴不通，为癃闭之表现。小便有血，但无尿痛，为尿血之表现。故149题选B，150题选C。

（151~152题共用备选答案）
 A. 心
 B. 肝
 C. 脾
 D. 肾与膀胱
 E. 肺

151. 淋证的主要病位是

答案：D

152. 喘证的必伤之脏是

答案：E

考点：淋证、喘证的病机（2005）

解析：淋证是指小便频数短涩，滴沥刺痛，欲出未尽，小腹拘急等症，病位在膀胱、肾。喘证病位在肺。故151题选D，152题选E。

（153~154题共用备选答案）
 A. 阴虚肺热咳血
 B. 胃热壅盛吐血
 C. 阴虚火旺尿血
 D. 肝火犯肺咳血
 E. 肾虚不固尿血

153. 百合固金汤主治

答案：A

154. 无比山药丸主治

答案：E

考点：血证的辨证论治（2003）

解析：百合固金汤滋阴润肺，功用在肺，主治阴虚肺热咳血。无比山药丸补益肾气，功效在肾，主治肾虚不固尿血。故153题选A，154题选E。

（155~156题共用备选答案）
 A. 清骨散
 B. 八正散
 C. 滋水清肝饮
 D. 知柏地黄丸
 E. 丹栀逍遥散

155. 治疗血淋虚证，应首选

答案：D

156. 治疗内伤发热肝郁证，应首选

答案：E

考点：淋证、内伤发热的辨证论治（2004）

解析：知柏地黄丸滋阴清热，治疗血淋虚证。丹栀逍遥散疏肝解郁，清肝泻热，治疗内伤发热肝郁证。清骨散滋阴清热，治疗内伤发热阴

虚证。八正散清热利湿，治疗热淋。滋水清肝饮滋养肝肾，疏肝清热，治疗素体阴虚肝郁发热。故155题选D，156题选E。

(157～158题共用备选答案)
   A. 痿证
   B. 痉证
   C. 痹证
   D. 厥证
   E. 痫证

157. 以突然昏仆，不省人事，口吐白沫，两目上视，四肢抽搐为主要表现的病证是
   答案：E

158. 以肢体筋脉弛缓，软弱无力，日久因不能随意运动而致肌肉萎缩为主要表现的病证是
   答案：A
   考点：痫证、痿证的诊断（2005）
   解析：痫证的主要表现是突然昏仆，不省人事，口吐白沫，两目上视，四肢抽搐。痿证的主要表现是肢体筋脉弛缓，软弱无力，日久因不能随意运动而致肌肉萎缩。痉证的主要表现是项背强直，四肢抽搐，甚至角弓反张。痹证的主要表现是肌肉、筋骨、关节发生酸痛、麻木、重着。厥证的主要表现是突然昏倒，不省人事，四肢厥冷。故157题选E，158题选A。

(159～160题共用备选答案)
   A. 柴胡疏肝散
   B. 逍遥散
   C. 越鞠保和丸
   D. 半夏厚朴汤
   E. 橘皮竹茹汤

159. 治疗胃痛肝气犯胃证，应首选
   答案：A

160. 治疗呕吐肝气犯胃证，应首选
   答案：D
   考点：胃痛、呕吐的辨证论治（2003）
   解析：胃痛肝气犯胃证治法为疏肝理气，方用柴胡疏肝散，重在理气止痛。呕吐肝气犯胃证治法以疏肝和胃，降逆止呕，方用半夏厚朴汤，重在理气和胃止呕。故159题选A，160题选D。

(161～162题共用备选答案)
   A. 生铁落饮
   B. 当归龙荟丸
   C. 柴胡疏肝散
   D. 丹栀逍遥散
   E. 朱砂安神丸

161. 狂证属于肝胆火热偏盛者，治疗应首选
   答案：A

162. 郁证属于肝郁化火者，治疗应首选
   答案：D
   考点：癫狂、郁证的辨证论治（2003）
   解析：狂证肝胆火热偏盛，治法为镇心涤痰，泻肝清火，旨在重镇安神，方用生铁落饮。郁证肝郁化火者，治法为清肝泻火，解郁和胃，旨在泻肝解郁，方用丹栀逍遥散。故161题选A，162题选D。

(163～164题共用备选答案)
   A. 疏凿饮子
   B. 八正散
   C. 龙胆泻肝汤
   D. 加味二妙散
   E. 薏苡仁汤

163. 治疗水肿湿热壅盛证，应首选
   答案：A

164. 治疗湿热浸淫之痿证，应首选
   答案：D
   考点：水肿、痿证的辨证论治（2004）
   解析：水肿湿热壅盛证治法为分利湿热，方用疏凿饮子，重在祛肌肤之水。湿热浸淫之痿证治法为清热利湿，通利经脉，方用加味二妙散，旨在清热燥湿，利湿通络。故163题选A，164题选D。

(165～166题共用备选答案)
   A. 玉女煎
   B. 泻心汤合十灰散
   C. 龙胆泻肝汤
   D. 加味清胃散合泻心汤
   E. 泻白散合黛蛤散

165. 治疗吐血胃热壅盛证，应首选
   答案：B

166. 治疗鼻衄胃热壅盛证，应首选
   答案：A
   考点：血证的辨证论治（2005）
   解析：吐血胃热壅盛证治法为清胃泻火，化瘀止血，方用泻心汤合十灰散，有苦寒泻火之功。鼻衄胃热壅盛证治法为清胃泻火，凉血止血，方用玉女煎，有引血下行之功。故165题选B，166题选A。

（167～168题共用备选答案）
　　A. 肺、胃、肾
　　B. 肝、脾、肾
　　C. 心、肾、肺
　　D. 胃、肝、脾
　　E. 脾、肾、肺

167. 鼓胀的病位主要在
　　答案：B
168. 消渴的病位主要在
　　答案：A
　　考点：鼓胀、消渴的病机（2005）
　　解析：鼓胀是因肝脾受伤，疏泄运化失常，气血交阻致水气内停，临床表现以腹胀大如鼓、皮色苍黄、脉络暴露为主。情志不畅致肝气郁结，气机不利，饮食不节，素有脾虚，导致脾胃运化失常，气血不足，而肝、脾与肾生理上关系密切，肝脾病变必然累及肾脏，致肾精衰减，以上最终导致气血不运，水饮内停。因此，鼓胀的病机重点为肝脾肾三脏功能失调，气滞、血瘀、水饮互结于腹中，与肝脾肾三脏的关系最密切。消渴以多尿、多饮、多食，形体消瘦为主要临床表现。其病因为禀赋不足，饮食失节，情志失调及劳欲过度，导致肾精不足，脾胃失运，阴精亏虚，虚火上炎，燥热偏盛。肺主气为水之上源，输布津液，胃为水谷之海，受纳腐熟之谷，肾为先天之本，藏精，肾阳虚则虚火内生，致肺燥津伤，脾胃失运，肾精亏虚为消渴最主要的脏腑病变。因此，消渴的病位主要在肺、胃、肾。故167题选B，168题选A。

中医外科学

【A1 型题】

1. 冻疮的命名方法是
   A. 以病因命名
   B. 以部位命名
   C. 以疾病特征命名
   D. 以形态命名
   E. 以范围大小命名
   答案：A
   考点：疾病的命名原则（2006）
   解析：冻疮是由于寒冷引起的局限性炎症损害，是以病因命名的疾病。故本题选 A。

2. 肿势或软如棉，或硬如馒，形态各异，不红不热。其肿的性质是
   A. 热肿
   B. 寒肿
   C. 风肿
   D. 痰肿
   E. 湿肿
   答案：D
   考点：辨肿（2006）
   解析：A 肿而色红，皮薄光泽，焮热疼痛，肿势急剧。B 肿而不硬，皮色不泽，苍白或紧暗，皮肤清冷，常伴有酸痛，得暖则舒。C 发病急骤，漫肿宣浮，或游走不定，不红微热，轻微疼痛。D 肿势如棉，或硬如馒，大小不一，形态各异，不红不热，皮色不变。E 肿而皮肉重垂胀急，深则按之如烂棉不起，浅则光亮如水疱，搔破流黄水，浸淫皮肤。故本题选 D。

3. 下列各项，不属确认成脓方法的是
   A. 按触法
   B. 推拿法
   C. 穿刺法
   D. 透光法
   E. 点压法
   答案：B

考点：辨脓（2006）
解析：确认成脓的方法有按触法、穿刺法、透光法、点压法。故本题选 B。

4. 乳房部脓肿切开引流正确的切口选择是
   A. 乳晕旁弧形切口
   B. 乳晕处放射状切口
   C. 乳房下缘弧形切口
   D. 以乳头为中心弧形切口
   E. 以乳头为中心放射状切口
   答案：E
   考点：切开法的具体应用（2016）
   解析：乳房部应以乳头为中心，放射状切开。故本题选 E。

5. 下列各项，不宜采用垫棉法治疗的是
   A. 溃疡脓出不畅有袋脓
   B. 疮孔窦道形成脓水不易排出
   C. 急性炎症红肿热痛
   D. 溃疡脓腐已尽，皮肉一时不能黏合
   E. 腋窝疮疡溃后
   答案：C
   考点：垫棉法适应证（2015）
   解析：垫棉法适用于溃疡脓出不畅有袋脓者；或疮孔窦道形成脓水不易排尽者；或溃疡脓腐已尽，新肉已生，但皮肉一时不能黏合者。垫棉法在急性炎症红肿热痛尚未消退时不可应用，否则有促使炎症扩散之弊。应用本法期间若出现发热、局部疼痛加重者，则应立即终止使用，采取相应措施。故本题选 C。

6. 结块范围约 3cm，中心有一脓头，出脓即愈的疾病是
   A. 疖病
   B. 无头疖
   C. 蝼蛄疖
   D. 有头疖
   E. 有头疽
   答案：D

考点：疖的临床表现（2015）

解析：疖分为疖病、无头疖、蝼蛄疖、有头疖。其中有头疖指患处皮肤有一红色结块，焮热疼痛，范围约3cm，突起根浅，中心有一脓头，出脓即愈。故本题选D。

7. 下列各项，皮损范围为2cm左右的是
A. 无头疖
B. 痈
C. 有头疽
D. 颜面部疔疮
E. 有头疖

答案：E

考点：疖的临床表现（2011）

解析：无头疖为皮肤上有一红色肿块，范围小于3cm，无脓头，表面灼热，压之疼痛，2～3天化脓后为一软脓肿，溃后多迅速愈合。痈常为单个发生，肿势范围较大，局部顶高色赤，表皮紧张光亮。有头疽红肿范围多在9～12cm以上，有多个粟粒状脓头，溃后状如蜂窝；有较重的全身症状；病程较长。颜面部疔疮初起为粟粒样脓头，根脚深，肿势散漫；出脓较晚而有脓栓；大多数患者初起即有全身症状。有头疖患处皮肤上有一色红灼热之肿块，范围小于3cm，疼痛，突起根浅，中央有一小脓头，脓出则愈。故本题选E。

8. 下列疔疮，容易损筋伤骨的是
A. 烂疔
B. 红丝疔
C. 颜面疔
D. 疫疔
E. 手足疔

答案：E

考点：疔的特点（2006，2015）

解析：如处理不当，发于颜面部的疔疮很容易走黄而有生命危险，发于手足部的疔疮则易损筋伤骨而影响功能。故本题选E。

9. 红丝疔的好发部位是
A. 面部
B. 胸腹部
C. 四肢后侧
D. 四肢内侧
E. 四肢外侧

答案：D

考点：红丝疔的定义（2016）

解析：红丝疔好发于四肢内侧，常有手足部

生疔或皮肤破损等病史。多先在手足生疔部位或皮肤破损处见红肿热痛，继而在前臂或小腿内侧皮肤上起红丝一条或多条，迅速向躯干方向走窜。故本题选D。

10. 发于小腿足部的丹毒是
A. 抱头火丹
B. 内发丹毒
C. 流火
D. 无头疽
E. 赤游丹毒

答案：C

考点：不同部位丹毒的命名（2015）

解析：生于躯干部为内发丹毒，发于头面部为抱头火丹，发于小腿足部为流火，新生儿多生于臀部为赤游丹毒。无头疽是发生于骨与关节间的急慢性化脓性疾病的统称，因其初起无头故名。故本题选C。

11. 下列各项，不属于疔疮走黄的原因的是
A. 麻痘余毒未清
B. 误食辛热之品
C. 早期失治
D. 挤压碰撞
E. 过早切开

答案：A

考点：走黄的病因病机（2006，2012）

解析：生疔之后，早期失治，毒势未得控制，或挤压碰伤，过早切开，疔毒虽鸱张，每得以直入营血，或误食辛热及酒肉鱼腥等发物，或艾灸疮头，更增火毒，均可促使疔毒发散，入营入血，内攻脏腑而成。故本题选A。

12. 乳痈最常见的病因是
A. 肝郁胃热
B. 乳汁郁积
C. 阳明积热
D. 乳头破损
E. 感受外邪

答案：B

考点：乳痈的病因（2016）

解析：乳痈的病因：乳汁郁积、肝郁胃热、感受外邪。其中乳汁郁积是最常见的病因。初产妇乳头破碎，或乳头畸形、凹陷，影响充分哺乳；或哺乳方法不当，或乳汁多而少饮，或断乳不当，均可导致乳汁郁积，乳络阻塞成块，郁久化热成痈肿。故本题选B。

13. 治疗乳岩冲任失调证，应首选的方剂是

A. 神效瓜蒌散合开郁散
B. 二仙汤合开郁散
C. 八珍汤合开郁散
D. 人参养荣汤合开郁散
E. 参苓白术散合开郁散

答案：B

考点：乳岩的辨证论治（2016）

解析：乳岩冲任失调证的治法为调摄冲任，理气散结，方用二仙汤合开郁散加减。A为肝郁痰凝证的代表方，C为正虚毒盛证的代表方，D为气血两亏证的代表方，E为脾虚胃弱证的代表方。故本题选B。

14. 肉瘤可选用的外治法是
A. 回阳玉龙膏掺黑退消
B. 太乙膏掺红灵丹
C. 阳和解凝膏掺黑退消
D. 太乙膏掺阳毒内消散
E. 阳和解凝膏掺阳毒内消散

答案：C

考点：肉瘤的辨证论治（2016）

解析：肉瘤的外治法为阳和解凝膏掺黑退消或桂麝散外敷。故本题选C。

15. 石瘿应首选的治疗措施是
A. 早期中药外敷
B. 早期中药内治
C. 早期手术切除
D. 早期化学治疗
E. 早期放射治疗

答案：C

考点：石瘿的治疗原则（2015）

解析：石瘿相当于西医学中的甲状腺癌，属于恶性肿瘤，应及早诊断并早期手术治疗。故本题选C。

16. 下列各项，与瘰疬的病因病机无关的是
A. 心阳不足
B. 肝气郁结
C. 脾失健运
D. 肺阴不足
E. 肾阴亏虚

答案：A

考点：瘰疬的病因病机（2006）

解析：瘰疬的发生可因情志不畅，肝气郁结，进而影响脾的运化功能（主要指消化、吸收功能），使痰热内生，于颈项结成核块；或者病人原有肺肾阴虚，阴虚则火旺，热灼津液为痰，痰火互相凝结成核而生瘰疬。故本题选A。

17. 岩瘤的病机是
A. 标本俱实
B. 标本俱虚
C. 气机不畅
D. 本虚标实
E. 气滞血瘀

答案：D

考点：岩瘤的病机（2011）

解析：岩瘤是全身性疾病的局部表现，病因复杂，归纳起来不外内因外因两个方面。外因为六淫邪气，内因为正气不足和七情所伤，导致机体阴阳失调，脏腑功能障碍，经络阻塞，气血运行失常，气滞血瘀，痰凝毒聚等。本题中A、B可直接排除；C、E虽然是病机之一，但是不完全；整体病机当属本虚而标实。故本题选D。

18. 发于皮里膜外，由脂肪组织过度增生而形成的良性肿瘤是
A. 血瘤
B. 肉瘤
C. 脂瘤
D. 脂肪肉瘤
E. 失荣

答案：B

考点：肉瘤的概念（2015）

解析：血瘤是指体表血络，纵横交集而形成的肿瘤。肉瘤发于皮里膜外，由脂肪组织过度增生而形成的良性肿瘤。脂瘤是指皮脂腺中皮脂潴留郁积而形成的囊肿，又称粉瘤。西医所称的肉瘤是指发生于软组织的恶性肿瘤，如脂肪肉瘤、纤维肉瘤等。失荣是发于颈部及耳之前后的岩肿，因其晚期气血亏虚而瘀滞，出现面容憔悴，形体消瘦，状如树之枝叶枯萎，失去荣华而名。故本题选B。

19. 下列各项，有特殊鼠尿臭味的是
A. 白秃疮
B. 脚湿气
C. 肥疮
D. 体癣
E. 花斑癣

答案：C

考点：肥疮的特点（2015）

解析：肥疮的特点：有黄癣痂堆积，癣痂呈蜡黄色，肥厚，富黏性，边缘翘起，中心微凹，上有毛发贯穿，质脆易粉碎，有特殊的鼠尿臭

味。故本题选 C。

20. 下列各项，常发于多汗体质青年，并可在家庭中相互传染的是
    A. 白秃疮
    B. 肥疮
    C. 鹅掌风
    D. 圆癣
    E. 花斑癣
    答案：E
    考点：花斑癣的临床特点（2016）
    解析：花斑癣常发于多汗体质青年，可在家庭中互相传染。皮损好发于颈项、躯干，尤其是多汗部位及四肢近心端，为大小不一、边界清楚的圆形或不规则的无炎症性斑块，色淡褐、灰褐至深褐色，或轻度色素减退，或附有少许糠秕状细鳞屑，常融合成片。有轻微痒感，常夏发冬愈，复发率高。故本题选 E。

21. 下列外治法，可用于治疗白秃疮、肥疮的是
    A. 拔发法
    B. 挑治法
    C. 挂线法
    D. 结扎法
    E. 熏法
    答案：A
    考点：癣的治疗方法（2006）
    解析：白秃疮相当于西医的白癣，肥疮相当于西医的黄癣。其外治法均可采用拔发法。故本题选 A。

22. 治疗虫咬皮炎热毒蕴结证，应首选的方剂是
    A. 五味消毒饮合清营汤
    B. 黄连解毒汤合犀角地黄汤
    C. 五味消毒饮合黄连解毒汤
    D. 仙方活命饮合清营汤
    E. 银翘散合消风散
    答案：C
    考点：虫咬皮炎的辨证论治（2016）
    解析：虫咬皮炎热毒蕴结证，可见皮疹较多，成片红肿，水疱较大，瘀斑明显，皮疹附近臖核肿大；伴畏寒，发热头痛，恶心、胸闷；舌红，苔黄，脉数。治法：清热解毒，消肿止痒。方用五味消毒饮合黄连解毒汤加地肤子、白鲜皮、紫荆皮。故本题选 C。

23. 下列各项，由禀赋不耐而发病的是
    A. 红丝疔
    B. 疔疮

    C. 药毒
    D. 流注
    E. 脱疽
    答案：C
    考点：药毒的病因病机（2015）
    解析：药毒是指药物通过口服、注射或皮肤黏膜直接用药等途径，进入人体后引起的皮肤或黏膜的急性炎症反应。与患者的过敏体质有关。总由禀赋不耐，邪毒侵犯所致。故本题选 C。

24. 脓疱湿热下注证的治法是
    A. 清热解毒，养阴活血
    B. 清热利湿，活血通脉
    C. 活血化瘀，和营消肿
    D. 清热利湿，和营解毒
    E. 益气活血，祛瘀生新
    答案：D
    考点：脓疱的辨证论治（2015）
    解析：脓疱湿热下注证的治法为清热利湿解毒，方用清暑汤加马齿苋、藿香。故本题选 D。

25. 一期梅毒和三期梅毒分别又称为
    A. 硬下疳、杨梅结毒
    B. 硬下疳、杨梅疮
    C. 杨梅疮、杨梅结毒
    D. 杨梅结毒、杨梅疮
    E. 杨梅结毒、硬下疳
    答案：A
    考点：梅毒的诊断（2011）
    解析：一期梅毒主要表现为疳疮（硬下疳），发生于不洁性交后 2~4 周；二期梅毒主要表现为杨梅疮，一般发生在感染后 7~10 周或硬下疳出现后 6~8 周；三期梅毒亦称晚期梅毒，主要表现为杨梅结毒，此期特点为病程长，易复发，除皮肤黏膜损害外，常侵犯多个脏器。故本题选 A。

26. 下列各项，不属系统性红蝴蝶疮临床表现的是
    A. 80% 患者出现对称性皮损
    B. 患部对日光不敏感，春夏减轻
    C. 发生在指甲周围皮肤及甲下者，可有出血性紫红色斑片
    D. 严重者，可有全身泛发性多形性红斑
    E. 手部遇冷可出现雷诺现象
    答案：B
    考点：系统性红蝴蝶疮的临床表现（2006）
    解析：典型者在两颊和鼻部出现蝶形红斑，

为不规则形，色鲜红或紫红，边界清楚或模糊，有时可见鳞屑。皮损发生在指甲周围皮肤及甲下者，常为出血性紫红色斑片，高热时红肿光亮，时隐时现。发生在唇者，则为下唇部红斑性唇炎的表现。皮损严重者，可有全身泛发性多形性红斑、紫红斑、水疱等，口腔、外阴黏膜有糜烂，头发可逐渐稀疏或脱落。手部遇冷时有雷诺现象，常为本病的早期症状。故本题选B。

27. 贯穿结扎法最适用的是
    A. 内痔嵌顿
    B. 静脉曲张性外痔Ⅱ
    C. 血栓性外痔
    D. 赘皮外痔
    E. Ⅱ、Ⅲ期内痔

答案：E

考点：痔的治疗（2006）

解析：贯穿结扎法适用于Ⅱ、Ⅲ期内痔，尤其是纤维型内痔更为适宜。故本题选E。

28. 应用脓肿一次切开法治疗肛痈，与分次手术最主要的区别是
    A. 切口呈放射状
    B. 切口长度与脓肿等长
    C. 将切口与内口之间的组织切开并搔刮清除
    D. 分开脓腔的纤维间隔
    E. 术后常规换药

答案：C

考点：肛痈的治疗（2016）

解析：脓肿一次切开法切口呈放射状，长度与脓肿等长，使引流通畅，同时寻找齿线处感染的肛隐窝或内口，将切口与内口之间的组织切开，并搔刮清除，以免形成肛漏。分次手术切口在压痛或波动明显处尽可能靠近肛门，切口呈弧状或放射状，须有足够长度，用红油膏纱布引流，保持引流通畅，待肛漏形成后按肛漏处理。故二者最大区别是前者要将内口组织切开并搔刮清除，避免形成肛漏。故本题选C。

29. 直肠癌早期便血的特点是
    A. 便血鲜红，便后停止，呈间歇性
    B. 无痛性便血，血色鲜红，不与大便相混
    C. 黏液血便，鲜红或暗红，量不多，呈持续性
    D. 便血鲜红，量不多，肛门呈周期性疼痛
    E. 少许黏液或血丝在粪便前流出

答案：C

考点：直肠癌的特点（2016）

解析：便血是直肠癌最常见的早期症状。大便带血，血为鲜红或暗红，量不多，常同时伴有黏液，呈持续性，有特殊臭味。故本题选C。

30. 治疗血栓性浅静脉炎湿热瘀阻证，应首选的方剂是
    A. 五神汤合四妙勇安汤
    B. 萆薢渗湿汤合五神汤
    C. 二妙散合茵陈赤豆汤
    D. 四妙散合五神汤
    E. 六味地黄丸合四妙散

答案：C

考点：血栓性浅静脉炎的辨证论治（2016）

解析：血栓性浅静脉炎湿热瘀阻证的治法为清热利湿，解毒通络，方用二妙散合茵陈赤豆汤加减。故本题选C。

31. 治疗脱疽湿热毒盛证，应首选的方剂是
    A. 阳和汤
    B. 四妙勇安汤
    C. 桃红四物汤
    D. 顾步汤
    E. 黄芪鳖甲汤

答案：B

考点：脱疽的辨证论治（2015）

解析：脱疽湿热毒盛证的治法为清热利湿，解毒活血，方用四妙勇安汤加减。寒湿络络证用阳和汤加减。血脉瘀阻证用桃红四物汤加减。热毒伤阴证用顾步汤加减。气阴两虚证用黄芪鳖甲汤加减。故本题选B。

32. 顾步汤适用的脱疽证候是
    A. 寒湿阻络
    B. 血脉瘀阻
    C. 湿热毒盛
    D. 热毒伤阴
    E. 气阴两虚

答案：D

考点：脱疽的辨证论治（2006）

解析：脱疽的分型论治为：①寒湿阻络——温阳散寒，活血通络——阳和汤加减。②血脉瘀阻——活血化瘀，通络止痛——桃红四物汤加减。③湿热毒盛——清热利湿，活血化瘀——四妙勇安汤加减。④热毒伤阴——清热解毒，养阴活血——顾步汤加减。⑤气阴两虚——益气养阴——黄芪鳖甲汤加减。故本题选D。

【A2 型题】

33. 患者1周前因外伤出现右手食指红肿热痛，肿胀呈圆柱状，皮色光亮，关节轻度屈曲，不能伸展，现局部跳痛明显，拟切开排脓。应选择的切口部位是

A. 指掌侧面
B. 指掌正中
C. 手指侧面
D. 手指正中
E. 食指关节处

答案：C

考点：切开法的具体应用（2016）

解析：切口的选择以便于引流为原则，选脓腔最低点或最薄弱处进刀。手指脓肿，应从侧方切开。故本题选C。

34. 患者素有足癣史，1周前左1、2趾缝间作痒，糜烂加重，2天前左大趾至小腿内出现红线一条，宽约3mm，色红灼热，边界清楚，压痛明显，并伴有左腹股沟结块疼痛。其诊断是

A. 丹毒
B. 烂疗
C. 类丹毒
D. 红丝疔
E. 附骨疽

答案：D

考点：红丝疔的定义、特点（2015）

解析：多先在手足生疔部位或皮肤破损处见红肿疼痛，继而在前臂或小腿内侧皮肤上起红丝一条或多条，迅速向躯干方向走窜，上肢可停于肘部或腋部，下肢可停于腘窝或胯间。腋窝或腘窝、腹股沟部常有臖核肿大作痛。故本题选D。

35. 患者行注射治疗后，出现臀部结块坚硬，漫肿不红，病情进展缓慢，无全身症状，舌苔白腻，脉缓。其诊断是

A. 臀痈
B. 肉瘤
C. 流痰
D. 内陷
E. 无头疽

答案：A

考点：臀痈的临床特点（2016）

解析：臀痈是发生于臀部肌肉丰厚处范围较大的急性化脓性疾病。由肌肉注射引起者俗称针毒。特点是发病来势急，病位深，范围大，难于起发，成脓起块，但腐溃较难，收口亦慢。故本题选A。

36. 患者，女，32岁。左臀部出现硬结，红热不显，有触痛，步行不便，有患部肌肉注射史。应首先考虑的是

A. 无头疽
B. 有头疽
C. 臀痈
D. 痈
E. 肉瘤

答案：C

考点：臀痈的临床特点（2006）

解析：发病前常有臀部糜烂损伤史，或臀部肌肉注射史。痈发于一侧臀部，肿硬疼痛，形大如盘，肿逾盈尺，范围较广，边缘不清，步履艰难。及至酿脓，焮肿疼痛，肿势渐聚，身伴寒热，四肢酸楚，尿赤便秘。脓成外溃，色黄稠厚，或疮口内有腐烂坏死组织，泄脓不畅。故本题选C。

37. 患者，女，45岁。乳房肿块月经前加重，经后缓解，伴有腰酸乏力，神疲倦怠，月经失调，量少色淡，舌淡苔白，脉沉细。其治法是

A. 疏肝散结
B. 化痰散结
C. 调摄冲任
D. 调补气血
E. 补益气血

答案：C

考点：乳癖的辨证论治（2016）

解析：根据患者症状诊断为乳癖之冲任失调证，治法为调摄冲任，方用二仙汤合四物汤加减。故本题选C。

38. 患者，女，28岁。左乳胀痛10天，局部红肿热痛，中软应指，伴壮热不退，口渴喜饮，舌红苔黄，脉弦数。治疗应首选的是

A. 乳房按摩，并用金黄散外敷
B. 切开引流，行弧形切口
C. 切开引流，行放射状切口
D. 切开引流，行十字形切口
E. 应用砭镰法

答案：C

考点：乳痈成脓期切开术的要求（2015）

解析：乳痈初起可热敷加乳房按摩，以疏通乳络。先轻揪乳头数次，然后从乳房四周按摩，

再用金黄散外敷。成脓时切口排脓，以乳头放射状切开。溃后用八二丹或九一丹提脓拔毒，待脓尽改用生肌散收口。故本题选C。

39. 患者，男，30岁。颈部肿块，溃后脓水清稀，夹有败絮样物质，经久不消。应首先考虑的是
  A. 发
  B. 瘰疬
  C. 颈痈
  D. 失荣
  E. 无头疽
  答案：B
  考点：瘰疬的诊断（2006）
  解析：看到夹有败絮样物质，首先应考虑瘰疬，此为其典型的临床表现。发以皮肤疏松的部位突然红肿蔓延成片，灼热疼痛，红肿以中心最为明显为典型特点。颈痈以初起脐部微肿，渐大如瓜，脓稠不臭则易愈，脓水臭秽则成漏为临床表现。失荣是以颈部肿块坚硬如石，推之不移，皮色不变，面容憔悴，形体消瘦，状如树木失去荣华为主要表现的肿瘤性疾病。无头疽发于四肢长骨，局部胖肿，附筋着骨，推之不移，疼痛彻骨，溃后脓水淋漓，不易收口。故本题选B。

40. 颈部核块如黄豆大小，一个或数个，可同时出现或相继发生，皮色不变，质稍硬，表面光滑，不热不痛，推之能活动。治疗应首选
  A. 生肌散
  B. 内托生肌散加减
  C. 逍遥散合二陈汤加减
  D. 香贝养营汤合六味地黄汤加减
  E. 托里消毒散
  答案：C
  考点：瘰疬的辨证论治（2011）
  解析：瘰疬初期：颈部核块如黄豆大小，一个或数个，可同时出现或相继发生，皮色不变，质稍硬，表面光滑，不热不痛，推之能活动，可用逍遥散合二陈汤加减治疗。瘰疬中期：核块渐增大，与表皮粘连，有时数个核块互相融合成大的肿块，推之不能活动，疼痛；当进一步化脓时，则表面皮肤转成暗红色，微热，按之有轻微波动感，可用托里消毒散、内托生肌散加减治疗。瘰疬后期：已化脓的肿块切开或自行破溃后，流出清稀脓水，夹有败絮状物质，疮口呈潜行性管腔（表面皮肤较薄，皮下有向周围延伸的空腔），疮口肉色灰白，四周皮肤紫暗，可

以形成窦道；如果脓水转稠，肉芽变成鲜红色，表示即将愈合，可用香贝养营汤合六味地黄汤加减治疗。故本题选C。

41. 患者，男，45岁。左上臂内侧有一肿块，呈半球形，暗红色，质地柔软，状如海绵，压之可缩小。应首先考虑的是
  A. 气瘤
  B. 筋瘤
  C. 脂瘤
  D. 血瘤
  E. 肉瘤
  答案：D
  考点：血瘤的诊断（2006）
  解析：血瘤可发生于身体任何部位，但以四肢、躯干、面颈部多见。常在出生后即发现，随着年龄增长而长大，长至某种程度后，可停止进展。瘤体外观呈暗红色或紫蓝色，亦可为正常皮色，小如豆粒，大如拳头，质地柔软，状如海绵，压之可缩小，肢体活动时胀大。故本题选D。

42. 患者因牙痛服用去痛片，7天后四肢出现豌豆至蚕豆大圆形或椭圆形水肿性红斑，有些部位中央有水疱。其诊断是
  A. 药毒
  B. 瘾疹
  C. 湿疮
  D. 接触性皮炎
  E. 麻疹
  答案：A
  考点：药毒的诊断（2016）
  解析：药毒的诊断：①发病前有用药史。②有一定的潜伏期，第一次发病多在用药后5～20天内。③突然发病，自觉灼热瘙痒，重者伴发热、倦怠、纳差、大便干燥、小便黄赤。④皮损形态多样，颜色鲜艳，分布为全身性、对称性，可泛发或局限于局部。药毒固定型典型皮损为圆形或椭圆形水肿性紫红斑，边界清楚，重者红斑中央形成水疱或大疱。故本题选A。

43. 患者项部皮损为多角形的扁平丘疹融合成片，剧烈瘙痒，搔抓后皮损肥厚，皮沟加深，皮嵴隆起，形成苔藓样变，其诊断是
  A. 白疕
  B. 圆癣
  C. 白秃疮
  D. 红蝴蝶疮

E. 牛皮癣
答案：E
考点：牛皮癣的皮损特点（2015）
解析：牛皮癣是一种皮肤状如牛项之皮，厚且坚的慢性瘙痒性皮肤病。特点是皮损为圆形或多角形的扁平丘疹融合成片，剧烈瘙痒，搔抓后皮损肥厚，皮沟加深，皮嵴隆起，极易形成苔藓样变。故本题选 E。

44. 患者，男，33 岁，患白疕，发病较久，皮疹多呈斑片状，颜色淡红，鳞屑减少，干燥皲裂，自觉瘙痒，伴口干，舌质淡红，苔少，脉沉细。其治法是
  A. 清热泻火，凉血解毒
  B. 清利湿热，解毒通络
  C. 活血化瘀，解毒通络
  D. 养血滋阴，润肤息风
  E. 清热凉血，解毒消斑
答案：D
考点：白疕的辨证治疗（2006）
解析：患者皮疹颜色淡红，舌质淡红，脉沉细，为血虚所致。有鳞屑减少，干燥皲裂，自觉瘙痒等症，故可诊断为血虚风燥型白疕，治以养血滋阴，润肤息风，方选当归饮子加减。故本题选 D。

45. 患者便血伴肛门疼痛反复发作 3 年。肛门截石位 6 点处肛管皮肤裂开，伴结缔组织外痔，肛乳头肥大。治疗应选用的手术方法是
  A. 扩肛法
  B. 切开法
  C. 挂线法
  D. 结扎法
  E. 纵切横缝法
答案：B
考点：肛裂手术治疗的不同方法（2016）
解析：扩肛法适用于早期肛裂，无结缔组织外痔、肛乳头肥大等合并症。切开法适用于陈旧性肛裂伴有结缔组织外痔、肛乳头肥大等合并症。肛裂侧切术适用于不伴有结缔组织外痔、皮下漏等的陈旧性肛裂。纵切横缝法适用于陈旧性肛裂伴肛管狭窄者。故本题选 B。

46. 患者急性子痈 2 天，恶寒发热，左侧附睾肿大疼痛，疼痛引及子系（精索），舌红苔黄腻，脉滑数。治疗应首选的方剂是
  A. 透脓散
  B. 滋阴除湿汤

C. 萆薢化毒汤
D. 五味消毒饮
E. 枸橘汤
答案：E
考点：子痈的辨证论治（2015）
解析：子痈湿热下注证的治法为清热利湿，解毒消肿，方用枸橘汤或龙胆泻肝汤加减。故本题选 E。

47. 患者左股骨颈骨折 7 天，左下肢肿胀增粗 2 天，皮温升高，皮色红，胀痛，浅表静脉扩张，活动不利，舌质红，苔黄腻，脉弦滑。治疗应首选的方剂是
  A. 活血通脉汤
  B. 参苓白术散
  C. 补阳还五汤
  D. 龙胆泻肝汤
  E. 四妙勇安汤
答案：E
考点：股肿的辨证论治（2016）
解析：根据患者症状可诊断为股肿之湿热下注证。治法为清热利湿，活血化瘀，方用四妙勇安汤加味。故本题选 E。

48. 患者，男，58 岁。右侧脚趾麻木，皮肤干燥，毫毛脱落，趾甲增厚变形，呈干性坏疽，口干欲饮，便秘溲赤，舌红，苔黄，脉弦细数。其证候是
  A. 寒湿内阻证
  B. 湿热壅滞证
  C. 气滞血瘀证
  D. 热毒伤阴证
  E. 邪毒内陷证
答案：D
考点：脱疽的辨证（2015）
解析：患者右侧脚趾麻木，皮肤干燥，毫毛脱落，趾甲增厚变形，呈干性坏疽，辨病为脱疽；口干欲饮，便秘溲赤，舌红，苔黄，脉弦细数辨证为热毒伤阴证。治法为清热解毒，养阴活血，方用顾步汤加减。故本题选 D。

【B1 型题】

(49～50 题共用备选答案)
  A. 神效瓜蒌散
  B. 二仙汤
  C. 八珍汤
  D. 人参养荣汤

E. 参苓白术散

49. 治疗乳岩正虚毒炽证，应首选的方剂是
答案：C

50. 治疗乳岩气血两亏证，应首选的方剂是
答案：D
考点：乳岩的辨证论治（2015）
解析：乳岩正虚毒炽证的治法为调补气血，清热解毒，方用八珍汤加减。气血两亏证的治法为补益气血，宁心安神，方用人参养荣汤加味。故49题选C，50题选D。

（51～52题共用备选答案）
A. 邪气偏盛
B. 阴阳失调
C. 阴毒结聚
D. 正气不足
E. 经络阻塞

51. 形成瘤的主要病机是
答案：A

52. 形成岩的主要病机是
答案：D
考点：瘤、岩的病机（2006）
解析：瘤、岩是全身性疾病的局部表现，病因可归纳为内因、外因两个方面。外因为六淫之邪或环境污染，内因为正气不足和七情刺激。瘤主要是邪气偏盛，岩主要是正气不足。故51题选A，52题选D。

（53～54题共用备选答案）
A. Ⅱ期内痔
B. Ⅲ期内痔
C. Ⅰ度直肠脱垂
D. Ⅱ度直肠脱垂
E. Ⅲ度直肠脱垂

53. 患者排便时肛内脱出肿物，分界清楚，便后能自行回纳，易出血。其诊断是
答案：A

54. 患者排便时肛内脱出肿物，为环状淡红色黏膜皱襞，长3～5厘米，触之柔软，无弹性，便后能自行回纳，不易出血。其诊断是
答案：C
考点：内痔、脱肛的诊断（2015）
解析：内痔：Ⅰ期内痔：痔核较小，不脱出，以便血为主。Ⅱ期内痔：痔核较大，大便时可脱出肛外，便后自行回纳，便血或多或少。Ⅲ期内痔：痔核更大，不能自行回纳，须用手推回，便血不多或不出血。Ⅳ期内痔：嵌顿性内痔。直肠脱垂分三度：Ⅰ度脱垂：为直肠黏膜脱出。环状淡红色黏膜皱襞，长3～5cm，触之柔软，无弹性，便后能自行回纳，不易出血。Ⅱ度脱垂：为直肠全层脱出。脱出物长5～10cm，呈圆锥状，淡红色，表面为环状有层次的黏膜皱襞，触之较厚，有弹性，肛门松弛，便后须用手回复。Ⅲ度脱垂：为直肠及部分乙状结肠脱出。脱出物达10cm以上，呈圆柱形，触之很厚，肛门松弛无力。故53题选A，54题选C。

（55～56题共用备选答案）
A. 透脓散
B. 仙方活命饮
C. 黄连解毒汤
D. 青蒿鳖甲汤合三妙丸
E. 萆薢渗湿汤

55. 治疗肛痈火毒炽盛证，应首选
答案：A

56. 治疗肛痈阴虚毒恋证，应首选
答案：D
考点：肛痈的治疗（2006）
解析：肛痈的分型论治：①湿热蕴结——清热解毒——仙方活命饮、黄连解毒汤加减。②火毒炽盛——清热解毒透脓——透脓散加减。③阴虚毒恋——养阴清热，祛湿解毒——青蒿鳖甲汤合三妙丸加减。故55题选A，56题选D。

中医妇科学

【A1 型题】

1. 下列关于阴道功能的叙述，错误的是
   A. 排出月经
   B. 分泌带下
   C. 种子育胎
   D. 排出恶露
   E. 阴阳交合
   答案：C
   考点：阴道的功能（2016）
   解析：阴道是防御外邪入侵的关口，是排出月经、分泌带下的通道，是阴阳交合的器官，又是娩出胎儿、排出恶露的途径。种子育胎是子宫的功能。故本题选 C。

2. 下列哪项不是月经的生理现象
   A. 周期 21～35 天
   B. 经期 3～7 天
   C. 经量 100～150mL
   D. 经色暗红
   E. 经质不稠不稀，无血块，无特殊气味
   答案：C
   考点：月经的生理现象（2001，2003）
   解析：经量正常为 50～80mL。故本题选 C。

3. 身体无疾，月经定期 2 个月一行者，称为
   A. 居经
   B. 并月
   C. 季经
   D. 激经
   E. 避年
   答案：B
   考点：月经的生理现象（2015）
   解析：身体无病而月经定期两个月来潮一次者，称为并月；三个月一潮者，称为"居经"或"季经"；一年一行者称为"避年"；还有终生不潮却能受孕者，称为"暗经"；受孕初期仍能按月经周期有少量出血而无损于胎儿者，称

为"激经"，又称"盛胎"。故本题选 B。

4. 下列有关预产期的计算正确的是
   A. 以末次月经结束后的第一天起计算
   B. 以末次月经的最后一天起计算
   C. 以尿检阳性的第一天起计算
   D. 以末次月经的第一天起计算
   E. 月数加 9（或减 3）日数加 14
   答案：D
   考点：预产期的计算方法（2012）
   解析：预产期从末次月经的第一天算起，月数加 9（或减 3）日数加 7。故本题选 D。

5. 妇科温补肾阳法的代表方剂是
   A. 温经汤
   B. 右归丸
   C. 金匮肾气丸
   D. 济生肾气丸
   E. 举元煎
   答案：B
   考点：调补脏腑（2016）
   解析：肾阳不足，命门火衰，阴寒内盛，治宜温肾暖宫，补益命门之火，代表方如右归丸、右归饮、温胞饮等。故本题选 B。

6. 下列哪项不是月经先期气虚证的主证
   A. 月经量多
   B. 色淡质稀
   C. 神疲肢软
   D. 小腹疼痛拒按
   E. 纳少便溏
   答案：D
   考点：月经先期的辨证（2005，2006）
   解析：月经先期气虚证以气虚为主证，气虚统血无权，月经量多。色淡质稀、神疲肢软、纳少便溏为气虚之表现。小腹疼痛拒按为实证之表现。故本题选 D。

7. 月经先期脾气虚证，治疗应首选
   A. 补中益气汤

B. 固阴煎
C. 清经散
D. 两地汤
E. 丹栀逍遥散

答案：A

考点：月经先期的辨证论治（2009，2012）

解析：月经先期主要病机为气虚和血热。脾气虚用补中益气汤或归脾汤；肾气虚用固阴煎或归肾丸。阳盛血热用清经散；阴虚血热用两地汤；肝郁血热用丹栀逍遥散。故本题选A。

8. 下列哪项不是清经散的组成药物
A. 生地、玄参
B. 丹皮、茯苓
C. 黄柏、地骨皮
D. 熟地、白芍
E. 青蒿

答案：A

考点：清经散的组成药物（2002，2003，2004）

解析：清经散的组成药物：丹皮、地骨皮、白芍、熟地、青蒿、茯苓、黄柏。故本题选A。

9. 下列各项，不属月经后期气滞证临床特点表现的是
A. 月经减少或正常
B. 经色暗红或有小血块
C. 胸胁乳房胀痛
D. 小腹隐痛喜按
E. 脉弦数

答案：D

考点：月经后期的辨证论治（2015）

解析：月经后期气滞证的临床表现为月经周期延后，量少或正常，色暗红，或有血块，小腹胀痛；或精神抑郁，胸胁乳房胀痛；舌质正常或红，苔薄白或微黄，脉弦或弦数。小腹隐痛喜按为虚寒证的表现，故本题选D。

10. 治疗月经先后无定期肾虚证，应首选的方剂是
A. 逍遥散
B. 固阴煎
C. 定经汤
D. 归肾丸
E. 大补元煎

答案：B

考点：月经先后无定期的辨证论治（2016）

解析：肾气虚弱，封藏失司，冲任失调，血海蓄溢无常，以致月经先后无定期；肾气亏损，阴阳两虚，阴不足则经血少，阳不足则经血淡。治以补肾调经，方用固阴煎。故本题选B。

11. 下列各项，不属月经过少肾虚证临床表现的是
A. 经量减少，色暗淡，质稀
B. 头晕耳鸣，腰酸腿软
C. 头晕目眩，胸胁胀满
D. 舌质淡，脉沉弱
E. 小腹冷，夜尿多

答案：C

考点：月经过少的辨证论治（2015）

解析：月经过少肾虚证的临床表现为经量素少或渐少，色暗淡，质稀；腰膝酸软，头晕眼花，头晕耳鸣，足跟痛，或小腹冷，或夜尿多；舌淡，脉沉弱或沉迟。头晕目眩，胸胁胀满为气滞证的表现。故本题选C。

12. 清热固经汤治疗崩漏的适应证候是
A. 湿热证
B. 实热证
C. 虚热证
D. 血瘀证
E. 肝郁证

答案：B

考点：崩漏的辨证论治（2016）

解析：实热内蕴，损伤冲任，血海沸溢，迫血妄行，故经来无期，突然暴崩如注或淋沥日久难止，治以清热凉血，固冲止血，方用清热固经汤。故本题选B。

13. 虚证闭经的治疗原则是
A. 补益肝肾
B. 补而通之
C. 健脾益气
D. 益气养血
E. 补肾调经

答案：B

考点：闭经的治疗原则（2016）

解析：闭经的治疗原则应根据病证，虚者补而通之，实者泻而通之，虚实夹杂者当补中有通，攻中有养。故本题选B。

14. 治疗闭经肾气亏虚证，应首选的方剂是
A. 加味一阴煎
B. 人参养荣汤
C. 左归丸
D. 一贯煎

E. 加减苁蓉菟丝子丸
答案：E
考点：闭经的辨证论治（2015）
解析：先天禀赋不足，肾气未盛，精气未充，天癸匮乏，故月经未潮，或月经初潮偏迟，全身发育欠佳，第二性征发育不良。肾气亏虚，冲任损伤，血海空虚致月经周期延后，经量少，渐至停闭，治以补肾益气，调理冲任，方用加减苁蓉菟丝子丸加淫羊藿、紫河车。故本题选E。

15. 治疗经行头痛肝火证，应首选的方剂是
   A. 通窍活血汤
   B. 羚角钩藤汤
   C. 天麻钩藤饮
   D. 镇肝息风汤
   E. 加味逍遥散
答案：B
考点：经行头痛的辨证论治（2015）
解析：素体肝阳偏亢，足厥阴肝经与督脉上会于颠，而冲脉附于肝，经行冲气偏旺，故肝火易随冲气上逆，风阳上扰清窍，而致经行颠顶掣痛，治以清热平肝息风，方用羚角钩藤汤。故本题选B。

16. 治疗经行吐衄肺肾阴虚证，应首选的方剂是
   A. 清肝汤
   B. 调肝汤
   C. 顺经汤
   D. 清肝引经汤
   E. 上下相资汤
答案：C
考点：经行吐衄的辨证论治（2016）
解析：素体肺肾阴虚，虚火上炎，经行后阴虚更甚，虚火内炽，损伤肺络，故血上溢而为吐衄，治以滋阴养肺，方用顺经汤或加味麦门冬汤。故本题选C。

17. 治疗绝经前后诸证肾阴阳俱虚证，应首选的方剂是
   A. 知柏地黄丸
   B. 左归丸
   C. 右归丸
   D. 二至丸
   E. 当归丸
答案：D
考点：绝经前后诸证的辨证论治（2015）
解析：肾藏元阴而寓元阳，阴损及阳，或阳损及阴，真阴真阳不足，不能濡养、温煦脏腑，或激发、推动机体的正常生理功能而致诸症丛生，治以阴阳双补，方用二仙汤合二至丸加菟丝子、何首乌、龙骨、牡蛎。故本题选D。

18. 下列各项，属带下过多脾虚证主症的是
   A. 带下量多，绵绵不断，质稀如水
   B. 带下量多，色黄或呈脓性，质黏稠
   C. 带下量多，色黄
   D. 带下赤白，质稠，有气味
   E. 带下量多，色白，质稀
答案：E
考点：带下过多的辨证论治（2016）
解析：带下过多脾虚证临床表现为带下量多，色白或淡黄，质稀薄，或如涕如唾，绵绵不断，无臭；面色㿠白或萎黄，四肢倦怠，脘胁不舒，纳少便溏，或四肢浮肿；舌淡胖，苔白或腻，脉细缓。故本题选E。

19. 妊娠恶阻的主要病机是
   A. 胃气亏虚，和降失司
   B. 冲脉之气上逆，胃失和降
   C. 肝郁化热，气逆犯胃
   D. 痰湿内蕴，胃失和降
   E. 气血逆乱，冲气上逆
答案：B
考点：妊娠恶阻的病机（2005）
解析：妊娠恶阻的主要病机是冲气上逆，胃失和降。故本题选B。

20. 寿胎丸治疗胎动不安的适应证候是
   A. 肾虚证
   B. 血热证
   C. 脾虚证
   D. 血瘀证
   E. 气血虚弱证
答案：A
考点：胎动不安的辨证论治（2016）
解析：胎动不安肾虚证的治法为补肾健脾，益气安胎，方用寿胎丸加党参、白术或滋肾育胎丸。故本题选A。

21. 产后血瘀发热最佳选方
   A. 解毒活血汤
   B. 生化汤
   C. 桃红四物汤
   D. 少腹逐瘀汤
   E. 失笑散
答案：B
考点：产后发热的辨证论治（2001，2012）

解析：解毒活血汤治疗感染邪毒型。生化汤化瘀生新、温经止痛，治疗产后瘀血腹痛，恶露不行，小腹冷痛。桃红四物汤养血活血，主治妇女经期超前，血多有块，色紫稠黏，腹痛等。少腹逐瘀汤活血祛瘀，温经止痛，主治少腹瘀血积块。失笑散活血祛瘀，散结止痛，主治瘀血停滞。故本题选 B。

22. 治疗产后身痛肾虚证，应首选的方剂是
 A. 生化汤
 B. 归肾丸
 C. 养荣壮肾汤
 D. 独活寄生汤
 E. 身痛逐瘀汤
答案：C
考点：产后身痛的辨证论治（2016）
解析：产后身痛肾虚证的治法为补肾养血，强腰壮骨，方用养荣壮肾汤加秦艽、熟地黄。生化汤治疗产后恶露不绝血瘀证；归肾丸治疗月经过少肾虚证；独活寄生汤治疗产后身痛风寒证；身痛逐瘀汤治疗产后身痛血瘀证。故本题选 C。

23. 治疗血瘀不孕症，应首选
 A. 血府逐瘀汤
 B. 膈下逐瘀汤
 C. 少腹逐瘀汤
 D. 桃红四物汤
 E. 开郁种玉汤
答案：C
考点：不孕症的辨证论治（2002，2004）
解析：血瘀不孕症治以活血化瘀，温经通络，方用少腹逐瘀汤，主治少腹瘀血。血府逐瘀汤主治胸中血瘀，膈下逐瘀汤主治膈下瘀血，桃红四物汤主治血虚夹瘀，开郁种玉汤主治肝郁不孕症。故本题选 C。

24. 治疗肾阴虚不孕症，应首选
 A. 毓麟珠
 B. 右归丸
 C. 养精种玉汤
 D. 开郁种玉汤
 E. 苍附导痰丸
答案：C
考点：不孕症的辨证论治（2011）
解析：不孕症的主要病机为肾虚和瘀滞。肾虚有气虚——毓麟珠，阳虚——温胞饮或右归丸，阴虚——养精种玉汤；瘀滞有肝郁（肝气郁结）——开郁种玉汤或百灵调肝汤，血瘀（瘀滞胞宫）——少腹逐瘀汤或膈下逐瘀汤，痰湿内阻——苍附导痰丸。故本题选 C。

25. 阴痒的病机是
 A. 肾阴虚损，阴虚燥热
 B. 肝经湿热，肝肾阴虚
 C. 肝郁血虚，血虚生风
 D. 会阴损伤，湿热虫蚀
 E. 痰湿瘀结，郁而化热
答案：B
考点：阴痒的病机（2012）
解析：阴痒有内外因，常见病机为肝经湿热，肝肾阴虚。故本题选 B。

26. 治疗阴痒肝肾阴虚证，应首选
 A. 左归丸
 B. 归肾丸
 C. 保阴煎
 D. 固阴煎
 E. 知柏地黄汤
答案：E
考点：阴痒的辨证论治（2002，2003）
解析：左归丸育阴涵阳，适用于真阳不足，精髓亏损之证；归肾丸滋阴养血，填精益髓，用于肾水不足，精亏血少证；保阴煎滋阴清热凉血，用于阴虚内热动血证；固阴煎滋补肝肾，用于肝肾两亏证；知柏地黄汤滋阴降火，用于阴虚热盛证。阴痒肝肾阴虚证应调补肝肾，滋阴降火，方选知柏地黄汤。故本题选 E。

27. 工具避孕指的是
 A. 宫内节育器，阴茎套，阴道隔膜
 B. 宫内节育器，阴茎套，阴道药环
 C. 宫内节育器，阴茎套，避孕药物
 D. 宫内节育器，阴茎套，皮下埋植
 E. 宫内节育器，阴茎套，避孕药膏
答案：A
考点：工具避孕（2016）
解析：工具避孕包括宫内节育器、阴茎套和阴道隔膜，阴道药环、避孕药物、皮下埋植、避孕药膏均属药物避孕法。故本题选 A。

28. 哪种情况可以放置宫内节育器
 A. 顺产 3 月后
 B. 剖宫产 3 月后
 C. 顺产 1 月后
 D. 剖宫产 1 月后
 E. 剖宫产半年后

答案：E

考点：工具避孕（2011）

解析：放置宫内节育器的时间：月经干净后3~7天；人工流产术后无感染或无出血倾向者；自然流产转经后；足月产及孕中期引产后3个月或剖宫产术后半年。注意混淆选项A。关键点为顺产与足月产的概念。顺产是指一种分娩方式，从阴道分娩。足月产是指妊娠足月后分娩，与不足月、早产相对应。故本题选E。

【A2型题】

29. 患者月经每提前8~9天来潮，量多、色深红、质黏稠，伴心烦、面红口干，小便短黄，大便燥结，舌红，苔黄，脉数。其治法是

A. 清热降火，凉血调经
B. 清肝解郁，凉血调经
C. 养阴清热，凉血调经
D. 补肾益气，固冲调经
E. 补脾益气，固冲调经

答案：A

考点：月经先期的辨证论治（2015）

解析：月经每提前8~9天来潮，辨病为月经先期。阳盛则热，热扰冲任、胞宫，冲任不固，经血妄行，故月经提前来潮、经量增多；血为热灼，故经色深红或紫红，质黏稠；热邪扰心则心烦；热甚伤津则口干，小便黄，大便燥结；面红，舌红，苔黄，脉数，均为热盛于里之象。辨证为阳盛血热证，治以清热降火，凉血调经，方用清经散。故本题选A。

30. 患者，女，45岁，已婚。月经提前，量多，色淡，质稀，纳少便溏，气短懒言，舌淡苔白，脉缓弱，其治法是

A. 健脾和胃
B. 补气摄血调经
C. 养血调经
D. 益气活血
E. 补血止血

答案：B

考点：月经先期的辨证论治（2002，2004，2005）

解析：中气虚弱，统摄无权，冲任不固，则经来先期，量多。脾虚化源不足，不能奉心化赤，则红色淡而质清稀。中气不足，失于旁达升举，则气短懒言。脾虚运化无力，则纳少便溏。舌淡苔白，脉弱，均为气虚之象。辨证为脾气虚证，治以补气摄血调经。故本题选B。

31. 患者，22岁。月经提前8天，量多、色淡、质稀，神疲，肢软，少腹空坠，纳少便溏，舌淡苔薄，脉缓弱。其诊断是

A. 月经过多气虚证
B. 月经先期气虚证
C. 崩漏脾虚证
D. 经行泄泻脾虚证
E. 以上均非

答案：B

考点：月经先期的辨证（2002，2003）

解析：首先看周期，月经提前7天以上为月经先期。量多、色淡、质稀，神疲，肢软，少腹空坠，纳少便溏，舌淡苔薄，脉缓弱为气虚之表现。故本题选B。

32. 患者，女，38岁，已婚。近半年来，月经40~45天一行、量少、色暗、时有血块，小腹及乳房作胀，舌略暗苔薄，脉弦。应首先考虑的是

A. 月经后期
B. 月经过少
C. 痛经
D. 行经乳房胀痛
E. 以上均非

答案：A

考点：月经后期的定义（2004，2005）

解析：月经后期是指月经周期延后7日以上，甚至3~5个月一行者；月经过少是指月经周期基本正常，经量明显减少，甚或点滴即净，或经期缩短不足两天，经量也少；痛经是指以经期、经行前后，出现周期性腹痛，痛引腰骶，甚至剧痛晕厥为主要表现的月经病；经行乳房胀痛是指行经前乳房胀满疼痛，按之有块为主要表现的月经病。故本题选A。

33. 患者，女，26岁，未婚。既往月经量少，现停经4个月，头晕眼花，神疲倦怠，舌少苔，脉细弱。其证候是

A. 气滞血瘀
B. 痰湿阻滞
C. 肝肾不足
D. 气血虚弱
E. 肾阳不足

答案：D

考点：月经后期的辨证（2005）

解析：头晕眼花，神疲倦怠，舌少苔，脉细

弱为血虚之表现，辨证属气血虚弱。故本题选D。

34. 患者，女，34岁，已婚。月经50多天一行，量少，色暗，少腹胀闷，胸胁乳房作胀，舌苔薄白，脉弦。治疗应首选
   A. 逍遥散
   B. 丹栀逍遥散
   C. 乌药汤
   D. 香棱丸
   E. 小柴胡汤
   答案：C
   考点：月经后期的辨证论治（2004）
   解析：气不宣达，血行受阻，冲任气血运行不畅，血海不能如期满溢，而致月经后期，量少，少腹胀闷，胸胁乳房作胀，舌苔薄白，脉弦。辨证属气滞，方用乌药汤，理气行滞。逍遥散调和肝脾。丹栀逍遥散疏肝清热。香棱丸行气活血。小柴胡汤和解少阳。故本题选C。

35. 患者，女，22岁，未婚。月经2~3月一行，量少色淡，质清稀，时有小腹冷痛，喜热喜按，伴有面色少华，小便清长，便溏，腰酸乏力，四肢欠温，舌淡，苔薄白，脉沉迟无力。治疗应首选
   A. 八珍益母丸
   B. 十全大补丸
   C. 艾附暖宫丸
   D. 大补元煎
   E. 肾气丸
   答案：C
   考点：月经后期的辨证论治（2006）
   解析：由月经2~3月一行，辨病为月经后期。由时有小腹冷痛，喜热喜按，伴有面色少华，小便清长，便溏，腰酸乏力，四肢欠温，舌淡，苔薄白，脉沉迟无力，辨证为虚寒证。方选艾附暖宫丸。故本题选C。

36. 患者，女，19岁。经期前后不定，经量或多或少，经行不畅，有血块，胸胁、乳房、少腹胀痛，精神抑郁，舌苔薄白，脉弦。治疗应首选
   A. 香棱丸
   B. 丹栀逍遥散
   C. 逍遥散
   D. 乌药汤
   E. 柴胡疏肝散
   答案：C
   考点：月经先后无定期的辨证论治（2003）

解析：经行不畅，有血块，胸胁、乳房、少腹胀痛，精神抑郁，舌苔薄白，脉弦，为肝郁之表现。治以疏肝解郁、和血调经，方用逍遥散。无肝郁化热之候，排除B。故本题选C。

37. 患者，女，27岁，已婚。经来量多半年，周期23天，经期7天，妇科检查示子宫前位，如鸡蛋大小，质中，双侧附件（-）。应首先考虑的是
   A. 血崩
   B. 经乱
   C. 月经先期
   D. 癥瘕出血
   E. 月经过多
   答案：E
   考点：月经过多的定义（2006）
   解析：月经过多的定义是月经量较正常时明显增多，而周期基本正常。由题干经来量多半年，周期23天，经期7天，妇科检查无异常可判断为月经过多。故本题选E。

38. 患者，女，27岁。多次发生经间期出血，此次出血量稍多，色深红，黏腻，无血块，平时带下量多色黄，时现异味，小腹时痛，神疲乏力，胸闷烦躁，纳呆腹胀，小便短赤，舌红，苔黄腻，脉滑数。其证候是
   A. 脾虚证
   B. 血瘀证
   C. 肝郁证
   D. 血热证
   E. 湿热证
   答案：E
   考点：经间期出血的辨证（2016）
   解析：湿邪阻于冲任胞络之间，蕴蒸生热，得经间期重阴转阳，阳气内动，引动内蕴之湿热，而扰动冲任血海，影响固藏，而见阴道出血，湿热与血搏结，故血色深红，质黏腻；湿热搏结，瘀滞不通，则小腹作痛；湿热流注下焦，任带两脉失约，故带下量多色黄；湿邪阻络故神疲乏力；舌红、苔黄腻，脉滑数，均为湿热之象。故本题选E。

39. 患者，女，27岁，未婚。经间期出血，色红，无血块，无腹痛，头晕腰酸，大便艰，溲黄，舌红，脉细弦数。治疗应首选
   A. 六味地黄丸
   B. 清肝止淋汤
   C. 逐瘀止血汤

D. 两地汤
E. 清肝引经汤
答案：D
考点：经间期出血的辨证论治（2005）
解析：肾阴不足，受阳气冲击，阴络易伤而血溢，出现经间期出血。色红，头晕腰酸，大便艰难，溲黄，舌红，脉细弦数，均为肾阴虚之表现。治以滋肾益阴，固冲止血，方选两地汤。六味地黄丸用于肝肾亏损证。清肝止淋汤用于血虚火旺证。逐瘀止血汤用于血崩证。清肝引经汤用于经行吐血。故本题选D。

40. 患者，女，19岁，未婚。月事非时而下，量多如崩，色深红，质稠，伴心烦，口渴欲饮，便干溲黄，面部痤疮，舌红，苔薄黄，脉数。其治法是
   A. 滋阴清热，止血调经
   B. 清热凉血，止血调经
   C. 滋水益阴，止血调经
   D. 活血化瘀，止血调经
   E. 益气摄血，止血调经
答案：B
考点：崩漏的治法（2005）
解析：色深红，质稠，伴心烦，口渴欲饮，便干溲黄，面部痤疮，舌红，苔薄黄，脉数，为血热之表现。辨证属血热型崩漏，治以清热凉血，止血调经。故本题选B。

41. 患者经血非时而下，出血量时多时少，时出时止已月余，经色紫暗，有血块，小腹疼痛，舌质紫暗，边有瘀点，脉弦涩。治疗应首选的方剂是
   A. 逐瘀止血汤
   B. 桃红四物汤
   C. 失笑散
   D. 少腹逐瘀汤
   E. 血府逐瘀汤
答案：A
考点：崩漏的辨证论治（2015）
解析：经血非时暴下不止或淋沥不尽，辨病为崩漏。冲任、子宫瘀血阻滞，新血不安，故经血非时或淋沥不断；离经之瘀时聚时散，故出血量时多时少，时出时止或崩闭交替，反复难止；舌质紫暗或边有瘀点，脉弦涩，均为血瘀之征。辨证为血瘀证。治以活血化瘀，固冲止血，方用逐瘀止血汤或将军斩关汤。故本题选A。

42. 患者，女，26岁，未婚。既往月经量少，现停经6个月，形体日渐肥胖，伴神疲倦怠，肢体沉重，面浮足肿，舌苔白腻，脉滑。其证候是
   A. 气滞血瘀
   B. 痰湿阻滞
   C. 肝肾不足
   D. 气血虚弱
   E. 肾阳不足
答案：B
考点：闭经的辨证（2004）
解析：形体日渐肥胖，伴神疲倦怠，肢体沉重，面浮足肿，为痰湿阻滞之表现。舌苔白腻，脉滑为痰湿阻滞之候。故本题选B。

43. 患者，女，20岁。经来量少，1天即净，现已停经半年，平时带下量多，色白，形体肥胖，胸脘满闷，时欲呕恶，舌苔腻，脉滑。治疗应首选
   A. 苍附导痰丸
   B. 芎归二陈汤
   C. 启宫丸
   D. 归肾丸
   E. 温胆汤
答案：A
考点：闭经的辨证论治（2003）
解析：带下量多，色白，形体肥胖，胸脘满闷，时欲呕恶，舌苔腻，脉滑，为痰湿阻滞之表现。治以豁痰除湿，活血通经，方用苍附导痰丸。芎归二陈汤主治痰湿犯肺，病位不同。启宫丸主治妇人体肥痰盛，子宫脂满，不能孕育者。归肾丸主治肾阴不足。温胆汤主治痰热证。故本题选A。

44. 患者，女，26岁，已婚。近半年来经行第1天少腹胀痛明显，拒按，伴乳房胀痛，月经量少，色暗有血块，血块排出后痛减。舌紫苔白，脉弦。其治法是
   A. 温经暖宫止痛
   B. 除湿散寒止痛
   C. 补气活血止痛
   D. 益肾养肝止痛
   E. 理气化瘀止痛
答案：E
考点：痛经的辨证论治（2003）
解析：肝郁气滞，气滞血瘀，瘀滞冲任，血行不畅，经时气血下注冲任，胞脉气血更加郁滞，"不通则痛"。故行经少腹胀痛明显，拒按，伴乳房胀痛，脉弦，属肝郁气滞；月经量少、色

暗、有块属气滞血瘀证。辨证属气滞血瘀证，治以理气化瘀止痛。故本题选 E。

45. 患者，女，29岁，已婚。每于经前和经期少腹灼痛，拒按，痛连腰骶，经量多、色暗红，伴低热，带下量多、黄稠、臭秽，舌红苔黄腻，脉滑数。治疗应首选
 A. 血府逐瘀汤
 B. 解毒活血汤
 C. 膈下逐瘀汤
 D. 清热固经汤
 E. 清热调血汤
 答案：E
 考点：痛经的辨证论治（2005）
 解析：湿热内蕴，与血搏结，稽留于冲任胞宫，以致气血凝滞不畅，经行之际，气血下注冲任，胞脉气血更加壅滞，"不通则痛"，故出现少腹灼痛，拒按，痛连腰骶，经量多、色暗红，带下量多、黄稠、臭秽，舌红苔黄腻，脉滑数。辨证属湿热蕴结证，治以清热除湿、化瘀止痛，方用清热调血汤。血府逐瘀汤主治胸中血瘀证。解毒活血汤清热解毒止血。膈下逐瘀汤主治气滞血瘀。清热固经汤主治实热血热证。清热调血汤清热除湿、化瘀止痛。故本题选 E。

46. 患者，女，29岁。每次经行期间，发热恶寒，无汗，鼻塞流涕，咽喉痒痛，咳嗽痰稀，头痛身痛，舌淡红，苔薄白，脉浮紧，经净诸症渐愈。其治法是
 A. 扶正固表，调和营卫
 B. 疏风清热，和血调经
 C. 和解表里，调和营卫
 D. 解表散寒，和血调经
 E. 疏肝理气，调和营卫
 答案：D
 考点：经行感冒的辨证论治（2016）
 解析：素体气血不足，卫表不固，经行阴血下注冲任，正气益虚，易感外邪，经行感冒反复出现，经后渐愈；风寒之邪外束肌表，卫阳被郁，故见恶寒发热，无汗；清阳不展，络脉失和，则头痛身痛；风寒上受，肺气不宣而致鼻塞流涕，咽喉痒痛，咳嗽痰稀，苔薄白，脉浮紧为表寒之象。辨证为风寒证，治法为解表散寒、和血调经。故本题选 D。

47. 患者，女，40岁，已婚。每值经前1天出现大便溏泄，脘腹胀满，面浮肢肿，神疲肢软，经净渐止，舌淡红苔白，脉濡缓。治疗应首选

 A. 健固汤
 B. 香砂六君子汤
 C. 补中益气汤
 D. 白术散
 E. 参苓白术散
 答案：E
 考点：经行泄泻的辨证论治（2002）
 解析：大便溏泄，脘腹胀满，面浮肢肿，神疲肢软，经净渐止，舌淡红，苔白，脉濡缓为脾气虚之表现。治以补脾益气，除湿止泻，方用参苓白术散。健固汤补脾渗湿，合四神丸治肾虚型经行泄泻。香砂六君子汤、补中益气汤、白术散无除湿止泻之功。故本题选 E。

48. 患者，女，40岁，已婚。每值经前1天出现大便泄泻，脘腹胀满，面浮肢肿，神疲肢软，经净渐止，舌淡红，苔白，脉濡缓。治疗应首选
 A. 人参健脾丸
 B. 香砂六君子汤
 C. 补中益气汤
 D. 痛泻要方
 E. 参苓白术散
 答案：E
 考点：经行泄泻的辨证论治（2004）
 解析：人参健脾丸健脾益气，和胃止泻。痛泻要方柔肝扶脾。余参见47题。故本题选 E。

49. 患者，女，18岁，未婚。每逢经期鼻衄，量中等，经行量少，色鲜，伴心烦易怒，两胁胀痛，舌红，苔黄，脉弦数。治疗应首选
 A. 加味逍遥散
 B. 清肝引经汤
 C. 顺经汤
 D. 清经散
 E. 清热固经汤
 答案：B
 考点：经行吐衄的辨证论治（2003）
 解析：肝经郁火，伏于冲任，经期冲气偏盛，冲气夹肝火循经上逆，肝脉过亢，损伤阳络，则经行衄血，色深红；经不下行而由口鼻溢出，冲任气血因而不足，血海满溢不多甚或无血可下，则经量减少；肝气郁结，则烦躁易怒，两胁胀痛；舌红，苔黄，脉弦数，也为郁火之症。辨证属肝经郁火证，治以疏肝泻火，降逆止血，方用清肝引经汤。加味逍遥散疏肝泻火。顺经汤主治阴虚肺燥证。清经散治疗阳盛血热证。清热固经汤主治实热血热证。故本题选 B。

50. 患者，女，49岁，已婚。月经紊乱1年，烘热汗出，头晕耳鸣，失眠多梦，腰膝酸软，烦躁起急，舌红，少苔，脉细数。治疗应首选

A. 二至丸
B. 左归饮
C. 知柏地黄汤
D. 甘麦大枣汤
E. 固阴煎

答案：B

考点：绝经前后诸证的辨证论治（2001）

解析：由患者49岁月经紊乱可知属绝经前后诸证。烘热汗出，头晕耳鸣，失眠多梦，腰膝酸软，烦躁起急，舌红少苔，脉细数，皆属于肾阴虚。辨证属肾阴虚证，治以滋肾益阴，育阴潜阳，方用左归饮。二至丸主治气血虚损。知柏地黄汤滋阴降火。甘麦大枣汤主治心气不足之脏躁。固阴煎补肾益气，养血调经。故本题选B。

51. 患者，女，35岁，已婚。患带下病3年，带下清冷、量多、质稀，腰酸腿软，少腹发凉，大便溏，舌淡苔薄白，脉沉迟。其证候是

A. 肾阳虚
B. 肾阴虚
C. 湿热
D. 脾虚
E. 热毒

答案：A

考点：带下过多的辨证（2003）

解析：带下清冷、量多、质稀，腰酸腿软，为肾阳虚之表现。舌淡苔薄白，脉沉迟，为肾阳虚之候。故本题选A。

52. 患者，女，36岁，已婚。带下量多，色白，质黏，无味，纳少便溏，神疲肢倦，舌淡苔白腻，脉缓弱。治疗应首选

A. 完带汤
B. 止带方
C. 萆薢渗湿汤
D. 参苓白术散
E. 香砂六君子汤

答案：A

考点：带下过多的辨证论治（2001，2004，2005）

解析：脾虚运化失职，内湿流注下焦，出现白带量多、无味、色白、质黏，纳少便溏，神疲肢倦，舌淡苔白腻，脉缓弱。辨证属脾阳虚，治以健脾益气，升阳除湿，方用完带汤。止带方、萆薢渗湿汤主治湿热下注。参苓白术散主治脾虚夹湿。香砂六君子汤健脾止呕。故本题选A。

53. 患者，女，55岁。带下量少，阴部干涩，头晕耳鸣，腰膝酸软，烘热汗出，夜寐不安，小便黄，大便干结，舌红，少苔，脉细数。治疗应首选的方剂是

A. 小营煎
B. 归肾丸
C. 左归丸
D. 知柏地黄丸
E. 桃红四物汤

答案：C

考点：带下过少的辨证论治（2016）

解析：带下量明显减少，导致阴中干涩痒痛，辨病为带下过少。肝肾亏损，血少津乏，阴液不充，任带失养，不能润泽阴道，发为带下过少；精血两亏，清窍失养，则头晕耳鸣；肾虚外府失养，则腰膝酸软；肝肾阴虚，虚热内生，则烘热汗出，烦热胸闷，夜寐不安，小便黄，大便干结；舌红少苔，脉细数等均为肝肾亏损之征。治以滋补肝肾，养精益血，方用左归丸加知母、肉苁蓉、紫河车、麦冬。故本题选C。

54. 患者停经56天，呕吐酸水，胸满胁痛，嗳气叹息，烦渴口苦，舌淡红，苔微黄，脉弦滑。查尿妊娠试验阳性。其治法是

A. 健脾和胃，降逆止呕
B. 疏肝解郁，降逆止呕
C. 清肝和胃，降逆止呕
D. 健脾和胃，清热止呕
E. 清肝和胃，健脾止呕

答案：C

考点：妊娠恶阻的辨证论治（2016）

解析：查尿妊娠试验阳性确诊妊娠。素体肝旺，孕后阴血聚下以养胎，肝失血养，肝体不足而肝阳偏亢，且肝脉夹胃贯膈，肝火上逆犯胃，胃失和降，则恶心呕吐；肝胆互为表里，肝气上逆则胆火随之上升，故呕吐酸水，烦渴口苦；胸满胁痛，嗳气叹息，舌淡红，苔微黄，脉弦滑，均为肝胃不和之征。治以清肝和胃，降逆止呕，方用橘皮竹茹汤或苏叶黄连汤加减。故本题选C。

55. 患者，女，26岁，已婚。现孕2个月，恶心呕吐2周，加重3天，不能进食，呕吐酸苦水，胸满胁痛，头晕而胀，烦渴口苦，舌淡红苔薄黄，脉弦滑。治疗应首选

A. 香砂六君子汤
B. 苏叶黄连汤
C. 半夏加茯苓汤
D. 二陈汤
E. 苍附导痰丸

答案：B

考点：妊娠恶阻的辨证论治（2001，2003，2004，2005）

解析：肝失疏泄，孕后阴血聚下以养胎，冲脉气盛，肝血益虚，肝失血养，肝体不足，肝气偏旺，冲气夹肝气上逆犯胃，恶心呕吐，不能进食，呕吐酸苦水，肝郁化火则胸满胁痛，头晕而胀，烦渴口苦，脉弦滑。辨证属肝胃不和证。方选苏叶黄连汤加减以清肝和胃，降逆止呕。香砂六君子汤健脾养胃。半夏加茯苓汤化痰止呕。二陈汤燥湿化痰。苍附导痰丸化痰燥湿。故本题选B。

56. 患者，女，28岁，已婚。孕50天。腰酸腹痛，阴道少量出血，色淡暗，头晕耳鸣，小便清长，舌淡苔白，脉细缓滑。治疗应首选
A. 寿胎丸
B. 圣愈汤
C. 胎元饮
D. 举元煎
E. 保阴煎

答案：A

考点：胎漏的辨证论治（2002，2004，2005）

解析：肾虚无力系胎，封藏失司，以致冲任不固，出现腰酸腿软，阴道少量出血，色暗淡，头晕耳鸣，小便清长等。辨证属肾虚，治以补肾固冲，止血安胎。方药为寿胎丸。圣愈汤补气养血，主治血虚。胎元饮主治气虚。举元煎益气升提。保阴煎清热凉血。故本题选A。

57. 患者，女，29岁，已婚。妊娠2个月，胎动不安，阴道少量出血，色淡，质稀，腰酸腹痛，神疲肢倦，面色白，脉细滑缓。其证候是
A. 肾虚
B. 血热
C. 阴虚
D. 气血虚弱
E. 外伤

答案：D

考点：胎动不安的辨证（2001，2003）

解析：气虚冲任不固，胎失摄载，故孕后腰酸腹痛。气虚不化，则出血色淡，质稀。气虚中阳不振，则神疲肢倦。清阳不升，则面色白。脉细滑缓为气虚之表现。辨证属气血虚弱。故本题选D。

58. 患者妊娠70天，阴道少量下血，色鲜红，腰酸，口干心烦，小便黄，大便秘结，舌红，苔黄，脉滑数。治疗应首选的方剂是
A. 清经散
B. 两地汤
C. 寿胎丸
D. 保阴煎
E. 胎元饮

答案：D

考点：胎动不安的辨证论治（2015）

解析：妊娠期间出血腰酸、腹痛、小腹下坠，或伴阴道少量出血，诊为胎动不安。热邪直犯冲任、子宫，内扰胎元，胎元不固，故妊娠期阴道出血；血为热灼故色鲜红；热邪内扰，胎气不安，胎系于肾，故见腰酸；口干心烦、舌红、苔黄、脉滑数，均为血热之征。治以清热凉血，养血安胎，方选保阴煎或当归散。故本题选D。

59. 患者怀孕3次，均自然流产，平素头晕目眩，神疲乏力，心悸气短，舌质淡，苔薄白，脉细弱。治疗应首选的方剂是
A. 泰山磐石散
B. 寿胎丸
C. 肾气丸
D. 安奠二天汤
E. 补肾固冲丸

答案：A

考点：滑胎的辨证论治（2015）

解析：患者怀孕3次，均自然流产，诊为滑胎。气血两虚，冲任不足，不能载胎养胎，故屡孕屡堕；气血虚弱，上不能濡养清窍则头晕目眩，内不能濡养脏腑则神疲乏力、心悸气短；舌淡，苔薄白，脉细弱均为气血虚弱之征。治以益气养血，固冲安胎，方用泰山磐石散。故本题选A。

60. 患者，女，33岁，已婚。孕5个月，面浮肢肿，肿处皮薄而光亮，按之凹陷不起，腰酸无力，下肢逆冷，舌淡苔白润，脉沉迟。诊为子肿，其证候是
A. 脾虚
B. 肾虚
C. 气滞

D. 血瘀
E. 脾虚气滞

答案：B

考点：子肿的辨证论治（2002）

解析：面浮肢肿，肿处皮薄而光亮，按之凹陷不起，腰酸无力，下肢逆冷，为肾虚之表现。舌淡苔白润，脉沉迟为肾阳不足之候。故本题选B。

61. 患者，女，24岁，已婚。妊娠4月，肢体肿胀，肿势从足部渐发展到腿部，皮色不变，随按随起，胸闷胁胀，头晕胀痛，舌苔薄腻，脉弦滑。治疗应首选的方剂是
   A. 健脾利水汤
   B. 真武汤
   C. 天仙藤散
   D. 猪苓汤
   E. 白术散

答案：C

考点：子肿的辨证论治（2016）

解析：妊娠中晚期，孕妇出现肢体面目肿胀者诊为子肿。妊娠数月，胎体上升，肺气壅塞，不能通调水道，或气滞水停，中州水湿停滞，故见胸闷胁胀，头晕胀痛，舌苔薄腻，脉弦滑。辨证为气滞证。治以理气行滞，除湿消肿，方用天仙藤散或正气天香散。故本题选C。

62. 患者孕6月，尿频尿急尿痛，淋沥不尽，欲解不能，小腹坠胀，胸闷纳少，带下量多黄稠，舌红，苔黄腻，脉弦数。其治法是
   A. 滋阴清热，润燥通淋
   B. 清热泻火，利湿通淋
   C. 清热利湿，润燥通淋
   D. 清热利湿，泻火通淋
   E. 清心泻火，润燥通淋

答案：C

考点：妊娠小便淋痛的辨证论治（2015）

解析：患者尿频尿急尿痛，辨病为妊娠小便淋痛。湿热之邪，侵入膀胱，湿热蕴结，气化不利，故小便淋沥不尽；小腹坠胀，带下黄稠，胸闷纳少，舌红苔黄腻，脉弦数，均为湿热内盛之象。治以清热利湿，润燥通淋，方用加味五苓散。故本题选C。

63. 患者产后恶露不止，量多，色淡，质稀，神疲体倦，小腹空坠，舌质淡，脉细弱。其证候是
   A. 血热证
   B. 气虚证

C. 血瘀证
D. 湿热证
E. 肾虚证

答案：B

考点：产后恶露不绝的辨证（2015）

解析：患者产后恶露不止，辨病为产后恶露不绝。气虚冲任子宫失摄，故恶露过期不止而量多；血虚则阳气不振，血失温煦，故恶露色淡、质稀；中阳不振，则神疲体倦；气虚下陷，故小腹空坠；舌淡，脉细弱，均为气虚之征。故本题选B。

64. 患者产后2周，恶露过期不止，量多，色紫红，质黏稠，有臭秽气，面色潮红，舌红，脉细数。其证候是
   A. 气虚证
   B. 血热证
   C. 阴虚证
   D. 血瘀证
   E. 肝郁证

答案：B

考点：产后恶露不绝的辨证（2016）

解析：患者产后2周，恶露过期不止，辨病为产后恶露不绝。量多，色紫红，质黏稠，有臭秽气，面色潮红，舌红，脉细数，辨证为血热证。治法为养阴清热止血，方用保阴煎加益母草、七叶一枝花、贯众。故本题选B。

65. 患者婚久不孕，形体肥胖，有糖尿病史3年。经期延后，带下量多，色白质黏，头晕心悸，胸闷泛恶，面色㿠白，舌淡胖，苔白腻，脉滑。治疗应首选的是
   A. 苍附导痰丸合二甲双胍
   B. 启宫丸合二甲双胍
   C. 丹溪治痰湿方合二甲双胍
   D. 开郁二陈汤合二甲双胍
   E. 陈夏六君子汤合二甲双胍

答案：A

考点：不孕症的辨证论治（2014）

解析：根据患者症状可诊断为不孕症之痰湿内阻证。治法为燥湿化痰，行滞调经，方用苍附导痰丸。因患者有糖尿病病史，需服二甲双胍治疗。故本题选A。

【B1型题】

(66~67题共用备选答案)
A. 气血失调，脏腑功能失常
B. 情志不畅，肝气郁结

C. 思虑过度，劳伤心脾
D. 阴虚肺燥，虚火内生
E. 经期产时，感染邪毒

66. 直接损伤冲任，导致妇科疾病的是

答案：E

67. 间接损伤冲任，导致妇科疾病的是

答案：A

考点：冲任督带损伤（2004，2005）

解析：经期产时，感染邪毒，搏结胞宫，直接损伤冲任，导致妇科疾病。气血失调，脏腑功能失常，冲任功能失常，间接损伤冲任，导致妇科疾病。故66题选E，67题选A。

（68~69题共用备选答案）
A. 血热证
B. 气虚证
C. 肾虚证
D. 血瘀证
E. 脾虚证

68. 患者月经一月两行，量多，色深红，质黏稠，口渴饮冷，心烦多梦，尿黄便结，舌红，苔黄，脉滑数。其证候是

答案：A

69. 患者经行量多，色淡红，四肢倦怠，气短懒言，小腹空坠，面色白，舌淡，苔薄，脉细弱。其证候是

答案：B

考点：月经先期、月经过多的辨证论治（2015）

解析：月经提前来潮，发为月经先期，诊为月经先期。阳盛则热，经血妄行，故经量增多；血为热灼，故经色深红，质黏稠；热邪扰心则心烦；热盛伤津则口渴，喜饮冷，小便黄，大便干燥；舌红，苔黄，脉滑数均为热盛于里之象。辨证为血热证。经行量多诊为月经过多。气虚火衰不能化血为赤，故经色淡红；气虚中阳不振，故四肢倦怠，气短懒言；气虚失于升提，故小腹空坠；面色白，舌淡，脉细弱均为气虚之征。辨证为气虚证。故68题选A，69题选B。

（70~71题共用备选答案）
A. 月经先期
B. 月经后期
C. 月经先后无定期
D. 痛经

E. 闭经

70. 肾虚肝郁，血海蓄溢失常，可发生

答案：C

71. 肾气虚，封藏失司，冲任不固，可发生

答案：A

考点：月经先后无定期、月经先期的病机（2002）

解析：肾虚肝郁，血海蓄溢失常，遂致月经先后无定期。肾气虚，封藏失司，冲任不固，不能制约经血，遂致月经提前而至，可发生月经先期。故70题选C，71题选A。

（72~73题共用备选答案）
A. 血府逐瘀汤
B. 启宫丸
C. 乌药汤
D. 归肾丸
E. 滋血汤

72. 治疗月经过少肾虚证，应首选

答案：D

73. 治疗月经过少血虚证，应首选

答案：E

考点：月经过少的辨证论治（2003）

解析：月经过少肾虚证，选归肾丸补肾为主。月经过少血虚证，选滋血汤补血为主。故72题选D，73题选E。

（74~75题共用备选答案）
A. 血府逐瘀汤
B. 启宫丸
C. 桃红四物汤
D. 乌药汤
E. 苍附导痰丸

74. 治疗月经过少血瘀证，应首选

答案：C

75. 治疗月经过少痰湿证，应首选

答案：E

考点：月经过少的辨证论治（2005）

解析：月经过少血瘀证，选桃红四物汤活血化瘀。月经过少痰湿证，选苍附导痰丸化痰燥湿。故74题选C，75题选E。

（76~77题共用备选答案）
A. 生地、当归、麦冬、沙参、枸杞子
B. 当归、丹皮、川芎、牛膝、莪术

C. 熟地黄、丹皮、茯苓、青蒿、黄柏
D. 生地黄、地骨皮、麦冬、玄参、阿胶
E. 熟地黄、丹皮、茯苓、沙参、当归

76. 温经汤（《妇人大全良方》）的组成成分有
答案：B
77. 顺经汤的组成成分有
答案：E
考点：温经汤、顺经汤的组成药物（2004）
解析：温经汤（《妇人大全良方》）的组成：人参、当归、川芎、白芍、肉桂、莪术、丹皮、甘草、牛膝。顺经汤的组成：当归、熟地、白芍、丹皮、茯苓、沙参、黑芥穗。故76题选B，77题选E。

(78~79题共用备选答案)
A. 右归丸
B. 上下相资汤
C. 固本止崩汤
D. 清热固经汤
E. 左归丸

78. 治疗崩漏虚热证，应首选
答案：B
79. 治疗崩漏脾虚证，应首选
答案：C
考点：崩漏的辨证论治（2012）
解析：崩漏脾虚证用固本止崩汤或固冲汤，肾气虚证用加减苁蓉菟丝子丸，肾阳虚证用右归丸，肾阴虚证用左归丸合二至丸或滋阴固气汤，血虚热用上下相资汤，血实热证用清热固经汤，血瘀证用逐瘀止血汤或将军斩关汤。故78题选B，79题选C。

(80~81题共用备选答案)
A. 桂枝茯苓丸
B. 膈下逐瘀汤
C. 温经汤（《金匮要略》）
D. 丹参饮
E. 桃红四物汤合失笑散

80. 患者诉1年前经行时间延长，9~11天方净，量不多，色紫暗，有血块，伴小腹疼痛拒按，舌暗，脉涩。治疗应首选的方剂是
答案：E
81. 患者每于经行小腹胀痛，拒按，经行不畅，色紫暗有块，块下痛减，舌暗，脉弦。治疗应首选的方剂是
答案：B
考点：经期延长、痛经的辨证论治（2015）
解析：经行时间延长诊为经期延长。瘀血阻于冲任，新血难安，故经行时间延长，量或多或少；瘀阻冲任，气血运行不畅，故经行小腹疼痛拒按，经色紫暗，有血块；舌暗、脉涩亦为血瘀之征。治以活血祛瘀止血，方用桃红四物汤合失笑散加味或桂枝茯苓丸加味。经行小腹胀痛诊为痛经。肝失条达，冲任气血瘀滞，经血不利，不通则痛，故经行小腹胀痛拒按，经行不畅，色暗有块，块下气血暂通而疼痛暂减；舌暗、脉弦均属气滞血瘀之征。治以理气行滞，化瘀止痛，方用膈下逐瘀汤。故80题选E，81题选B。

(82~83题共用备选答案)
A. 忧郁过度
B. 多产房劳
C. 素体虚弱
D. 经期不洁，感受外邪
E. 久病伤阴

82. 脾虚肝郁的经断复来常见病因是
答案：A
83. 最易造成湿热下注经断复来的病因是
答案：D
考点：经断复来的病因（2002）
解析：忧郁过度是脾虚肝郁的病因。经期不洁，感受外邪，为湿热下注的病因。多产房劳、素体虚弱、久病伤阴，为虚证之病因。故82题选A，83题选D。

(84~85题共用备选答案)
A. 子病
B. 脆脚
C. 子肿
D. 子气
E. 胞阻

84. 妊娠恶阻，又称
答案：A
85. 妊娠肿胀，又称
答案：C
考点：妊娠恶阻、妊娠肿胀的定义（2005）
解析：脆脚：妊娠肿胀发生在脚部。子气：妊娠自三月成胎之后，两足自脚面渐肿至腿膝，行步艰辛，以至喘闷，饮食不美，似水气状，甚至趾间有黄水出者。胞阻：又称妊娠腹痛。妊

恶阻，又称子病。妊娠肿胀，又称子肿。故84题选A，85题选C。

(86~87题共用备选答案)
- A. 妊娠初期，呕吐不食，或呕吐清涎
- B. 妊娠初期，恶心欲呕，晨起尤甚
- C. 妊娠初期，呕吐酸水、苦水
- D. 妊娠初期，呕吐痰涎，胸脘满闷
- E. 妊娠初期，呕吐剧烈，干呕或呕吐苦黄水甚则血水

86. 脾胃虚弱恶阻的辨证要点是
    答案：A
87. 肝胃不和恶阻的辨证要点是
    答案：C
    考点：妊娠恶阻的辨证（2001）
    解析：呕吐不食，或呕吐清涎，为脾胃虚弱之表现。呕吐酸水、苦水，为肝胃不和之表现。故86题选A，87题选C。

(88~89题共用备选答案)
- A. 五味消毒饮
- B. 生化汤
- C. 补中益气汤
- D. 荆防四物汤
- E. 银翘散

88. 治疗产后发热血瘀证，应首选
    答案：B
89. 治疗产后发热血虚证，应首选
    答案：C
    考点：产后发热的辨证论治（2002）
    解析：产后发热血瘀证，治法为活血化瘀，和营退热，方用生化汤加味或桃红消瘀汤；产后发热血虚证，治法为补血益气，和营退热，方用补中益气汤加地骨皮。故88题选B，89题选C。

(90~91题共用备选答案)
- A. 养血活血
- B. 补血益气
- C. 行气养血
- D. 活血止痛
- E. 活血化瘀，散寒止痛

90. 产后腹痛气血两虚证的治法是
    答案：B
91. 产后腹痛瘀滞子宫证的治法是
    答案：D
    考点：产后腹痛的辨证论治（2005）
    解析：产后腹痛血虚证的治法是补血益气，缓急止痛。产后腹痛瘀滞子宫证的治法是活血化瘀，温经止痛。故90题选B，91题选D。

中医儿科学

【A1型题】

1. 按体重公式计算，3周岁幼儿的体重约为
   A. 10kg
   B. 11kg
   C. 12kg
   D. 13kg
   E. 14kg
   答案：E
   考点：小儿体重测量方法（2011，2015，2016）
   解析：小儿出生时体重约为3kg，出生后前半年平均每月增长约0.7kg，后半年平均每月增长约0.5kg，1周岁以后平均每年增加2kg。公式推算：<6个月，体重=3+0.7×月龄；7~12个月，体重=7+0.5×（月龄-6）；1岁以上，体重=8+2×年龄。小儿3周岁代入得体重约14kg。故本题选E。

2. 小儿能独走的时间一般是
   A. 8个月
   B. 10个月
   C. 12个月
   D. 16个月
   E. 18个月
   答案：C
   考点：运动发育特点（2006，2011）
   解析：小儿能独走的时间是12个月，即幼儿期刚开始时。小儿8个月会爬；10个月可扶着走；18个月可跑步和倒退行走。故本题选C。

3. 小儿易发生好动、惊惕、抽风等症，原因主要是
   A. 心常有余
   B. 肝常有余
   C. 脾常不足
   D. 稚阳未充
   E. 肾常虚

   答案：B
   考点：病理特点（2006）
   解析：小儿肝常有余，外感伤食均可使肝气亢盛，刚性之脏，易于动风，风阳上扰，伤及头面，故见头面部肌肉不自主抽动，肝气不舒，肝风内动，欲畅其通达之性，故喉中有异声或口出秽语，肝阳上亢故抽动有力而频繁，声音响亮，且性情急躁、好动。故本题选B。

4. 小儿惊痫多呈现的面色是
   A. 白
   B. 红
   C. 青
   D. 紫
   E. 黑
   答案：C
   考点：望诊特点及临床意义（2015）
   解析：面色青多见于寒证、痛证、瘀证、惊痫；面色赤多为热证；面色黄多为脾虚证或有湿浊；面色白多为虚证、寒证；面色黑多为寒证、痛证、瘀证、水饮证。小儿惊痫多呈现的面色为青。故本题选C。

5. 小儿正常舌质的颜色是
   A. 淡白
   B. 淡红
   C. 紫暗
   D. 暗红
   E. 绛红
   答案：B
   考点：望诊特点及临床意义（2016）
   解析：正常小儿舌象表现为舌体灵活，活动自如，舌质淡红，舌苔薄白质润。舌色淡白为气血不足，主虚主寒；舌色紫暗为气滞血瘀；舌色红绛主热入营血、瘀热互结。故本题选B。

6. 小儿指纹淡红，其证候是
   A. 虚寒
   B. 食积

C. 痰热
D. 虚热
E. 实热

答案：A

考点：望诊特点及临床意义（2006）

解析：指纹的辨证纲要，可以归纳为"浮沉分表里，红紫辨寒热，淡滞定虚实，三关测轻重"。淡主虚、红主寒。故本题选A。

7. 下列除哪项外，均可使用培元补肾法

A. 解颅
B. 五迟
C. 五软
D. 哮喘
E. 肺炎喘咳

答案：E

考点：儿科常用内治法（2006）

解析：主要适用于小儿胎禀不足，肾气虚弱及肾不纳气之证，如解颅、五迟、五软、遗尿、哮喘等。常用方剂如六味地黄丸、金匮肾气丸、调元散、参蛤散等。A、B、C、D均为肾不足所致，因此都可用培元补肾法。故本题选E。

8. 常用敷贴法治疗的小儿疾病是

A. 水肿
B. 哮喘
C. 紫癜
D. 惊厥
E. 癫痫

答案：B

考点：儿科常用外治法（2016）

解析：敷贴法是将药物制成药饼或研粉撒于普通药膏上，敷贴于局部的一种外治法。如用丁香、肉桂等药粉，撒于普通膏药上贴于脐部，治疗寒证泄泻。再入三伏贴，用延胡索、白芥子、甘遂、细辛研末，以生姜调成药饼，敷于肺俞、膏肓、百劳穴上，治疗哮喘等。故本题选B。

9. 胎黄湿热郁蒸证的面目皮肤发黄特点是

A. 色泽萎黄
B. 色泽晦暗
C. 色泽鲜明如橘
D. 色泽淡黄无泽
E. 色泽深黄无泽

答案：C

考点：胎黄的辨证论治（2015）

解析：胎黄湿热郁蒸证的症状为面目、皮肤发黄，色泽鲜明如橘皮色，精神疲倦，不欲吮乳，口渴唇干，重者烦躁不安，呕吐腹胀，大便秘结，小便深黄，舌质红，苔黄腻，指纹紫红。故本题选C。

10. 胎黄寒湿阻滞证的特点是

A. 面目皮肤发黄，色泽鲜明
B. 面目皮肤发黄，色泽晦暗
C. 面目皮肤发黄，颜色逐渐加深无华
D. 面目皮肤萎黄
E. 面目皮肤发黄如橘色

答案：B

考点：胎黄的辨证论治（2016）

解析：胎黄寒湿阻滞证的症状为面目皮肤发黄，色泽晦暗，或黄疸日久不退，精神萎靡，四肢欠温，不思乳食，大便溏薄灰白，小便深黄，舌质淡，苔白腻，指纹色淡。故本题选B。

11. 小儿感冒夹痰的病机是

A. 肺脏娇嫩
B. 先天不足
C. 乳食积滞
D. 脾胃湿困
E. 肾气不足

答案：A

考点：感冒的病机（2006）

解析：小儿肺脏娇嫩，易受外邪，肺络失宣，气机不利，易凝聚津液，酿液为痰，以致痰阻气道，故可见咳嗽加剧，喉间有痰声，此为感冒夹痰。故本题选A。

12. 小儿风热感冒的治法是

A. 辛温解表
B. 清热利湿
C. 清暑解表
D. 清热解毒
E. 辛凉解表

答案：E

考点：感冒的辨证论治（2016）

解析：风热感冒的治法为辛凉解表，疏风清热，方用银翘散。故本题选E。

13. 下列各项，可见咳嗽痰多，色黄稠黏，喉中痰鸣症状的是

A. 风寒咳嗽
B. 风热咳嗽
C. 痰热咳嗽
D. 痰湿咳嗽
E. 气虚咳嗽

答案：C

考点：咳嗽的辨证（2006，2015）

解析：①风寒咳嗽，咳嗽频繁，以干咳为主，痰白质稀，喉痒声重。②风热咳嗽，咳嗽不爽，痰黄黏稠，不易咳出，或痰声重浊，口渴咽干。③痰热咳嗽，咳嗽痰多色黄，黏稠难咳，甚则气息粗促，喉中痰鸣，或伴发热口渴。④痰湿咳嗽，咳嗽重浊，痰多壅盛，色白质稀。⑤气虚咳嗽，咳而无力，痰白清稀，面色苍白，少气懒言，语声低微。故本题选C。

14. 小儿咳嗽风寒束肺证宜选用的方剂是
    A. 小青龙汤
    B. 金沸草散
    C. 清宁散
    D. 沙参麦冬汤
    E. 二陈汤合三子养亲汤

答案：B

考点：咳嗽的辨证论治（2011）

解析：小儿外感咳嗽风寒用杏苏散、金沸草散，风热用桑菊饮，风燥用清燥救肺汤、桑杏汤；内伤咳嗽痰热用清金化痰汤、清气化痰汤，痰湿用二陈汤，气虚用六君子汤，阴虚用沙参麦冬汤。故本题选B。

15. 小儿肺炎喘嗽风寒闭肺证应首选
    A. 华盖散
    B. 银翘散
    C. 五虎汤
    D. 人参五味子汤
    E. 三拗汤

答案：A

考点：肺炎喘嗽的辨证论治（2009）

解析：小儿肺炎喘嗽常证：风寒——华盖散，风热——麻杏石甘汤，痰热——麻杏石甘汤合葶苈大枣泻肺汤，毒热——黄连解毒汤合麻杏石甘汤，阴虚肺热——沙参麦冬汤，肺脾气虚——人参五味子汤。变证：心阳虚衰——参附龙牡救逆汤，邪陷厥阴——羚角钩藤汤合牛黄清心丸。故本题选A。

16. 肺炎喘嗽痰热闭肺证的治法为
    A. 温肺散寒，化痰定喘
    B. 清热宣肺，止咳化痰
    C. 清肺涤痰，开肺定喘
    D. 解表清里，定喘止咳
    E. 泻肺补肾，标本兼顾

答案：C

考点：肺炎喘嗽的辨证论治（2015）

解析：肺炎喘嗽痰热闭肺证的治法为清热涤痰，开肺定喘，方用麻杏石甘汤合葶苈大枣泻肺汤。故本题选C。

17. 治疗鹅口疮心脾积热证，应首选
    A. 凉膈散
    B. 泻黄散
    C. 清热泻脾散
    D. 泻心导赤散
    E. 知柏地黄丸

答案：C

考点：鹅口疮的辨证论治（2006）

解析：治疗心脾积热辨证，治以清心泻脾，方选清热泻脾散加减。故本题选C。

18. 治疗口疮心火上炎证，应首选的方剂是
    A. 银翘散
    B. 凉膈散
    C. 泻黄散
    D. 泻心导赤散
    E. 六味地黄丸加肉桂

答案：D

考点：口疮的辨证论治（2016）

解析：口疮心火上炎证由心脾积热，循经上炎所致；治法为清心凉血，泻火解毒；方用泻心导赤散。故本题选D。

19. 小儿泄泻的好发年龄是
    A. 2周岁以内
    B. 2周岁~3周岁
    C. 4周岁~5周岁
    D. 4周岁~6周岁
    E. 9周岁以上

答案：A

考点：泄泻的发病特点（2015）

解析：泄泻是以大便次数增多，粪质稀薄如水样为主症的一种小儿常见脾胃疾病。2岁以下小儿发病率高，因婴幼儿脾常不足，易于感受外邪、伤于乳食，或脾肾气阳亏虚，均可导致脾病湿盛而发生泄泻。故本题选A。

20. 不属脾虚泻粪便特点的是
    A. 大便稀溏
    B. 大便色淡
    C. 臭味不甚
    D. 食后作泻
    E. 大便中多黏液

答案：E

考点：泄泻的辨证论治（2015）

解析：脾虚泻的临床表现为大便稀溏，色淡不臭，多于食后作泻，时轻时重，面色萎黄，形体消瘦，神疲倦怠，舌淡苔白，脉缓弱，指纹淡。故本题选 E。

21. 小儿厌食脾失健运证的治法是
A. 调和脾胃，运脾开胃
B. 健脾益气，佐以温中
C. 滋脾养胃，佐以助运
D. 运脾化湿，消积开胃
E. 补脾开胃，消食助运
答案：A
考点：厌食的辨证论治（2006）
解析：治疗小儿厌食脾失健运证，治以调和脾胃，运脾开胃，方选不换金正气散加减。故本题选 A。

22. 不换金正气散治疗厌食的证候是
A. 脾失健运证
B. 脾胃气虚证
C. 脾胃阴虚证
D. 脾肾阳虚证
E. 脾胃虚寒证
答案：A
考点：厌食的辨证论治（2016）
解析：厌食脾失健运证的治法为调和脾胃，运脾开胃，方用不换金正气散。故本题选 A。

23. 治疗小儿脾虚食积首选
A. 消乳丸
B. 保和丸
C. 健脾丸
D. 异功散
E. 不换金正气散
答案：C
考点：积滞的辨证论治（2012）
解析：积滞乳食内积证乳积者用消乳丸，食积者用保和丸；脾虚夹积证用健脾丸。厌食脾失健运证用不换金正气散，脾胃气虚证用异功散、参苓白术散。故本题选 C。

24. 疳证的基本病理改变为
A. 脾胃虚弱，运化失健
B. 脾胃虚弱，乳食停滞
C. 脾失运化，水湿内停
D. 脾胃不和，生化乏源
E. 脾胃受损，津液消亡
答案：E

考点：疳证的病机（2006）
解析：疳证指由于喂养不当或多种疾病的影响，使脾胃受损，气液耗伤而导致的以全身虚弱羸瘦，面黄发枯，精神萎靡或烦躁，饮食异常为特征的慢性病证。故本题选 E。

25. 疳证中疳积证的治法是
A. 调脾健运
B. 益气健脾
C. 消积理脾
D. 运脾理气
E. 补益气血
答案：C
考点：疳证的辨证论治（2016）
解析：疳积证多因脾虚夹积而致，脾胃虚损，化源不足，故形体明显消瘦，面色萎黄无华，四肢枯细；脾虚不运，乳食停积，故腹部膨隆；积久化热故烦躁不宁。治法为消积理脾。故本题选 C。

26. 小儿汗证的常见病因是
A. 气虚
B. 阴虚
C. 阳虚
D. 血虚
E. 体虚
答案：A
考点：汗证的病因（2006）
解析：汗证的病因多为表虚不固，卫失外护；营卫失调，腠理不密；气阴虚弱，汗液外泄。而小儿脏腑娇嫩，形气未充，故多为表虚不固，气虚所致。故本题选 A。

27. 不属惊风四证的是
A. 痰
B. 瘀
C. 热
D. 惊
E. 风
答案：B
考点：急惊风的发病特点（2015）
解析：惊风是小儿常见的一种急重病证，临床以抽搐、昏迷为主要症状。惊风的证候可概括为四证八候，四证即痰、热、惊、风；八候指搐、搦、掣、颤、反、引、窜、视。故本题选 B。

28. 丹痧疹后阴伤证的治法是
A. 辛凉宣透，清热利咽

B. 养阴清热，宣肺止咳
C. 清气凉营，泻火解毒
D. 益气养阴，润肺止咳
E. 养阴生津，清热润喉
答案：E
考点：丹痧的辨证论治（2015）
解析：丹痧疹后伤阴证的治法为养阴生津，清热润喉，方用沙参麦冬汤。故本题选E。

29. 清胃解毒汤治疗水痘的适宜证候是
A. 邪侵肺卫证
B. 邪犯肺胃证
C. 邪炽气营证
D. 邪入肺脾证
E. 湿热蒸盛证
答案：C
考点：水痘的辨证论治（2016）
解析：水痘邪炽气营证的治法为清气凉营，解毒化湿，代表方为清胃解毒汤。故本题选C。

30. 痄腮毒窜睾腹证的治法是
A. 疏风清热，散结消肿
B. 清肝泻火，活血止痛
C. 清热解毒，软坚散结
D. 清热解毒，息风开窍
E. 清肝泻火，软坚散结
答案：B
考点：痄腮的辨证论治（2011，2016）
解析：痄腮常证：一为邪犯少阳证，治以疏风清热，散结消肿；一为热毒壅盛证，治以清热解毒，软坚散结。变证：一为邪陷心肝证，治以清热解毒，息风开窍；一为毒窜睾腹证，治以清肝泻火，活血止痛。故本题选B。

31. 夏季热上盛下虚证的病机是
A. 脾胃亏虚
B. 脾阳不振
C. 胃热炽盛
D. 心火内盛
E. 脾肾阳虚
答案：E
考点：夏季热的病机（2006）
解析：小儿素体脾肾虚弱，外为暑气熏蒸，内则真阳不足，易出现上盛下虚之证。故本题选E。

【A2型题】

32. 患儿，2岁，纳差2个月，腹泻1周。平素食欲不振，挑食偏食，近日大便日行3~4次，食后作泻，面色萎黄，舌淡苔白，指纹淡红。治疗应首选
A. 熏洗法
B. 擦拭法
C. 割治疗法
D. 推拿疗法
E. 拔罐疗法
答案：D
考点：儿科常用外治法（2006）
解析：A、B多用于外科病证。C常用以治疗疳证和哮喘等病证。E常用于肺炎喘嗽、哮喘、腹痛、遗尿等病证。故本题选D。

33. 患儿，出生后28天，面目皮肤发黄，色泽鲜明如橘，不欲吮乳，大便秘结，小便深黄，舌质红，苔黄腻。其治法是
A. 健脾利湿
B. 温中化湿
C. 温阳固脱
D. 化瘀消积
E. 清热利湿
答案：E
考点：胎黄的辨证论治（2016）
解析：患儿出生后28天，面目皮肤发黄，辨病为胎黄。色泽鲜明如橘，不欲吮乳，大便秘结，小便深黄，舌质红，苔黄腻，辨证为湿热郁蒸证。治法为清热利湿退黄，方用茵陈蒿汤。故本题选E。

34. 患儿，4岁。发热2天，低热，恶寒，无汗，鼻塞流涕，喷嚏较剧，痰多，痰白清稀，舌红，苔薄白。其治疗在疏风解表的基础上，应加用的方剂是
A. 桑菊饮
B. 三拗汤
C. 桑杏汤
D. 桑白皮汤
E. 麻杏石甘汤
答案：B
考点：感冒的辨证论治（2015）
解析：根据患儿症状可诊断为感冒风寒夹痰证。治法为辛温解表，宣肺化痰，方药在疏风解表的基础上，加二陈汤、三拗汤。故本题选B。

35. 患儿，9个月。发热，微汗，鼻塞流涕，咽红，夜间体温升高，又见惊惕啼叫，夜卧不安，舌质红，苔薄白，指纹泛紫。其诊断是
   A. 夜啼
   B. 感冒夹痰
   C. 感冒夹惊
   D. 急惊风
   E. 小儿暑温
   答案：C
   考点：感冒的诊断（2006）
   解析：患者有发热症状，排除A。B多无精神方面的症状。D多见壮热神昏，手足抽搐，唇口撮动，牙关紧闭，两眼直视，颈项强直，甚至角弓反张等，本患者尚没有这方面症状。E多有烦躁或萎靡、虚烦等精神见症。故本题选C。

36. 患儿，4岁。咳嗽痰多，色黄黏稠，难以咯出，喉间痰鸣，发热口渴，烦躁不宁，舌红苔黄，脉滑数。治疗应首选的方剂是
   A. 二陈汤
   B. 桑菊饮
   C. 桑杏汤
   D. 清金化痰汤
   E. 麻杏石甘汤
   答案：D
   考点：咳嗽的辨证论治（2016）
   解析：患儿咳嗽痰多，辨病为咳嗽。痰热犯肺，肺失宣肃，则咳嗽痰多，色黄黏稠，难以咯出，发热口渴；热扰心神，故烦躁不宁；舌红苔黄，脉滑数为里热之征。辨证为痰热咳嗽证，治法为清热化痰，宣肺止咳，方选清金化痰汤。故本题选D。

37. 患儿，10岁。昨天受凉后，见喷嚏、鼻塞、流清涕，今晨起喘咳，咯痰稠黄，口渴欲饮，大便干燥。查体：鼻扇，口周发绀，咽红，双肺满布哮鸣音，舌质红，苔薄白，脉滑数。其证候是
   A. 寒性哮喘
   B. 热性哮喘
   C. 外寒内热
   D. 肺实肾虚
   E. 肺肾阴虚
   答案：C
   考点：哮喘的辨证（2006）
   解析：患儿咳痰稠黄，口渴欲饮，大便干燥是有内热之征，又因受凉而发病，是一外寒内热证，外寒内热临床表现为喘促痰鸣，鼻塞喷嚏，流清涕，或恶寒发热，咯痰黏稠色黄，口渴，大便干结，尿黄，舌红，苔白，脉滑数或浮紧。治以解表清里，定喘止咳。故本题选C。

38. 患儿，2岁，易发腹泻，体重不增，面色少华，毛发稀疏，不思饮食，急躁易怒，大便稀溏，舌淡红，苔薄白，指纹淡。其诊断是
   A. 厌食，脾胃气虚证
   B. 积滞，脾虚夹积证
   C. 疳证，疳气证
   D. 疳证，疳积证
   E. 疳证，干疳证
   答案：C
   考点：疳证的诊断（2015）
   解析：厌食以长期食欲不振为主要特征，无明显消瘦。积滞以不思乳食，食而不化，脘腹胀满，大便酸臭为特征，无形体消瘦。疳证以形体消瘦，面色无华，毛发干枯，精神萎靡或烦躁不安，饮食异常为临床特征。疳气证辨证要点为形体消瘦，毛发稀疏，急躁易怒；疳积证辨证要点为形体明显消瘦，四肢枯细，肚腹膨胀，烦躁不宁；干疳证辨证要点为形体极度消瘦，精神萎靡，杳不思食。故本题选C。

39. 患儿，5岁。盗汗明显，伴自汗，形体消瘦，心烦少寐，口干，手足心灼热，舌淡苔花剥。其治法是
   A. 益气固表
   B. 调和营卫
   C. 益气养阴
   D. 清热泻脾
   E. 养血补心
   答案：C
   考点：汗证的辨证论治（2016）
   解析：气阴两伤，形体消瘦，气虚不能敛阴，阴虚而生内热，迫津外泄，故盗汗、自汗；汗为心液，故心烦少寐；口干，足心灼热，舌淡苔花剥，均为阴亏之象。应治以益气养阴。故本题选C。

40. 患儿，男，6岁。皱眉眨眼，摇头耸肩，嘴角抽动，时伴异常发声，病情时轻时重。抽动时能受意志遏制，可暂时不发作。查脑电图未见异常。其诊断是
   A. 习惯性抽搐
   B. 多发性抽搐
   C. 癫痫
   D. 注意力缺陷多动症

E. 风湿性舞蹈病

答案：B

考点：多发性抽搐的诊断（2006）

解析：A 多无意志改变。B 或称进行性抽搐，又称抽动－秽语综合征，是一种以运动、言语和抽搐为特点的综合征或行为障碍，起病在 2～12 岁，男童发病较女童多。抽动为一种不自主、突发、快速、反复发生、无节律、方式固定的运动或发声。C 半数有先兆，如头昏、精神错乱、上腹部不适、视听和嗅觉障碍，本患者无此表现。D 是以与年龄不相称的活动过多、注意力不集中、任性、易冲动为主要特征的行为障碍。其智力基本正常。E 由风湿性感染所致，具有相应的症状和化验结果（如 ESR、ASO、CRP 等），很少有发声抽动或秽语、强迫障碍等表现。故本题选 B。

41. 患儿，4 岁。眼睑浮肿，按之凹陷即起，尿少色赤，伴发热咽痛，舌淡苔薄白，脉浮，治疗应首选的方剂是

A. 银翘散
B. 五苓散
C. 五皮饮
D. 五味消毒饮
E. 麻黄连翘赤小豆汤

答案：E

考点：水肿的辨证论治（2015）

解析：外感风邪，内停水湿，风水相搏，风性向上，善行数变，故眼睑浮肿；风邪犯肺，水道通调失常，故尿少色赤；水湿化热，故伴发热咽痛；舌淡苔薄白，脉浮为外感风邪表现。辨证属风水相搏证，应治以疏风宣肺，利水消肿，方选麻黄连翘赤小豆汤。故本题选 E。

42. 患儿，9 岁。尿频 1 天，小便频数短赤，尿急尿痛，尿液淋沥混浊，小便坠胀，舌红，苔黄微腻，脉数有力，治疗应首选

A. 八正散
B. 缩泉丸
C. 菟丝子丸
D. 小蓟饮子
E. 知柏地黄丸

答案：A

考点：尿频的辨证论治（2015）

解析：湿热下注膀胱，水道不利，故小便频数短赤；湿热化火，灼伤尿道，则尿痛尿浊；舌红，苔黄微腻，脉数有力，为湿热郁蒸之征。辨证属湿热下注证，应治以清热利湿，方选八正散。故本题选 A。

43. 患儿，3 岁。筋骨痿弱，发育迟缓，坐、立、行走、牙齿的发育都晚于同龄小儿，颈项痿软；目无神采，夜卧不安，舌淡，苔少。其证候是

A. 脾肾气虚
B. 痰瘀阻滞
C. 肝肾亏损
D. 心脾两虚
E. 肾阳亏虚

答案：C

考点：五迟的辨证（2006）

解析：五迟是小儿生长发育障碍的病证，指立迟、行迟、发迟、齿迟、语迟。题中患儿为五迟的患者，舌淡、苔少是气虚所致，又目无神采，夜卧不安责之肝肾。故本题选 C。

44. 患儿，2 岁。持续壮热 5 天，起伏如潮，肤有微汗，烦躁不安，目赤眵多，皮疹布发，疹点由细小稀少而逐渐稠密，疹色先红后暗，皮疹凸起，触之碍手，压之褪色，大便干结，小便短少，舌质红赤，舌苔黄腻，脉数有力。治疗应首选

A. 宣毒发表汤
B. 清解透表汤
C. 沙参麦冬汤
D. 麻杏石甘汤
E. 羚角钩藤汤

答案：B

考点：麻疹的辨证论治（2006）

解析：患儿壮热 5 天，疹点由细小稀少而逐渐稠密，为出疹期，又大便干结，小便短少，舌质红赤，舌苔黄腻，脉数有力，毒象明显，治当清凉解毒，透疹达邪，方用清解透表汤。故本题选 B。

45. 患儿，5 岁。突发脐周剧痛，频繁呕吐，呕吐物中可见 1 条蛔虫，腹部可扪及柔软可移动团块，大便干结，舌淡红，苔白，脉弦数。治疗应首选的方剂是

A. 乌梅汤
B. 使君子汤
C. 附子理中汤
D. 驱蛔承气汤
E. 宣白承气汤

答案：D

考点：蛔虫病的辨证论治（2015）

解析：根据患儿症状可诊断为虫证之虫瘕证，治法为行气通腑，散蛔驱虫，方用驱蛔承气汤。故本题选 D。

46. 患儿，5 岁。臀部及下肢紫癜 1 天，呈对称性，色鲜红，瘙痒，发热，舌红，苔薄黄，脉浮数。治疗应首选
    A. 犀角地黄汤
    B. 连翘败毒散
    C. 归脾汤
    D. 化斑汤
    E. 大补阴丸
    答案：B
    考点：紫癜的辨证论治（2006）
    解析：A 主治紫癜之血热妄行证。B 主治紫癜之风热伤络，从胁下至腰下肿，发赤色，大小便不通，治痈疽、疔疮、乳痈及一切无名肿毒，初期憎寒壮热，头痛拘急者。C 主治紫癜之气不摄血。D 主治气血两燔之发斑，症见发热，或身热夜甚，外透斑疹，色赤，口渴或不渴，脉数等。E 主治紫癜之阴虚火旺。患儿紫癜色鲜红、瘙痒为风热之邪伤及络脉，发热、舌红、脉浮数都符合风热伤络证，为紫癜初起，病未入血分，无脾虚、阴虚表现，发热不属于气血两燔。故当疏风散邪，凉血止血。故本题选 B。

【B1 型题】

(47~48 题共用备选答案)
    A. 镜面舌
    B. 地图舌
    C. 红绛舌
    D. 草莓舌
    E. 毒酱舌

47. 丹痧的典型舌象是
    答案：D

48. 胃之气阴不足的典型舌象是
    答案：B
    考点：望诊特点及临床意义（2015）
    解析：丹痧西医学称为猩红热。猩红热典型的舌象为出疹期舌苔剥脱，舌质红绛，舌乳头肿大如刺，称"草莓舌"。地图舌为舌苔不规则剥脱，形似地图，因胃气匮乏，不得上熏于舌，或因胃阴枯涸，不能上潮于舌，损伤程度不同，形成各种类型的剥脱苔。故 47 题选 D，48 题选 B。

(49~50 题共用备选答案)
    A. 胎产史
    B. 喂养史
    C. 生长发育史
    D. 预防接种史
    E. 家族史

49. 当小儿出现脾胃病时，应特别注意询问的是
    答案：B

50. 需要与传染病鉴别时，应特别注意询问的是
    答案：D
    考点：问诊特点（2006）
    解析：乳食食入量偏少可导致气血生化不足，乳食食入量过多又可导致食伤脾胃，因此小儿出现脾胃病时，应注意喂养史。传染病鉴别时，应询问预防接种史，包括卡介苗、麻疹减毒活疫苗、脊髓灰质炎减毒活疫苗、白喉类毒素疫苗的预防接种情况，记录接种年龄和反应等。故 49 题选 B，50 题选 D。

(51~52 题共用备选答案)
    A. 自汗为主，头部、肩背部明显
    B. 自汗为主，汗出遍身而不温
    C. 盗汗为主，手足心热
    D. 自汗或盗汗，头部、四肢为多
    E. 盗汗为主，遍身出汗

51. 汗证肺卫不固的主症是
    答案：A

52. 汗证营卫失调的主症是
    答案：B
    考点：汗证的辨证（2006）
    解析：常见的汗证有四种：①肺卫不固：以自汗为主，或伴盗汗，以头部、肩背部汗出明显，动则尤甚，神疲乏力，面色少华，平时易患感冒。舌淡，苔薄，脉细弱。②营卫失调：以自汗为主，或伴盗汗，汗出遍身而不温，微寒怕风，不发热，或伴有低热，精神疲倦，胃纳不振，舌质淡红，苔薄白，脉缓。③气阴亏虚：以盗汗为主，常伴自汗，手足心热。故 51 题选 A，52 题选 B。

(53~54 题共用备选答案)
    A. 解肌透痧汤
    B. 凉营清气汤
    C. 沙参麦冬汤
    D. 银翘散

E. 清胃解毒汤
53. 治疗丹痧邪侵肺卫证，应首选
答案：A
54. 治疗丹痧毒炽气营证，应首选
答案：B
考点：丹痧的辨证论治（2012）
解析：丹痧西医学称为猩红热。丹痧邪侵肺卫证用解肌透痧汤，毒炽气营证用凉营清气汤，疹后伤阴证用沙参麦冬汤。银翘散用于水痘邪伤肺卫证，清胃解毒汤用于水痘邪炽气营。故53题选A，54题选B。

(55~56题共用备选答案)
A. 风热伤络证
B. 血热妄行证
C. 气不摄血证
D. 阴虚火旺证
E. 气滞血瘀证
55. 连翘败毒散治疗紫癜的证候是
答案：A
56. 大补阴丸治疗紫癜的证候是
答案：D
考点：紫癜的辨证论治（2015）

解析：紫癜风热伤络证的治法为疏风散邪，清热凉血，方用连翘败毒散。紫癜阴虚火旺证的治法为滋阴降火，凉血止血，方用大补阴丸、知柏地黄丸。故55题选A，56题选D。

(57~58题共用备选答案)
A. 银翘散
B. 清瘟败毒饮
C. 白虎汤
D. 新加香薷饮
E. 凉膈散
57. 治疗皮肤黏膜淋巴结综合征卫气同病，应首选
答案：A
58. 治疗皮肤黏膜淋巴结综合征气营两燔，应首选
答案：B
考点：皮肤黏膜淋巴结综合征的辨证论治（2006）
解析：气营两燔证，治以清气凉营，解毒泻火，方选清瘟败毒饮加减。卫气同病是病之初始，用清热透表法即可，方选银翘散。故57题选A，58题选B。

针灸学

【A1 型题】

1. 循上肢外侧中线上达肩部的经脉是
   A. 手阳明大肠经
   B. 手少阴心经
   C. 手太阳小肠经
   D. 手太阴肺经
   E. 手少阳三焦经
   答案：E
   考点：十二经脉的分布规律（2003，2004）
   解析：手三阴、手三阳经循行经过上肢；阳经过外侧，阴经过内侧。外侧前、中、后分别为手阳明大肠经、手少阳三焦经和手太阳小肠经。故本题选 E。

2. 循行于下肢外侧中线的经脉是
   A. 胆经
   B. 脾经
   C. 胃经
   D. 膀胱经
   E. 三焦经
   答案：A
   考点：十二经脉的分布规律（2001，2004）
   解析：足三阳经分布于下肢外侧，排除 B、E。足三阳经在下肢外侧的前、中、后分别为足阳明胃经、足少阳胆经、足太阳膀胱经。故本题选 A。

3. 足之三阳都能治疗的是
   A. 胸部
   B. 头面部
   C. 四肢部
   D. 背部
   E. 腹部
   答案：B
   考点：十二经脉的分布规律（2011）
   解析：足三阳经均由头面部经躯干部至下肢，其在躯干部的分布是阳明经行于前（胸腹面），太阳经行于后（背面），少阳经行于侧面。其共同的循行部位是头面部。故本题选 B。

4. 手三阳与手三阴交于
   A. 头面部
   B. 手
   C. 足
   D. 胸腹
   E. 头部
   答案：B
   考点：十二经脉的交接规律（2011）
   解析：表里手经接于手，表里足经接于足，同名阳经接头面，衔接阴经接胸腹。故本题选 B。

5. 被称为"阳脉之海"的经脉是
   A. 带脉
   B. 任脉
   C. 冲脉
   D. 督脉
   E. 阴维脉
   答案：D
   考点：奇经八脉的临床意义（2005，2011）
   解析：督脉总督一身阳经。故称为"阳脉之海"。任脉总任一身阴经，故称为"阴脉之海"。带脉约束纵行之脉。阴维脉调节六阴经经气。冲脉涵蓄十二经气血，故称"十二经脉之海""五脏六腑之海"或"血海"。其与生殖机能关系密切，冲、任脉盛，才能使胞宫行经、胎孕的生理功能正常运行。故本题选 D。

6. 按照五行生克关系，治疗胆经实证应首选
   A. 足临泣
   B. 足窍阴
   C. 丘墟
   D. 侠溪
   E. 阳辅
   答案：E
   考点：五输穴的临床应用（2006）

解析：《难经·六十九难》提出"虚者补其母，实者泻其子"，将五输穴配五行，然后按"生我者为母，我生者为子"的原则，虚证用母穴，实证用子穴。这一取穴法称为子母补泻取穴法，临床应用很广泛，分为本经子母补泻和他经子母补泻两种。题中诸选项均为胆经的腧穴，胆经五行属木，据"阴井木，阳井金"，其子穴五行应属火，为经穴阳辅。故本题选 E。

7. 脏腑之气汇集于胸腹部的腧穴是
   A. 原穴
   B. 络穴
   C. 俞穴
   D. 郄穴
   E. 募穴
   答案：E
   考点：募穴的内容（2004，2005）
   解析：原穴是脏腑原气经过和留止的部位，分布在腕、踝关节附近。络穴是由经脉别出的部位，分布在肘膝关节以下。俞穴是脏腑之气汇集于背腰部的腧穴。郄穴是各经经气深聚的部位，多分布在肘膝关节以下。故本题选 E。

8. 在八脉交会中，与后溪相通的奇经是
   A. 任脉
   B. 督脉
   C. 阳维脉
   D. 阳跷脉
   E. 冲脉
   答案：B
   考点：八脉交会穴的内容（2007）
   解析：后溪为手太阳小肠经的腧穴，为八脉交会穴，通于督脉。故本题选 B。

9. 用于治疗脏腑急性病证的是
   A. 原穴
   B. 郄穴
   C. 募穴
   D. 络穴
   E. 下合穴
   答案：B
   考点：郄穴的临床应用（2012）
   解析：十二经脉和阴阳跷脉、阴阳维脉各有一个郄穴，合称为十六郄穴，多用于治疗本经循行部位及所属脏腑的急性病证。阴经郄穴多治疗血证；阳经郄穴多治疗急性痛证，如孔最治咯血、中都治崩漏、颈项痛取外丘、胃脘疼痛取梁丘等。下合穴主要用于治疗六腑疾病。原穴用于

诊断和治疗脏腑疾病。络穴能沟通表里二经。募穴用于治疗相关脏腑和对应脏腑经络相联属的组织器官疾患。故本题选 B。

10. 根据骨度分寸，腘横纹（平髌尖）至外踝尖的距离是
    A. 12 寸
    B. 13 寸
    C. 14 寸
    D. 16 寸
    E. 19 寸
    答案：D
    考点：骨度分寸定位法（2016）
    解析：肘横纹（平尺骨鹰嘴）至腕掌（背）侧远端横纹的距离是 12 寸；胫骨内侧髁下方阴陵泉至内踝尖的距离是 13 寸；臀沟至腘横纹的距离是 14 寸；腘横纹（平髌尖）至外踝尖的距离是 16 寸；股骨大转子至腘横纹（平髌尖）的距离是 19 寸。故本题选 D。

11. 肩髃穴归属的经脉是
    A. 手太阴肺经
    B. 手太阳小肠经
    C. 手少阳三焦经
    D. 手厥阴心包经
    E. 手阳明大肠经
    答案：E
    考点：手阳明大肠经的常用腧穴（2015）
    解析：肩髃穴在三角肌区，肩峰外侧缘前端与肱骨大结节两骨间凹陷中。简便取穴法：屈臂外展，肩峰外侧缘呈现前后两个凹陷，前下方的凹陷即是本穴，隶属于手阳明大肠经。故本题选 E。

12. 下关穴归属的经脉是
    A. 手太阴肺经
    B. 手阳明大肠经
    C. 足阳明胃经
    D. 足太阴脾经
    E. 手少阴心经
    答案：C
    考点：足阳明胃经的常用腧穴（2016）
    解析：下关位于面部，颧弓下缘中央与下颌切迹之间凹陷中，隶属于足阳明胃经。故本题选 C。

13. 手太阳小肠经的郄穴是
    A. 会宗
    B. 梁丘

C. 养老
D. 阳交
E. 金门
答案：C
考点：手太阳小肠经的常用腧穴（2015）
解析：会宗为手少阳三焦经的郄穴；梁丘为足阳明胃经的郄穴；养老为手太阳小肠经的郄穴；阳交为阳维脉的郄穴；金门为足太阳膀胱经的郄穴。故本题选C。

14. 听宫穴归属的经脉是
    A. 足少阳胆经
    B. 足阳明胃经
    C. 手太阳小肠经
    D. 手阳明大肠经
    E. 手厥阴心包经
    答案：C
    考点：手太阳小肠经的常用腧穴（2012）
    解析：听宫穴属手太阳小肠经。故本题选C。

15. 足太阳膀胱经的起止穴是
    A. 涌泉－俞府
    B. 睛明－至阴
    C. 瞳子髎－窍阴
    D. 大敦－期门
    E. 承泣－厉兑
    答案：B
    考点：足太阳膀胱经的经脉循行（2011）
    解析：A为足少阴肾经的起止穴；B为足太阳膀胱经的起止穴；C为足少阳胆经的起止穴；D为足厥阴肝经的起止穴；E为足阳明胃经的起止穴。故本题选B。

16. 循行分布于胸中，散络于心包的经脉是
    A. 足太阳膀胱经
    B. 手太阳小肠经
    C. 手阳明大肠经
    D. 手少阳三焦经
    E. 手厥阴心包经
    答案：D
    考点：手少阳三焦经的经脉循行（2016）
    解析：手少阳三焦经，起于无名指尺侧末端，向上经小指与无名指之间、手腕背侧，上达前臂外侧，沿桡骨和尺骨之间，过肘尖，沿上臂外侧上行至肩部，交出足少阳经之后，进入缺盆部，分布于胸中，散络于心包，向下通过横膈，从胸至腹，依次属上、中、下三焦。其支脉，从胸中分出，进入缺盆部，上行经颈项旁，经耳后直上，到达额角，再下行至面颊部，到达眼眶下部。另一支脉，从耳后分出，进入耳中，再浅出到耳前，经上关、面颊到目外眦。故本题选D。

17. 根据五输穴的五行配属，足少阳胆经中属土的腧穴是
    A. 足临泣
    B. 阳陵泉
    C. 足窍阴
    D. 侠溪
    E. 阳辅
    答案：B
    考点：足少阳胆经的常用腧穴（2016）
    解析：五输穴不仅有经脉归属，而且具有自身的五行属性，按照"阴井木""阳井金"和五行生克规律进行配属。阳陵泉为胆经合穴，属土。故本题选B。

18. 悬钟穴归属的经脉是
    A. 足太阴脾经
    B. 足少阴肾经
    C. 足阳明胃经
    D. 足少阳胆经
    E. 足太阳膀胱经
    答案：D
    考点：足少阳胆经的常用腧穴（2007）
    解析：悬钟属足少阳胆经，八会穴之髓会。故本题选D。

19. 进入阴毛中，上达小腹的经脉是
    A. 任脉
    B. 冲脉
    C. 足太阴脾经
    D. 足厥阴肝经
    E. 足少阴肾经
    答案：D
    考点：足厥阴肝经的经脉循行（2003,2004）
    解析：足厥阴肝经：肝足厥阴之脉，起于大指丛毛之际，上循足跗上廉，去内踝一寸，上踝八寸，交出太阴之后，上腘内廉，循股阴，入毛中，环阴器，抵小腹，夹胃，属肝，络胆，上贯膈，布胁肋，循喉咙之后，上入颃颡。故本题选D。

20. 以下不属任脉的穴位是
    A. 气海
    B. 关元

C. 长强
D. 中脘
E. 神阙

答案：C

考点：任脉的常用腧穴（2011）

解析：长强位于督脉。故本题选C。

21. 肘横纹中，肱二头肌腱桡侧凹陷中的腧穴是
    A. 尺泽
    B. 曲泽
    C. 少海
    D. 小海
    E. 曲池

答案：A

考点：尺泽的定位（2002，2012）

解析：以上五穴皆分布在肘关节附近。尺泽，肘横纹中，肱二头肌腱桡侧凹陷中；曲泽，肘横纹中，肱二头肌腱尺侧凹陷中；少海，肘横纹内侧端与肱骨内上髁连线中点处；小海，肘外侧，尺骨鹰嘴与肱骨内上髁之间凹陷处；曲池，肘横纹外侧，尺泽与肱骨外上髁连线中点。故本题选A。

22. 商阳穴的定位是
    A. 拇指末节桡侧，指甲根角侧上方0.1寸
    B. 食指末节桡侧，指甲根角侧上方0.1寸
    C. 无名指末节桡侧，指甲根角侧上方0.1寸
    D. 小指末节桡侧，指甲根角侧上方0.1寸
    E. 小指末节尺侧，指甲根角侧上方0.1寸

答案：B

考点：商阳的定位（2016）

解析：少商穴位于拇指末节桡侧，指甲根角侧上方0.1寸；商阳穴位于食指末节桡侧，指甲根角侧上方0.1寸；少冲穴位于小指末节桡侧，指甲根角侧上方0.1寸；少泽穴位于小指末节尺侧，指甲根角侧上方0.1寸。故本题选B。

23. 手阳明大肠经的手三里穴位于
    A. 曲池穴下1寸处
    B. 曲池穴下2寸处
    C. 曲池穴下3寸处
    D. 阳溪穴上8寸处
    E. 阳溪穴上9寸处

答案：B

考点：手三里的定位（2006）

解析：手三里在前臂背面桡侧，当阳溪与曲池连线上，肘横纹下2寸处；而曲池在肘横纹外侧端，前臂骨度分寸为12寸。因此，手三里位于曲池穴下2寸处，阳溪穴上10寸处。故本题选B。

24. 位于肘横纹外侧端的穴位为
    A. 曲泽
    B. 曲池
    C. 尺泽
    D. 小海
    E. 天井

答案：B

考点：曲池的定位（2001）

解析：天井，在臂外侧，屈肘时，当肘尖直上1寸处。余参见21题。故本题选B。

25. 地仓位于
    A. 目正视，瞳孔直下，当眶下孔凹陷处
    B. 在下颌角前上方约1横指，按之凹陷处，当咀嚼时咬肌隆起最高点
    C. 口角旁0.4寸，瞳孔直下
    D. 目外眦直下，颧骨下缘凹陷处
    E. 鼻翼外缘中点旁开0.5寸，当鼻唇沟中

答案：C

考点：地仓的定位（2011）

解析：A为四白；B为颊车；C为地仓；D为颧髎；E为迎香。故本题选C。

26. 神阙穴旁开2寸处的腧穴是
    A. 三阴交
    B. 水分
    C. 天枢
    D. 气海
    E. 大横

答案：C

考点：天枢的定位（2006，2012）

解析：天枢穴属足阳明胃经，位于腹中部，平脐中，距脐中2寸。脐中即神阙穴。故本题选C。

27. 脐下4寸，前正中线旁开2寸的腧穴是
    A. 水道
    B. 归来
    C. 梁门
    D. 天枢
    E. 大横

答案：B

考点：归来的定位（2015）

解析：水道位于下腹部，脐中下3寸，前正中线旁开2寸；归来位于脐中下4寸，前正中线

旁开2寸；梁门位于脐中上4寸，前正中线旁开2寸；天枢横平脐中，前正中线旁开2寸；大横位于腹部，脐中旁开4寸。故本题选B。

28. 听宫穴的定位是
    A. 在面部，耳屏上切迹与下颌骨髁突之间凹陷中
    B. 在面部，耳屏间切迹与下颌骨髁突之间凹陷中
    C. 在面部，耳屏正中与下颌骨髁突之间凹陷中
    D. 在面部，颧弓下缘中央与下颌切迹之间凹陷中
    E. 在面部，下颌角前上方一横指，按之凹陷处
    答案：C
    考点：听宫的定位（2015）
    解析：耳门位于耳屏上切迹与下颌骨髁突之间凹陷中；听会位于面部，耳屏间切迹与下颌骨髁突之间凹陷中；听宫位于面部，耳屏正中与下颌骨髁突之间凹陷中；下关位于面部，颧弓下缘中央与下颌切迹之间凹陷中；颊车穴位于面部，下颌角前上方一横指，按之凹陷处。故本题选C。

29. 悬钟的定位
    A. 外踝前下方凹陷处
    B. 在小腿外侧，当外踝尖上3寸，腓骨后缘
    C. 在小腿外侧，当外踝尖上3寸，腓骨前缘
    D. 外踝上8寸，相当外膝眼与外踝尖连线处的中点
    E. 足背第二、三趾缝间，趾蹼缘厚5分处
    答案：C
    考点：悬钟的定位（2011）
    解析：A是昆仑穴；C是悬钟穴；D为丰隆穴；E为内庭穴。B是C的混淆选项。故本题选C。

30. 丘墟的定位
    A. 足外踝前下方，趾长伸肌腱的外侧凹陷处
    B. 内踝尖直上1寸
    C. 足内侧，第一跖基底之前下凹处赤白肉际
    D. 足趾内侧，第一跖关节前下方赤白肉际
    E. 足踇指内侧，距趾甲角1分许

答案：A
考点：丘墟的定位（2011）
解析：A是丘墟的定位；B是照海的定位；C是公孙的定位；D是大都的定位；E是隐白的定位。故本题选A。

31. 位于脐下3寸的穴位为
    A. 关元
    B. 石门
    C. 气海
    D. 阴交
    E. 中极
    答案：A
    考点：关元的定位（2001，2011）
    解析：关元脐下3寸，石门脐下2寸，气海脐下1.5寸，阴交脐下1寸，中极脐下4寸，以上五穴皆为任脉穴，位于前正中线上。故本题选A。

32. 位于颏唇沟正中凹陷处的腧穴是
    A. 阳白
    B. 承浆
    C. 支沟
    D. 水沟
    E. 地仓
    答案：B
    考点：承浆的定位（2012）
    解析：承浆穴属于任脉，位于面部，颏唇沟正中的凹陷处。故本题选B。

33. 位于手指尖端的腧穴是
    A. 劳宫
    B. 外劳宫
    C. 少冲
    D. 十宣
    E. 中渚
    答案：D
    考点：十宣的定位（2012）
    解析：十宣位于手指尖端，距指甲游离缘0.1寸（指寸），左右共10穴。少冲位于小指末节桡侧，指甲根角侧上方0.1寸（指寸）。中渚位于手背第4、5掌骨间，第4指掌关节近端凹陷中。外劳宫位于手背第2、3掌骨间，掌指关节后0.5寸（指寸）凹陷中。劳宫位于手掌。故本题选D。

34. 以下穴位采用提捏进针法的是
    A. 睛明穴
    B. 印堂穴

C. 大椎穴
D. 关元穴
E. 鸠尾穴
答案：B
考点：提捏进针法（2011）
解析：提捏进针法，适用于皮肤浅薄部位，如印堂穴。故本题选B。

35. 太乙针灸属于
A. 艾条灸
B. 艾炷灸
C. 温针灸
D. 温灸器灸
E. 天灸
答案：A
考点：灸法的种类（2016）
解析：常用灸法分为艾灸法和非艾灸法。艾灸法分为艾条灸、艾炷灸、温针灸、温灸器灸。艾条灸又分为悬起灸和实按灸，太乙针灸属于实按灸。故本题选A。

36. 具有温胃止呕，散寒止痛作用的灸法是
A. 隔姜灸
B. 隔蒜灸
C. 隔盐灸
D. 隔附子饼灸
E. 无瘢痕灸
答案：A
考点：艾炷灸（2015）
解析：隔姜灸有温胃止呕、散寒止痛的作用；隔蒜灸有清热解毒、杀虫的作用；隔盐灸有回阳、救逆、固脱之功；隔附子饼灸有温补肾阳的作用；无瘢痕灸一般用于虚寒性疾患。故本题选A。

37. 下列各项，不属于远部选穴的是
A. 目赤肿痛选关冲
B. 胃痛选足三里
C. 耳聋选中渚
D. 牙痛选合谷
E. 虚热选太溪
答案：E
考点：选穴原则（2016）
解析：远部选穴是指选取距离病痛较远处部位的腧穴，体现了"经脉所通，主治所及"的治疗规律。如胃痛选足阳明胃经的足三里，腰背痛选足太阳膀胱经的委中，上牙痛选足阳明胃经的内庭，下牙痛选手阳明大肠经的合谷等。

辨证选穴是根据疾病的证候特点，分析病因病机而辨证选取穴位的方法。虚热选太溪为辨证选穴。故本题选E。

38. 下列各项，属本经配穴法的是
A. 太阳头痛取后溪、昆仑
B. 失眠取神门、内庭
C. 牙痛取颊车、内庭
D. 感冒咽痛取曲池、少商
E. 肝病取太冲、阳陵泉
答案：C
考点：配穴方法（2015）
解析：本经配穴法是当某一脏腑、经脉发生病变时，即选该脏腑、经脉的腧穴配成处方的配穴方法。颊车、内庭均隶属于足阳明胃经，均可治疗牙痛。故本题选C。

39. 下列各项，不是足太阴经主治范围的是
A. 妇科病
B. 胃病
C. 前阴病
D. 心病
E. 脾病
答案：D
考点：足太阴脾经的主治概要（2007）
解析：足太阴经主治脾胃病、前阴病、妇科病。故本题选D。

40. 根据腧穴的分经主治规律，足太阳经腧穴的主治特点是
A. 后头、肩胛、耳病
B. 后头、背腰病、脏腑病
C. 侧头、耳病、胁肋病
D. 前头、鼻、口、齿病
E. 前头、口齿、胃肠病
答案：B
考点：足太阳膀胱经的主治概要（2016）
解析：足太阳经主治脏腑病证、神志病、头面五官病、经脉循行部位的其他病证。故本题选B。

41. 既能治疗肠腑病，又能治中风的疾病是
A. 归来
B. 足三里
C. 梁丘
D. 下巨虚
E. 内庭
答案：B
考点：足三里的主治（2015）

解析：归来主治小腹痛，疝气；月经不调、带下、阴挺等妇科疾患。足三里主治胃痛、呕吐、噎膈、腹胀、腹泻、痢疾、便秘等胃肠病证；下肢痿痹；癫狂等神志病；乳痈、肠痈等外科疾患；虚劳诸证，为强壮保健要穴。梁丘主治急性胃痛；膝肿痛、下肢不遂等下肢病证；乳痈、乳痈等乳疾。下巨虚主治腹泻、痢疾、小腹痛等胃肠病证；下肢痿痹；乳痈。内庭主治齿痛、咽喉肿痛、鼻衄等五官热性病证；热病；吐酸、腹泻、痢疾、便秘等肠胃病证；足背肿痛，跖趾关节痛。故本题选 B。

42. 善治月经过多，崩漏的腧穴是

A. 大都

B. 太白

C. 公孙

D. 隐白

E. 漏谷

答案：D

考点：隐白的主治（2016）

解析：大都主治腹胀、胃痛、呕吐、腹泻、便秘等脾胃病证；热病，无汗。太白主治肠鸣、腹胀、腹泻、胃痛、便秘等脾胃病证；体重节痛。公孙主治胃痛、呕吐、腹痛、腹泻、痢疾等脾胃肠腑病证；心烦、失眠、狂证等神志病证；逆气里急、气上冲心（奔豚气）等冲脉病证。隐白主治月经过多、崩漏等妇科病；便血、尿血等慢性出血证；癫狂、多梦；惊风；腹满，暴泻。漏谷主治腹胀，肠鸣，小便不利，遗精；下肢痿痹。故本题选 D。

43. 既可治疗脾胃病，又多用于生殖泌尿系统疾病的穴位为

A. 三阴交

B. 梁丘

C. 公孙

D. 阴陵泉

E. 胃俞

答案：A

考点：三阴交的主治要点（2001）

解析：梁丘是胃经穴，胃俞是胃的俞穴，三阴交、公孙、阴陵泉是脾经穴。循行所过，主治所及，所以以上各穴均可以用来治疗脾胃病。而脾经的穴位还对生殖泌尿系病疾病有治疗作用，但是根据穴位的不同其治疗作用的强弱依次为三阴交、阴陵泉、公孙。故本题选 A。

44. 肺俞穴的主治病证是

A. 肘臂疼痛

B. 胃脘痛

C. 呃逆、呕吐

D. 腹痛、腹泻

E. 咳嗽、气喘

答案：E

考点：肺俞的主治要点（2007）

解析：肺俞穴为肺之背俞穴，主治：①咳嗽、气喘、咳血等肺疾；②骨蒸潮热、盗汗等阴虚病证。故本题选 E。

45. 下列腧穴中，治疗足心热的是

A. 太冲

B. 行间

C. 大敦

D. 侠溪

E. 涌泉

答案：E

考点：涌泉的主治（2016）

解析：太冲主治中风、癫狂痫、小儿惊风、头痛、眩晕、耳鸣、目赤肿痛、咽痛等肝经风热病证；月经不调、痛经、经闭、崩漏、带下、难产等妇科病证；黄疸、胁痛、腹胀、呕逆等肝胃病证；癃闭、遗尿；下肢痿痹、足跗肿痛。行间主治中风、癫痫、头痛、目眩、目赤肿痛、青盲、口歪等肝经风热病证；月经不调、痛经、闭经、崩漏、带下等妇科经带病证；阴中痛、疝气、遗尿、癃闭、五淋等泌尿系病证；胸胁满痛。大敦主治疝气、少腹痛；遗尿、癃闭、五淋、尿血等泌尿系病证；月经不调、崩漏、阴缩、阴中痛、阴挺等月经病及前阴病证；癫痫、善寐。侠溪主治惊悸；头痛、眩晕、颊肿、耳鸣、耳聋、目赤肿痛等头面五官病证；胁肋疼痛、膝股痛、足跗肿痛等痛证；乳痈；热病。涌泉主治昏厥、中暑、小儿惊风、癫狂痫等急症及神志病证；头痛、头晕、目眩、失眠、咯血、咽喉肿痛、喉痹、失音等肺系病证；大便难、小便不利；奔豚气；足心热。故本题选 E。

46. 治疗盗汗或热病汗不出的腧穴是

A. 大椎

B. 风池

C. 复溜

D. 太溪

E. 合谷

答案：C

考点：复溜的主治要点（2003，2004）

解析：《席弘赋》：伤寒无汗，攻复溜宜泻；伤寒有汗，取合谷当随。大椎与风池适用于治疗外感初起，太溪滋阴的作用强。故本题选C。

47. 可治疗小儿惊风的腧穴是
A. 悬钟
B. 风市
C. 阳陵泉
D. 环跳
E. 足临泣
答案：C
考点：阳陵泉的主治（2015）
解析：悬钟主治痴呆、中风等髓海不足疾患；颈项强痛，胸胁满痛，下肢痿痹。风市主治下肢痿痹、麻木及半身不遂等下肢疾患；遍身瘙痒。阳陵泉主治黄疸、胁痛、口苦、呕吐、吞酸等肝胆犯胃病证；膝肿痛、下肢痿痹及麻木等下肢、膝关节疾患；小儿惊风。环跳主治腰胯疼痛、下肢痿痹、半身不遂等腰腿疾患；风疹。足临泣主治偏头痛、目赤肿痛、胁肋疼痛、足跗疼痛等痛证；月经不调，乳痈；瘰疬。故本题选C。

48. 既可治疗晕厥又可治疗闪挫腰痛的穴位为
A. 太冲
B. 委中
C. 水泉
D. 水道
E. 水沟
答案：E
考点：水沟的主治要点（2001，2011）
解析：水沟即为人中，具有开窍醒神的作用。太冲穴也可以用来治疗晕厥，但是太冲穴不能治疗闪挫腰痛。临床上常用水沟穴治疗急性腰扭伤，尤其是腰正中线损伤者效果为佳。委中虽然可治闪挫腰痛，但是不能治疗晕厥。故本题选E。

49. 治疗厥阴头痛，应选取的配穴是
A. 印堂、攒竹、合谷
B. 率谷、外关、足临泣
C. 天柱、后溪、申脉
D. 太冲、内关、四神聪
E. 血海、膈俞、内关
答案：D
考点：头痛的处方（2015）
解析：头痛的治法为调和气血，通络止痛。主穴为百会、太阳、风池、阿是穴、合谷，厥阴头痛配四神聪、太冲、内关。故本题选D。

50. 治疗中风中经络的主穴是
A. 委中、尺泽、内关、水沟、极泉、太溪
B. 委中、尺泽、内关、三阴交、水沟、极泉
C. 委中、尺泽、内关、水沟、极泉、合谷
D. 内关、水沟
E. 内关、水沟、关元、气海、神阙
答案：B
考点：中风的处方（2011）
解析：中风中经络的主穴是委中、尺泽、内关、三阴交、水沟、极泉。故本题选B。

51. 中风中经络出现语言謇涩，治疗除主穴外，还应选取的配穴是
A. 金津、玉液
B. 合谷、太冲
C. 悬钟、合谷
D. 合谷、颊车
E. 通里、哑门
答案：E
考点：中风的处方（2015）
解析：通里穴隶属手少阴心经，主治心病，舌强不语，暴喑，腕臂痛；哑门穴隶属督脉，系督脉与阳维脉之会穴，为治疗舌强不语、癫痫、项强首选穴。故本题选E。

52. 治疗眩晕实证的主穴是
A. 风池、百会、太阳、列缺
B. 风池、头维、太阳、百会
C. 风池、百会、内关、太冲
D. 风池、百会、肝俞、肾俞
E. 百会、内关、后溪、水沟
答案：C
考点：眩晕的处方（2016）
解析：百会位于颠顶，可清利脑窍而定眩；风池位于头部，局部取穴，疏调头部气机；太冲为肝之原穴，可平肝潜阳；内关为八脉交会穴，通阴维脉，可宽胸理气，和中化痰止呕，与太冲配伍，属同名经配穴，加强平肝之力。故本题选C。

53. 面瘫伴舌麻，味觉减退，除主穴外，还应选取的配穴是
A. 承浆
B. 水沟
C. 廉泉
D. 翳风

E. 风池

答案：C

考点：面瘫的处方（2016）

解析：廉泉穴位任脉、阴维脉交会穴，位于人体的颈部，当前正中线上，结喉上方，舌骨上缘凹陷处。根据腧穴近治作用的特点，廉泉可治舌部疾病。故本题选C。

54. 治疗不寐的主穴是

A. 照海、申脉、神门、行间、安眠
B. 照海、申脉、神门、印堂、四神聪、安眠
C. 神门、印堂、四神聪、安眠、太溪、合谷
D. 神门、公孙、内关、外关、四神聪、安眠
E. 印堂、安眠、四神聪、内关、足三里

答案：B

考点：不寐的处方（2011）

解析：不寐应调理跷脉，安神利眠，选穴以手厥阴经、督脉和八脉交汇穴为主。治疗主穴为照海、申脉、神门、印堂、四神聪、安眠。故本题选B。

55. 治疗感冒，除合谷、列缺、风池外，还应选取的主穴是

A. 阴陵泉、委中
B. 少商、身柱
C. 曲池、尺泽
D. 风门、肺俞
E. 大椎、太阳

答案：E

考点：感冒的处方（2016）

解析：感冒为外邪侵犯肺卫所致，太阴、阳明互为表里，故取手太阴、手阳明经列缺、合谷以祛邪解表；督脉主一身之阳气，温灸大椎可通阳散寒，刺络出血可清泄热邪；风池为足少阳经与阳维脉的交会穴，"阳维为病苦寒热"，故风池既可疏散风邪，又与太阳穴相配可清利头目。故本题选E。

56. 哮喘实证，治疗除肺俞、中府、定喘外，还应选取的主穴是

A. 列缺、尺泽
B. 风门、合谷
C. 丰隆、曲池
D. 天突、外关
E. 曲池、大椎

答案：A

考点：哮喘的处方（2015）

解析：哮喘实证的治法为祛邪肃肺，化痰平喘。取手太阴经穴及相应背俞穴为主。手太阴经络穴列缺可宣通肺气，驱邪外出，合穴尺泽以肃肺化痰，降逆平喘；肺俞、中府乃肺之俞、募穴，调理肺脏，宣肺祛痰、止哮平喘，虚实之证皆可用之；定喘为止哮平喘的经验效穴。故本题选A。

57. 治疗胃痛寒邪犯胃证的首选配穴是

A. 胃俞
B. 太冲
C. 膈俞
D. 气海
E. 三阴交

答案：A

考点：胃痛的处方（2007）

解析：治疗胃痛的主穴有足三里、内关、中脘，寒邪犯胃者，加胃俞。故本题选A。

58. 治疗呕吐，除胃募穴外，还应选取的经穴是

A. 手厥阴、手阳明经穴
B. 手太阴、手阳明经穴
C. 手少阴、手阳明经穴
D. 手厥阴、足阳明经穴
E. 手少阴、足阳明经穴

答案：D

考点：呕吐的治法（2016）

解析：呕吐所选主穴为中脘、胃俞、内关、足三里。中脘乃胃之募穴，胃俞为胃之背俞穴，两穴俞募相配理气和胃止呕；内关为手厥阴经络穴，宽胸利气，降逆止呕；足三里为足阳明经合穴、胃之下合穴，疏理胃肠气机，通降胃气。故本题选D。

59. 呕吐寒邪客胃除主穴外应选配穴是

A. 上脘
B. 内关
C. 太冲
D. 内庭
E. 三阴交

答案：A

考点：呕吐的处方（2011）

解析：治疗呕吐的主穴为中脘、内关、足三里。寒邪客胃配上脘、胃俞；热邪内蕴配合谷、金津、玉液；饮食停滞配梁门、天枢；肝气犯胃配期门、太冲；痰饮内停配丰隆、公孙；脾胃虚

寒配脾俞、胃俞。故本题选 A。

60. 治疗呕吐热邪内蕴者，宜点刺出血的腧穴是
    A. 金津、玉液
    B. 中脘、合谷
    C. 厉兑、内庭
    D. 公孙、合谷
    E. 厉兑、商阳
    答案：A
    考点：呕吐的治疗操作（2015）
    解析：呕吐治疗的主穴操作为毫针平补平泻法。金津、玉液在口腔内，当舌系带两侧静脉上，左为金津，右为玉液。金津、玉液穴有清泄热邪，生津止渴的作用。热邪内蕴者金津、玉液点刺出血。故本题选 A。

61. 治疗便秘的主穴是
    A. 天枢、神阙、足三里、公孙、合谷
    B. 天枢、支沟、水道、归来、丰隆
    C. 天枢、上巨虚、阴陵泉、水分、合谷
    D. 天枢、支沟、下脘、关元、合谷
    E. 天枢、支沟、足三里、中脘、太冲
    答案：B
    考点：便秘的处方（2009）
    解析：便秘治法为调理肠胃，行滞通便，取穴以足阳明、手少阳经穴为主。主穴取天枢、支沟、水道、归来、丰隆。神阙、合谷、中脘、足三里等均为配穴。故本题选 B。

62. 治疗便秘之气秘证，除主穴外，还应选取的配穴是
    A. 合谷、曲池
    B. 太冲、中脘
    C. 神阙、关元
    D. 脾俞、气海
    E. 照海、太溪
    答案：B
    考点：便秘的处方（2016）
    解析：中脘属奇经八脉之任脉，亦为胃经募穴，八会穴之腑会，位于人体上腹部，前正中线上，当脐中上4寸，可以降胃气，通腑气；太冲为肝之原穴，疏泄少阳经气，调理气机。故本题选 B。

63. 治疗肾虚腰痛除主穴外应选配穴是
    A. 命门、腰阳关
    B. 膈俞、次髎
    C. 大肠俞、申脉
    D. 后溪、委中

    E. 肾俞、太溪
    答案：E
    考点：腰痛的处方（2012）
    解析：腰痛主穴取大肠俞、阿是穴、委中。配穴是督脉病证配后溪，足太阳经证配申脉。寒湿腰痛配命门、腰阳关。瘀血腰痛配膈俞、次髎。肾虚腰痛配肾俞、太溪。腰椎病变配腰夹脊。故本题选 E。

64. 崩漏实证选穴应以何经脉为主
    A. 任脉、足太阴脾经
    B. 任脉、足阳明胃经
    C. 足太阴脾经、足阳明胃经
    D. 任脉、冲脉
    E. 冲脉、足太阴脾经
    答案：A
    考点：崩漏的处方（2011）
    解析：崩漏实证应通调冲任，祛邪固经，选穴以任脉、足太阴脾经为主；崩漏虚证应调补冲任，益气固经，选穴以任脉、足太阴脾经和足阳明胃经为主。故本题选 A。

65. 遗尿除背部选穴外，还应加哪一经的穴位
    A. 足太阳、足少阴
    B. 足太阳、手太阴
    C. 足太阳、手少阳
    D. 任脉、足太阳
    E. 任脉、足太阴
    答案：E
    考点：遗尿的治法（2011）
    解析：遗尿的治法为调理膀胱，温肾健脾。取任脉、足太阴经穴及膀胱的背俞穴、募穴为主。故本题选 E。

66. 治疗瘾疹的主穴是
    A. 血海、曲池、合谷、膈俞、委中
    B. 大椎、曲池、太冲、风池、中脘
    C. 大椎、太冲、三阴交、血海、内庭
    D. 血海、内庭、足三里、气海、天枢
    E. 外关、风池、三阴交、大椎、膈俞
    答案：A
    考点：瘾疹的处方（2011）
    解析：瘾疹的主穴为血海、曲池、合谷、膈俞、委中。其中皮损发于上半身者，取曲池、内关；发于下半身者，取血海、足三里、三阴交；发于全身者，配风市、风池、大肠俞等。故本题选 A。

67. 治疗瘾疹可采用拔罐法，常用的腧穴是

A. 血海
B. 膈俞
C. 神阙
D. 风门
E. 大椎

答案：C
考点：瘾疹的治疗操作（2015）
解析：瘾疹的治法为疏风和营，取手阳明、足太阴经穴为主。拔罐法取神阙穴，选用大号玻璃罐，先留罐5分钟，留罐5分钟后起罐，反复拔3次，或用闪罐法，以局部充血为度。故本题选C。

68. 针灸治疗漏肩风时，属于远部取穴的是
A. 关元
B. 肩前
C. 肩贞
D. 商阳
E. 合谷

答案：E
考点：漏肩风的处方（2011）
解析：针灸治疗漏肩风时，肩髃、肩髎、肩贞、肩前为局部取穴，可祛风散寒，活血通络，舒筋止痛；曲池、合谷、外关、阳陵泉为远部取穴，可疏导阳明、少阳经气，通络止痛。故本题选E。

69. 治疗目赤肿痛，除睛明、风池、太阳外，还应选取的主穴是
A. 少商、外关
B. 合谷、太冲
C. 行间、侠溪
D. 内庭、足临泣
E. 关冲、商阳

答案：B
考点：目赤肿痛的处方（2015）
解析：目赤肿痛的治法为疏散风热，消肿止痛。以近部取穴及手阳明、足厥阴经穴为主。主穴为睛明、太阳、风池、合谷、太冲。局部穴睛明、太阳宣泄患部郁热以消肿；取合谷调阳明经气，善清头面热邪；太冲、风池分属于肝胆两经，上下相应，可导肝胆之火下行。故本题选B。

70. 治疗耳聋实证，应首选的经穴是
A. 足少阴、手太阳经穴
B. 足少阳、手少阳经穴
C. 足少阴、手少阴经穴
D. 足少阳、手少阴经穴
E. 足少阴、手少阳经穴

答案：B
考点：耳聋的治法（2009）
解析：足少阳经主治侧头、耳病、胁肋病，手少阳经主治侧头、目病、耳病、胁肋病。故本题选B。

71. 治疗慢性泄泻，天枢穴应采用的刺灸法是
A. 毫针泻法
B. 毫针补法
C. 灸法
D. 平补平泻法
E. 先泻后补法

答案：D
考点：泄泻的治疗操作（2007）
解析：慢性泄泻的主穴有神阙、天枢、足三里、公孙，天枢用平补平泻法。故本题选D。

【A2型题】

72. 患者，女，55岁。头晕头痛，心悸耳鸣，失眠多梦，急躁易怒，脉细弦。治疗应首选
A. 百会、脾俞、气海、足三里
B. 风池、肝俞、肾俞、行间、侠溪
C. 头维、中脘、内关、丰隆、解溪
D. 脾俞、胃俞、合谷、足三里
E. 四神聪、印堂、太阳、外关

答案：B
考点：头痛的处方（2004）
解析：肝阳上亢当以滋补肝肾之阴，辅以泻肝胆之火为主。B行间、侠溪泻肝胆之火，肝俞、肾俞滋补肝肾之阴。A气海补气的作用明显。C内关、丰隆、解溪、中脘相配合，当是祛湿和胃、化痰止痛的方子。D的胃俞、合谷与本证无关，排除。E的选穴，当是治疗外感头痛的。故本题选B。

73. 患者，男，32岁。两年前因高处跌落致腰痛，至今未愈，腰部僵硬，刺痛明显。治疗除选取主穴外，应加用
A. 志室、太溪
B. 次髎、膈俞
C. 风池、腰阳关
D. 命门、太冲
E. 太溪、肝俞

答案：B
考点：腰痛的处方（2005）

解析：因刺痛明显，所以能判断为局部有瘀血，而血症当取八会穴中的血会膈俞。故本题选B。

74. 患者腰痛隐隐，绵绵不已，膝腿疲软无力，劳则更甚，反复发作，舌淡红，脉细，治疗除主穴外，还应选取的配穴是
    A. 后溪、申脉
    B. 肾俞、太溪
    C. 膈俞、血海
    D. 命门、腰阳关
    E. 次髎、志室
    答案：B
    考点：腰痛的处方（2015）
    解析：根据患者症状可诊断为肾虚腰痛。治法为通经止痛，取局部阿是穴及足太阳经穴为主。主穴为大肠俞、阿是穴、委中。肾虚腰痛配肾俞、太溪。肾俞为肾之背俞穴，太溪为肾经原穴。故本题选B。

75. 患者，女，40岁。肘膝关节疼痛半年，痛无定处，遇寒加重，舌淡苔白，脉浮。治疗除局部取穴外，应加用
    A. 关元、肾俞
    B. 大椎、曲池
    C. 血海、膈俞
    D. 合谷、关元
    E. 风市、外关
    答案：C
    考点：痹证的处方（2005）
    解析：痛无定处，为风痹（行痹）。所谓治风先治血，血行风自灭，所以取血会膈俞和血海穴为首选。故本题选C。

76. 患者昨日突然昏仆，不省人事，呼吸急促，牙关紧闭，舌淡，苔薄白，脉沉弦。治疗除主穴外，还应选取的腧穴是
    A. 颊车、合谷
    B. 气海、关元
    C. 印堂、合谷
    D. 足三里、照海
    E. 太溪、照海
    答案：A
    考点：中风的处方（2015）
    解析：根据患者症状可诊断为中风中脏腑闭证。治法为平肝息风，醒脑开窍。取督脉、手厥阴和十二井穴为主。主穴为水沟、十二井、太冲、丰隆、劳宫。牙关紧闭配颊车、合谷。故本

题选A。

77. 某女，素有高血压史，晨五时起床小便，突然左侧上肢肢体麻木，活动不利，并伴有头晕目眩，苔白腻，脉弦滑，治疗应选取
    A. 曲池、外关、合谷、尺泽
    B. 阳陵泉、曲泉、大敦、太溪
    C. 廉泉、太阳、支沟、劳宫
    D. 足三里、三阴交、阴陵泉、风池
    E. 内关、水沟、三阴交、极泉、尺泽、委中
    答案：E
    考点：中风的处方（2002）
    解析：因有上肢肢体不利症状，所以必有局部取穴，排除B、D；素有高血压，所以必有降压的穴位，排除A；廉泉是用来治疗口舌不利的，与本证无关，排除C。故本题选E。

78. 患者头晕目眩，伴面红目赤，目胀耳鸣，烦躁易怒，口苦，善太息，舌红，苔黄，脉弦数。治疗除督脉穴外，还应主选的经穴是
    A. 足少阴、足少阳经穴
    B. 足太阴、足阳明经穴
    C. 足厥阴、足太阴经穴
    D. 足厥阴、足少阳经穴
    E. 足太阴、足少阴经穴
    答案：D
    考点：眩晕的治法（2015）
    解析：根据患者症状可诊断为眩晕实证，治法为平肝潜阳，化痰定眩。以督脉、足少阳经及足厥阴经穴为主。故本题选D。

79. 某患者，女，36岁。1周来头晕目眩，伴胸胁胀闷，舌红，脉弦。治疗应首选
    A. 脾俞、足三里、气海、百会
    B. 丰隆、中脘、内关、头维
    C. 胃俞、丰隆、太冲、期门
    D. 风池、肝俞、行间、侠溪
    E. 百会、胆俞、外关、侠溪
    答案：D
    考点：眩晕的处方（2005）
    解析：此患者为肝阳上亢型眩晕。风池为近部取穴，配肝胆之荥穴行间、侠溪又有息风平降肝阳的作用，肝俞滋补肝阴，此四穴均为对症治疗。故本题选D。

80. 患者，女，51岁。夜寐不安2个月，伴见心悸，健忘，舌淡，脉弱。治疗应首选
    A. 心俞、太溪

B. 肝俞、丘墟
C. 肝俞、太冲
D. 神门、三阴交
E. 胃俞、足三里

答案：D

考点：不寐的处方（2005）

解析：心气不足引起的失眠，病位主要在心，所谓五脏有疾也，取之十二原，所以当取心经原穴神门。故本题选 D。

81. 患者，女，46 岁。2 周来自觉心慌，时作时止，兼头晕，舌淡红，脉细弱。治疗应选取何经穴为主

A. 手太阴、足少阴经
B. 足少阴、手少阴经
C. 手厥阴、足厥阴经
D. 手少阴、手厥阴经
E. 足少阴、手厥阴经

答案：D

考点：心悸的治法（2005）

解析：心慌头晕，多由于心脏不适造成，所以取穴应首选心经和心包经，正所谓"经脉所过，主治所及"，宁心安神，补益心气，调理气机。故本题选 D。

82. 患者恶寒重，发热轻，无汗，鼻塞流涕，喷嚏不断，咳嗽白痰，舌淡红，苔薄白，脉浮紧。治疗除主穴外，还应选取的配穴是

A. 脾俞、足三里
B. 委中、曲泽
C. 阴陵泉、外关
D. 曲池、尺泽
E. 风门、肺俞

答案：E

考点：感冒的处方（2015）

解析：根据患者症状可诊断为风寒感冒，治法为祛风散寒解表，取手太阴、手阳明经穴及督脉穴为主。主穴为列缺、合谷、风池、大椎、太阳。风寒感冒配风门、肺俞以解表散邪。故本题选 E。

83. 患者，女，60 岁。咳嗽数年，痰黏量多，伴见食欲不振，舌苔白腻，脉滑。为加强化痰作用，应首选

A. 肺俞
B. 列缺
C. 丰隆
D. 合谷

E. 足三里

答案：C

考点：咳嗽的处方（2005）

解析：丰隆为全身祛痰要穴。肺俞治疗脏腑的虚性病证。列缺用于治疗头项疾病。合谷临床常用于面瘫的对侧取穴。足三里是治疗肠胃疾病的首选穴位。故本题选 C。

84. 患者，男，42 岁。哮喘反复发作 5 年，本次发作喘促不能平卧，咳痰清稀，无汗，头痛，脉浮紧。治疗应首选

A. 膻中、太渊、太溪、肾俞
B. 膻中、列缺、肺俞、尺泽
C. 肺俞、风门、丰隆、太渊
D. 天突、定喘、尺泽、膻中
E. 膏肓、肾俞、太溪、丰隆

答案：B

考点：哮喘的处方（2005）

解析：此类题目一般采用排除法。本次发作，头痛，脉浮紧，以实证为主，所以不用肾俞、膏肓，排除 A、E。太渊，肺经原穴，一般也善于治疗肺的虚性病证，排除 C。B 与 D 的区别在于 B 有列缺，列缺是肺经的络穴，四总穴之一，"头项寻列缺"，与题干头痛相应。故本题选 B。

85. 患者，男，30 岁。昨日起胃脘胀痛，饮食不下，今天见呕吐频频。治疗应首选

A. 内庭
B. 丰隆
C. 太冲
D. 内关
E. 合谷

答案：D

考点：呕吐的处方（2005）

解析：内庭，胃经荥穴，主要作用是泻热；丰隆，祛痰要穴；太冲，肝经原穴，与合谷共称为四关穴。内关，惟一一个治呕吐要穴。故本题选 D。

86. 患者，男，24 岁。脘腹胀痛，痛甚欲便，泻后痛减，大便恶臭，伴嗳腐吞酸，不思饮食，舌苔垢腻，脉滑。治疗时除取大肠俞、天枢、足三里外，还应加

A. 曲池、内庭
B. 中脘、内关
C. 曲池、大椎
D. 气海、上巨虚

E. 梁门、外关

答案：B

考点：胃痛的处方（2003）

解析：本题为饮食停滞所致胃痛，所选主穴为中脘、内关、足三里。故本题选 B。

87. 患者，女，50岁。因恼怒致胃脘胀痛，嗳气，呕酸，舌苔薄白，脉弦。依据"近部取穴"的原则，治疗应首选

　　A. 足三里
　　B. 膻中
　　C. 太冲
　　D. 天枢
　　E. 中脘

答案：E

考点：胃痛的处方（2005）

解析：嗳腐吞酸，主要病位在胃。选用下合穴足三里或者胃的募穴中脘均可，但是题干提示近部取穴。故本题选 E。

88. 患者大便干结，腹胀腹痛，口干口臭，小便短赤，舌红，苔黄燥，脉滑实。治疗应选取的主穴是

　　A. 天枢、大肠俞、上巨虚、支沟
　　B. 合谷、脾俞、天枢、公孙
　　C. 太冲、中脘、足三里、支沟
　　D. 神阙、关元、足三里、中脘
　　E. 公孙、气海、三阴交、内关

答案：A

考点：便秘的处方（2015）

解析：根据患者症状可诊断为便秘。治法为理肠通便，取大肠的背俞穴、募穴及下合穴为主。大肠俞为大肠背俞穴，天枢为大肠募穴，两穴同用属俞募配穴法，上巨虚为大肠下合穴，三穴共用，通调大肠腑气，腑气通则大肠传导功能复常；支沟宣通三焦气机，三焦之气通畅，则肠腑通畅，便秘得愈。故本题选 A。

89. 患者，男，25岁。胁肋胀痛1个月，伴见恶心呕吐，舌红苔黄腻。治疗应取何经穴为主

　　A. 足少阳、足厥阴经
　　B. 足少阳、足阳明经
　　C. 足阳明、足太阴经
　　D. 足厥阴、足太阳经
　　E. 足太阳、足阳明经

答案：A

考点：胁痛的治法（2005）

解析：胁肋部是胆经循行经过的地方，所以治疗上当取足少阳胆经为主，因肝与胆相表里，故应同时配合足厥阴肝经。故本题选 A。

90. 患者月经周期提前10余天，月经量少色淡，伴神疲气短，舌淡，脉细弱。治疗除主穴外，还应选取的配穴是

　　A. 脾俞、足三里
　　B. 肾俞、太溪
　　C. 气海、胃俞
　　D. 肾俞、命门
　　E. 太冲、期门

答案：A

考点：月经不调的处方（2015）

解析：根据患者症状可诊断为月经先期气虚证，除主穴外应配脾俞、足三里。脾俞是脾的背俞穴，是脾经的经气转输之处，足三里是足阳明胃经的合穴，而脾胃互为表里，脾胃为气血生化之源。故本题选 A。

91. 患儿，男，10岁。睡梦中遗尿，每夜1次，精神不振，脉细弱。治疗应首选

　　A. 中极、三阴交、脾俞、肺俞
　　B. 关元、三阴交、肾俞、膀胱俞
　　C. 中极、足三里、胃俞、肾俞
　　D. 关元、足三里、肺俞、膀胱俞
　　E. 中极、三阴交、肺俞、三焦俞

答案：B

考点：遗尿的处方（2005）

解析：小儿遗尿主要因为肾气不固，膀胱失约造成，所以治疗上当以补肾气，固膀胱为主。穴取肾俞、膀胱俞，针用补法。另取关元，用灸法；取三阴交，用补法。其他选项中的肺俞、胃俞、三焦俞与小儿遗尿的治疗关系不大。故本题选 B。

92. 患者因受寒而致颈项疼痛，重着，以项背部疼痛为主，有明显压痛，低头加重，伴恶寒，头痛，舌淡红，苔薄白，脉弦紧。治疗除主穴外，还应选取的配穴是

　　A. 申脉、外关
　　B. 肩髃、天宗
　　C. 内关、合谷
　　D. 风池、肩井
　　E. 大椎、束骨

答案：E

考点：落枕的处方（2015）

解析：患者因受寒而致颈项疼痛，重着，以项背部疼痛为主，有明显压痛，低头加重，诊

为落枕，病位在督脉与太阳经，配大椎、束骨。病在少阳经配风池、肩井；风寒袭络配风池、合谷；气滞血瘀配内关、合谷；肩痛配肩髃；背痛配天宗。故本题选 E。

93. 患者，男，24 岁。目赤肿痛，眼涩难开，流泪，畏光，伴发热、恶风、头痛，舌苔薄黄，脉浮数。治疗除取睛明、太阳、合谷、太冲外，还应加

    A. 风池、侠溪
    B. 印堂、内庭
    C. 少商、上星
    D. 关冲、支沟
    E. 四白、养老

    答案：C

    考点：目赤肿痛的处方（2003，2004）

    解析：本证以外感为主，风犯少阳，伤及眼络，所以取穴应以治疗外感及调和少阳为主。已经取穴治疗眼部疾病的睛明，调和少阳的太冲，治疗外感的太阳和合谷，再加上少商以泻热，上星祛风、祛头痛。故本题选 C。

94. 患者左耳听力减退，兼见畏寒、发热，舌红，苔薄，脉浮数。治疗除听会、翳风外，还应选取的腧穴是

    A. 气海、足三里
    B. 中渚、侠溪
    C. 行间、丘墟
    D. 丰隆、阴陵泉
    E. 太溪、肾俞

    答案：B

    考点：耳鸣耳聋的处方（2015）

    解析：耳鸣耳聋的治法为疏风泻火，通络开窍。取局部穴及手足少阳经穴为主。手足少阳经脉均绕行于耳之前后并入耳中，听会属足少阳经，翳风属手少阳经，两穴均居耳前，可疏导少阳经气，主治耳疾；循经远取侠溪、中渚，通上达下，疏导少阳经气，宣通耳窍。故本题选 B。

95. 患者牙痛剧烈，伴口臭、口渴、便秘，舌黄，脉洪。治疗应首选

    A. 风池
    B. 外关
    C. 足三里
    D. 地仓
    E. 内庭

    答案：E

    考点：牙痛的处方（2002，2006）

解析：牙痛除循经取穴外，还要根据症状取穴，本症见口臭、口渴等症状，一派胃热之象。最善于泻胃热的是胃经的荥穴内庭，因为荥主身热。故本题选 E。

96. 患者，男，48 岁。右下齿痛 2 天，伴龈肿、口臭、便秘，脉滑数。治疗应首选

    A. 合谷、太冲、下关、迎香
    B. 合谷、内庭、下关、颊车
    C. 外关、风池、下关、颊车
    D. 外关、内庭、迎香、下关
    E. 太溪、行间、颊车、颧髎

    答案：B

    考点：牙痛的处方（2005）

    解析：入下齿中的经脉是手阳明大肠经，上述选项中只有 A、B 包含治疗下牙痛的常用阳明经穴位合谷，所以答案非 A 即 B。根据口臭及便秘症状，判断本证与胃热有关，所以当取胃经荥穴，以泻胃热，所以当取内庭穴。故本题选 B。

97. 患者，女，29 岁。咽喉肿痛 1 天，咽干、口渴，便秘。治疗应首选

    A. 少泽
    B. 太溪
    C. 少商
    D. 少海
    E. 太渊

    答案：C

    考点：咽喉肿痛的处方（2005）

    解析：少泽，小肠经的井穴，治疗产后乳汁不足的首选穴；太溪，肾经的原穴，滋阴潜阳的作用明显；少海，心经的合穴，与本证无关；太渊，肺经的原穴，当用以治疗肺气虚为主的病证。少商，手太阴肺经的井穴，主治咽喉肿痛、鼻衄等肺系实热证。故本题选 C。

98. 患者咽干微肿，疼痛以午后、入夜尤甚，伴手足心热，舌红，少苔，脉细数。治疗应选取的主穴是

    A. 风池、外关、内庭、鱼际
    B. 少商、合谷、尺泽、关冲
    C. 太溪、照海、列缺、鱼际
    D. 少商、商阳、照海、列缺
    E. 商阳、关冲、照海、太溪

    答案：C

    考点：咽喉肿痛的处方（2015）

    解析：根据患者症状可诊断为咽喉肿痛之阴虚证。治法为滋阴降火，利咽止痛。取足少阴经

穴为主。太溪为肾之原穴，有滋阴降火作用；照海属足少阴肾经，通于阴跷脉，列缺属手太阴肺经，通于任脉，两穴相配，专治咽喉疾患；鱼际为手太阴经的荥穴，可清肺热、利咽喉。诸穴合用，可治肾阴不足之咽喉肿痛。故本题选C。

【B1型题】

(99~100题共用备选答案)
- A. 带脉
- B. 任脉
- C. 督脉
- D. 冲脉
- E. 阳维脉

99. 被称为"十二经脉之海"的是
    答案：D
100. 被称为"五脏六腑之海"的是
    答案：D

考点：奇经八脉的临床意义（2012）

解析：冲脉能调节十二经脉气血，故称其为"十二经脉之海"或"五脏六腑之海"；冲脉起于胞中，调节妇女月事，与人体生殖功能联系密切，又称"血海"。任脉调节阴经气血，为"阴脉之海"。督脉调节阳经气血，为"阳脉之海"。带脉环腰一周，总束诸脉。故99题选D，100题选D。

(101~102题共用备选答案)
- A. 13寸
- B. 12寸
- C. 9寸
- D. 6寸
- E. 5寸

101. 前发际至后发际的骨度分寸是
    答案：B
102. 脐中至横骨上廉（耻骨联合上缘）的骨度分寸是
    答案：E

考点：骨度分寸定位法（2001，2004）

解析：常用的骨度分寸有前发际至后发际12寸；胫骨内侧髁下方（内辅骨下廉）至内踝尖13寸；前两额发角之间9寸，耳后两乳突之间9寸；脐中至横骨上廉（耻骨联合上缘）5寸；肩胛骨内缘至中线3寸，两肩胛骨内缘间为6寸。故101题选B，102题选E。

(103~104题共用备选答案)
- A. 13寸
- B. 12寸
- C. 9寸
- D. 6寸
- E. 5寸

103. 内辅骨下廉至内踝高点的骨度分寸是
    答案：A
104. 两肩胛骨内缘之间的骨度分寸是
    答案：D

考点：骨度分寸定位法（2003，2005）

解析：参见101、102题。故103题选A，104题选D。

(105~106题共用备选答案)
- A. 足阳明胃经
- B. 足少阳胆经
- C. 足厥阴肝经
- D. 足太阳膀胱经
- E. 足少阴肾经

105. 环阴器的经脉是
    答案：C
106. 络脑的经脉是
    答案：D

考点：足太阳膀胱经、足厥阴肝经的经脉循行（2012）

解析：足太阳膀胱经从头顶入颅内络脑，再浅出沿枕项部下行。足厥阴肝经沿大腿内侧，上入阴毛中，环绕阴器，再上行抵达小腹。足少阳胆经沿胁肋内下行至腹股沟动脉部，经过外阴部毛际横行入髋关节部。故105题选C，106题选D。

(107~108题共用备选答案)
- A. 曲池
- B. 曲泽
- C. 尺泽
- D. 少海
- E. 小海

107. 属于手少阴心经的腧穴是
    答案：D
108. 属于手太阴肺经的腧穴是
    答案：C

考点：手少阴心经、手太阴肺经的常用腧穴（2005，2012）

解析：此五穴均分布在肘关节附近，都是五输穴中的合穴。曲池属于手阳明大肠经；曲泽属于手厥阴心包经；尺泽属于手太阴肺经；少海属于手少阴心经；小海属于手太阳小肠经。故107题选D，108题选C。

(109～110题共用备选答案)
 A. 商丘
 B. 丘墟
 C. 照海
 D. 申脉
 E. 然谷

109. 在踝区，外踝尖直下，外踝下缘与跟骨之间凹陷中的腧穴是
 答案：D

110. 在踝区，内踝尖下1寸，内踝下缘边际凹陷中的腧穴是
 答案：C
 考点：申脉、照海的定位（2015）

解析：商丘穴位于足内踝前下方凹陷处，舟骨结节与内踝尖连线的中点，当胫骨前肌腱内侧；丘墟穴在踝区，外踝的前下方，趾长伸肌腱的外侧凹陷中；照海穴位于踝区，内踝尖下1寸，内踝下缘边际凹陷中；申脉穴位于踝区，外踝尖直下，外踝下缘与跟骨之间凹陷中；然谷穴位于足内侧，足舟骨粗隆下方，赤白肉际处。故109题选D，110题选C。

(111～113题共用备选答案)
 A. 肝俞
 B. 心俞
 C. 脾俞
 D. 肺俞
 E. 肾俞

111. 第9胸椎棘突下旁开1.5寸的腧穴是
 答案：A

112. 第11胸椎棘突下旁开1.5寸的腧穴是
 答案：C

113. 第2腰椎棘突下旁开1.5寸的腧穴是
 答案：E
 考点：肝俞、脾俞、肾俞的定位（2003，2004）

解析：背俞穴定位歌：一椎大杼二风门，三椎肺俞四厥阴，心五督六膈俞七，九肝十胆八胰俞，十一脾俞十二胃，十三三焦十四肾。一至十二表示1～12胸椎，十三、十四表示腰1和腰2。故111题选A，112题选C，113题选E。

(114～115题共用备选答案)
 A. 直接灸
 B. 间接灸
 C. 艾条灸
 D. 温针灸
 E. 实按灸

114. 瘢痕灸属于
 答案：A

115. 温和灸属于
 答案：C
 考点：艾炷灸、艾条灸（2012）

解析：常用灸法主要有三种。①艾炷灸，分直接灸、间接灸，直接灸包括瘢痕灸、无瘢痕灸，间接灸包括隔姜灸、隔蒜灸、隔盐灸、隔附子饼灸。②艾条灸分为悬起灸、实按灸，悬起灸包括温和灸、雀啄灸、回旋灸，实按灸包括太乙针灸、雷火针灸。③温针灸。故114题选A，115题选C。

(116～117题共用备选答案)
 A. 膈俞、血海
 B. 肾俞、关元
 C. 阴陵泉、足三里
 D. 大椎、曲池
 E. 脾俞、胃俞

116. 痹证属着痹者，治疗应选取的配穴是
 答案：C

117. 痹证属热痹者，治疗应选取的配穴是
 答案：D
 考点：痹证的处方（2015）

解析：痹证的治法为通络止痛，以局部腧穴为主，配合循经取穴及辨证选穴。行痹配膈俞、血海；痛痹配肾俞、腰阳关；着痹配阴陵泉、足三里；热痹配大椎、曲池。故116题选C，117题选D。

(118～119题共用备选答案)
 A. 中脘、阴陵泉
 B. 关元、命门
 C. 风池、太冲
 D. 心俞、神门
 E. 照海、阴谷

针灸学

143

118. 治疗绝经前后诸证烦躁失眠者，应选取的配穴是

答案：D

119. 治疗绝经前后诸证纳少便溏者，应选取的配穴是

答案：A

考点：绝经前后诸证的处方（2015）

解析：绝经前后诸证的治法为滋补肝肾，调理冲任。取任脉、足太阴经穴及相应背俞穴为主。主穴为肾俞、肝俞、太溪、气海、三阴交。肾阴虚配照海、阴谷；肾阳虚配关元、命门；肝阳上亢配风池、太冲；痰气郁结配中脘、丰隆；烦躁失眠配心俞、神门；纳少便溏配中脘、阴陵泉。故118题选D，119题选A。

诊断学基础

【A1 型题】

1. 下列哪项属于非感染性发热的疾病
   A. 肺结核
   B. 肺炎
   C. 急性肾盂肾炎
   D. 伤寒
   E. 血清病
   答案：E
   考点：发热的病因（2005）
   解析：发热的病因分感染性和非感染性。肺结核是由抗酸杆菌感染引起，排除 A。肺炎及急性肾盂肾炎是由细菌及各种病原微生物感染引起，排除 B、C。伤寒是由伤寒杆菌感染引起，排除 D。血清病是抗原－抗体反应引起，为非感染性发热疾病。故本题选 E。

2. 风湿热属于
   A. 稽留热
   B. 间歇热
   C. 波状热
   D. 回归热
   E. 弛张热
   答案：E
   考点：发热的临床表现（2011）
   解析：发热类型共 6 种。稽留热见于肺炎链球菌肺炎、伤寒、斑疹伤寒等的发热极期。弛张热见于败血症、风湿热、重症肺结核、化脓性炎症等。间歇热见于疟疾、急性肾盂肾炎等。回归热见于回归热、霍奇金病、周期热等。波状热见于布氏杆菌病。不规则热见于结核病、风湿热、支气管肺炎、渗出性胸膜炎、感染性心内膜炎等。注意区分肺炎链球菌肺炎（稽留热）与支气管肺炎（不规则热）、重症肺结核（弛张热）与结核病（不规则热）的发热类型。注意风湿热可见两种热型（弛张热、不规则热）。故本题选 E。

3. 常引起弛张热的疾病是
   A. 结核病
   B. 肺炎链球菌肺炎
   C. 伤寒
   D. 霍奇金病
   E. 风湿热
   答案：E
   考点：发热的临床表现（2016）
   解析：弛张热：体温常在 39℃ 以上，但波动幅度大，24 小时内体温差达 2℃ 以上，最低时仍高于正常水平。常见于败血症、风湿热、重症肺结核及化脓性炎症等。故本题选 E。

4. 下列各项，可出现间歇热的是
   A. 肺炎链球菌肺炎
   B. 肺结核
   C. 伤寒
   D. 疟疾
   E. 风湿热
   答案：D
   考点：发热的临床表现（2015）
   解析：间歇热：高热期与无热期交替出现，体温波动幅度可达数度，无热期（间歇期）可持续 1 日至数日，反复发作。见于疟疾、急性肾盂肾炎等。故本题选 D。

5. 下列除哪项外，均可发生胸痛
   A. 带状疱疹
   B. 食管炎
   C. 自发性气胸
   D. 支气管哮喘
   E. 肋软骨炎
   答案：D
   考点：胸痛的病因（2003）
   解析：支气管哮喘的时候，气道因为高反应性而分泌物增加、痉挛，导致气道狭窄，气流进入肺部出现困难，会导致呼吸困难、胸闷等，但不会引起胸痛。故本题选 D。

6. 腹痛伴呕吐，腹胀，停止排便排气的疾病是
   A. 肠梗阻
   B. 急性菌痢
   C. 急性胆囊炎
   D. 结核性腹膜炎
   E. 急性腹腔内出血
   答案：A
   考点：腹痛的问诊要点（2015）
   解析：腹痛伴呕吐，腹胀，停止排便排气，提示肠梗阻。故本题选 A。

7. 我国最常见的咯血原因是
   A. 支气管肺癌
   B. 肺结核
   C. 支气管炎
   D. 支气管扩张症
   E. 肺炎
   答案：B
   考点：咯血的病因（2015）
   解析：咯血的病因：①支气管疾病：常见于支气管扩张症、支气管肺癌、支气管内膜结核和慢性支气管炎等。②肺部疾病：如肺结核、肺炎链球菌肺炎、肺脓肿等。肺结核为我国最常见的咯血原因。③心血管疾病：如风湿性心脏病二尖瓣狭窄所致的咯血等。④其他：血小板减少性紫癜、白血病、血友病等。故本题选 B。

8. 下列哪项不是呼气性呼吸困难的临床特点
   A. 呼气费力
   B. 呼气时间延长
   C. 三凹征
   D. 常伴有呼气性哮鸣音
   E. 常见于支气管哮喘
   答案：C
   考点：呼吸困难的临床表现（2003）
   解析：呼气性呼吸困难常表现为呼气费力、呼气缓慢、呼吸时间明显延长，常伴有呼气性哮喘者。常见于慢性支气管炎（喘息型）、慢性阻塞性肺气肿、支气管哮喘、弥漫性泛细支气管炎。"三凹征"多见于吸气性呼吸困难。故本题选 C。

9. 下列哪项不属于吸气性呼吸困难
   A. 喉头水肿
   B. 气管受压
   C. 气管异物
   D. 支气管哮喘
   E. 喉癌

答案：D
考点：呼吸困难的临床表现（2008）
解析：支气管哮喘是机体由于外在或内在的过敏原或非过敏原等因素，通过神经-体液而导致气道可逆性的痉挛。临床上表现为反复出现的阵发性胸闷，伴哮鸣音并以呼气为主的呼吸困难或兼有咳嗽者。故本题选 D。

10. 下列各项，多表现为下垂性水肿的是
    A. 肾小球肾炎
    B. 肝硬化
    C. 低蛋白血症
    D. 右心衰竭
    E. 甲状腺功能减退症
    答案：D
    考点：水肿的病因（2016）
    解析：心源性水肿特点是下垂性水肿。心源性水肿见于右心衰竭、慢性缩窄性心包炎等。故本题选 D。

11. 下列各项，可出现黏液性水肿的是
    A. 破伤风
    B. 恶性肿瘤
    C. 库欣综合征
    D. 伤寒
    E. 甲状腺功能减退症
    答案：E
    考点：水肿的临床表现（2015）
    解析：内分泌源性水肿见于甲状腺功能减退症、垂体前叶功能减退症等黏液性水肿，特点是非凹陷性，颜面及下肢较明显，病人常伴有精神萎靡、食欲不振。故本题选 E。

12. 引起上消化道出血最常见的原因是
    A. 消化性溃疡
    B. 胆道感染
    C. 胃癌
    D. 血小板减少性紫癜
    E. 肝硬化
    答案：A
    考点：呕血与黑便的病因（2016）
    解析：上消化道大出血前三位的病因是：消化性溃疡、食管与胃底静脉曲张破裂、急性胃黏膜病变。故本题选 A。

13. 下列各项，不属于肝细胞性黄疸特点的是
    A. 尿胆原可增加
    B. 白陶土色粪便
    C. 尿胆红素阳性

D. 血清结合胆红素增高
E. 血清非结合胆红素增高

答案：B

考点：肝细胞性黄疸的实验室检查特点（2016）

解析：肝细胞性黄疸的临床表现：黄疸呈浅黄至深黄，有乏力、食欲下降、恶心呕吐，甚至出血等肝功能受损的症状及肝脾肿大等体征。实验室检查特点：血清结合及非结合胆红素均增多。尿中尿胆原通常增多，尿胆红素阳性。大便颜色通常改变不明显。有转氨酶升高等肝功能受损的表现。故本题选B。

14. 下列各项中，不属"既往史"内容的是
    A. 冶游史
    B. 手术史
    C. 预防接种情况
    D. 传染病史
    E. 过敏史

答案：A

考点：问诊的内容（2015）

解析：既往史包括患者既往的健康状况和过去曾经患过的疾病（包括各种传染病）、外伤手术、预防接种、过敏史等，尤其是与现病有密切关系的疾病的历史。冶游史属于个人史的内容。故本题选A。

15. 急性有机磷杀虫药中毒患者呼出的气味是
    A. 酒味
    B. 烂苹果味
    C. 刺激性蒜味
    D. 氨味
    E. 腥臭味

答案：C

考点：嗅诊常见异常气味（2016）

解析：浓烈的酒味见于酒后或醉酒，刺激性蒜味见于有机磷农药中毒，烂苹果味见于糖尿病酮症酸中毒，氨味见于尿毒症，腥臭味见于肝性脑病。故本题选C。

16. 正常人两上肢血压的差别一般是
    A. 3～10mmHg
    B. 11～15mmHg
    C. 16～20mmHg
    D. 21～25mmHg
    E. 26～30mmHg

答案：A

考点：血压测量（2015）

解析：正常人两上肢血压可有5～10mmHg的差别，下肢血压较上肢高20～40mmHg，但在动脉穿刺或插管直接测量时则无显著差异。故本题选A。

17. 胃癌的常见转移部位是
    A. 右锁骨上淋巴结
    B. 左锁骨上淋巴结
    C. 腋下淋巴结
    D. 腹股沟淋巴结
    E. 颈部淋巴结

答案：B

考点：局部浅表淋巴结肿大（2003，2004）

解析：左锁骨上淋巴结肿大，多表示腹腔内有疾病，如肝、胃、结肠等。右锁骨上淋巴结肿大，表示胸腔内有疾病，如肺、食道等。故本题选B。

18. 下列组合哪一组是不正确的
    A. 小颅——囟门过早闭合，可伴有智力发育障碍
    B. 巨颅——脑积水小儿呈大头畸形、双目下视、巩膜外露的特殊表情
    C. 尖颅——因矢状缝和冠状缝过早闭合所致
    D. 方颅——头顶平坦呈方形
    E. 变形颅——见于马方综合征和肢端肥大症

答案：E

考点：头颅形状、大小检查（2008）

解析：变形颅，见于中年人，以颅骨增大变形为特征，同时伴有长骨的骨质增厚与弯曲。肢端肥大症无颅骨改变的特点。故本题选E。

19. 双侧眼睑下垂见于何种疾病
    A. 脑炎
    B. 脑脓肿
    C. 蛛网膜下腔出血
    D. 脑出血
    E. 重症肌无力

答案：E

考点：眼部检查（2011）

解析：双侧眼睑下垂，在中医属于"睑废"范畴。可见于重症肌无力Ⅰ型（眼型）。单侧眼睑下垂可见于脑炎、脑脓肿、蛛网膜下腔出血、白喉、外伤等。脑出血可见对侧肢体偏瘫。故本题选E。

20. 能导致瞳孔扩大的疾病是

A. 有机磷杀虫药中毒
B. 吗啡中毒
C. 青光眼绝时期
D. 毒蕈中毒
E. 虹膜炎

答案：C

考点：眼部检查（2016）

解析：瞳孔扩大见于外伤、青光眼绝对期、视神经萎缩、完全失明、濒死状态、颈交感神经刺激和阿托品、可卡因等药物影响。故本题选C。

21. 下列哪种疾病可见双侧瞳孔缩小
A. 吗啡中毒
B. 阿托品中毒
C. 酒精中毒
D. 脑炎
E. 颅脑外伤

答案：A

考点：眼部检查（2005）

解析：阿托品中毒引起双侧瞳孔变大，排除B。脑炎、脑外伤引起双侧瞳孔大小不等，排除D、E。酒精中毒很少引起瞳孔变化，除昏睡期可引起瞳孔散大，排除C。吗啡中毒引起双侧瞳孔缩小。故本题选A。

22. 猩红热的典型舌是
A. 牛肉舌
B. 镜面舌
C. 光滑舌
D. 草莓舌
E. 杨梅舌

答案：D

考点：口腔检查（2012）

解析：草莓舌见于猩红热或长期发热的患者。牛肉舌见于糙皮病（烟酸缺乏）。镜面舌亦称光滑舌，见于恶性贫血（内因子缺乏）、缺铁性贫血或慢性萎缩性胃炎。故本题选D。

23. 下列不会出现颈静脉怒张的是
A. 右心衰竭
B. 三尖瓣关闭不全
C. 缩窄性心包炎
D. 心包积液
E. 上腔静脉综合征

答案：B

考点：颈部血管检查（2012）

解析：正常人安静坐位或立位时颈外静脉塌陷，平卧时颈外静脉充盈，充盈水平仅限于锁骨上缘至下颌角的下2/3以内。立位与坐位时颈静脉明显充盈、怒张，或卧位时颈静脉充盈过度，超过正常水平，称为颈静脉怒张，提示颈静脉压增高，见于右心衰竭、缩窄性心包炎、心包积液及上腔静脉阻塞综合征。某种原因如情绪激动、用力等导致胸腔或腹腔压力增高时也可见颈静脉怒张。颈静脉搏动见于三尖瓣关闭不全。故本题选B。

24. 导致气管向患侧移位的疾病是
A. 胸膜粘连
B. 大量胸腔积液
C. 气胸
D. 阻塞性肺气肿
E. 纵隔肿瘤

答案：A

考点：气管检查（2016）

解析：正常人的气管位于颈前正中部。大量胸腔积液、气胸或纵隔肿瘤及单侧甲状腺肿大，可将气管推向健侧。肺不张、肺硬化、胸膜粘连等，可将气管拉向患侧。故本题选A。

25. 佝偻病不会出现的是
A. 鸡胸
B. 肋骨串珠
C. 肋膈沟
D. 肋间隙增宽
E. 漏斗胸

答案：D

考点：常见异常胸廓（2012）

解析：佝偻病所致的胸部病变又称鸡胸。胸骨特别是胸骨下部显著前凸，两侧肋骨凹陷，胸廓前后径增大而横径缩小，胸廓上下径较短——鸡胸。有时肋骨与肋软骨交接处增厚隆起呈圆珠状，在胸骨两侧排列成串珠——佝偻病串珠。前胸下部膈肌附着处，因肋骨质软，长期受膈肌牵拉可向内凹陷，而下部肋缘则外翻，形成一水平状深沟——肋膈沟。严重时可见胸骨下端剑突处内陷，有时连同依附的肋软骨一起内陷而形似漏斗——漏斗胸。故本题选D。

26. 在下列哪个部位闻及支气管呼吸音属于病理性呼吸音
A. 喉部
B. 胸骨上窝
C. 背部6、7颈椎附近
D. 背部1、2胸椎附近

E. 右下肺

答案：E

考点：呼吸音听诊（2003）

解析：右下肺在正常情况下应能听到肺泡呼吸音，若闻及支气管呼吸音则为病理性呼吸音。这是气流通过声门、气管和支气管时发出的湍流声。故本题选 E。

27. 下列各项，双肺满布湿啰音的是

A. 肺炎链球菌肺炎

B. 急性肺水肿

C. 支气管哮喘

D. 肺脓肿

E. 支气管扩张症

答案：B

考点：啰音听诊（2016）

解析：湿啰音是肺与支气管有病变的表现。湿啰音两肺散在性分布，常见于支气管炎、支气管肺炎、血行播散型肺结核、肺水肿。故本题选 B。

28. 下列各项，可引起心尖搏动增强的是

A. 心包积液

B. 甲状腺功能亢进症

C. 心肌炎

D. 左侧气胸

E. 左侧胸腔积液

答案：B

考点：心脏视诊（2015）

解析：左心室肥大、甲亢、重症贫血、发热等疾病时心尖搏动增强。故本题选 B。

29. 主动脉狭窄听诊最响的部位

A. 左锁骨中线内侧第 5 肋间

B. 胸骨左缘第 2 肋间

C. 胸骨右缘第 2 肋间

D. 在胸骨体下端近剑突稍偏右或稍偏左处

E. 胸骨右缘第 3、4 肋间

答案：C

考点：心脏瓣膜听诊区（2010）

解析：心脏瓣膜听诊区：①二尖瓣区，位于胸骨左缘第 5 肋间隙，锁骨中线内侧。②主动脉瓣区，位于胸骨右缘第 2 肋间隙；主动脉瓣第二听诊区，位于胸骨左缘第 3、4 肋间隙。③肺动脉瓣区，在胸骨左缘第 2 肋间隙。④三尖瓣区，在胸骨体下端近剑突稍偏右或偏左处。心脏杂音听诊最响的位置：二尖瓣关闭不全收缩期杂音——心尖部，二尖瓣狭窄舒张期杂音——心尖部；主动脉瓣关闭不全舒张期杂音——主动脉瓣第二听诊区，主动脉瓣狭窄收缩期杂音——主动脉瓣区；肺动脉瓣关闭不全舒张期杂音——肺动脉瓣区，肺动脉瓣狭窄收缩期杂音——胸骨左缘第 2 肋间；室间隔缺损收缩期杂音——胸骨左缘第 3、4 肋间。故本题选 C。

30. 窦性心动过速所见的疾病为下列哪种

A. 颅内高压症

B. 阻塞性黄疸

C. 甲状腺功能亢进症

D. 贫血

E. 洋地黄中毒

答案：C

考点：心律听诊（2014）

解析：窦性心动过速常见于发热、疼痛、贫血、甲状腺功能亢进症、心力衰竭、休克、心肌炎等。故本题选 C。

31. 下列各项，最常出现心尖部舒张早期奔马律的是

A. 心包炎

B. 肺源性心脏病

C. 左心衰竭

D. 高度房室传导阻滞

E. 肺动脉瓣狭窄

答案：C

考点：心音听诊（2016）

解析：舒张早期奔马律的出现，提示心脏有严重的器质性病变，见于各种原因的心力衰竭、急性心肌梗死、重症心肌炎等。故本题选 C。

32. 下列关于胆囊点的叙述，正确的是

A. 右髂前上棘与脐连线中，外 1/3 交界处

B. 右侧腹直肌外缘与肋弓交界处

C. 右侧第 10 肋骨前端

D. 右侧脐水平线与腹直肌外缘交界处

E. 右侧髂前上棘水平与腹直肌外缘交界处

答案：B

考点：腹部触诊（2015）

解析：右侧腹直肌外缘与肋弓交界处即为胆囊点。故本题选 B。

33. 腹部触诊出现反跳痛，提示的病变是

A. 腹部脏器有炎症

B. 胃肠痉挛

C. 腹膜壁层有炎症

D. 肠系膜动脉栓塞

E. 肠梗阻

答案：C

考点：腹部触诊（2016）

解析：反跳痛提示炎症已波及腹膜壁层，腹肌紧张伴压痛、反跳痛称为腹膜刺激征，是急性腹膜炎的可靠体征。故本题选 C。

34. 库瓦济埃征（Courvoisier）见于
    A. 胰腺癌
    B. 胃癌
    C. 直肠癌
    D. 肺癌
    E. 食道癌

答案：A

考点：腹内脏器触诊（2011）

解析：正常胆囊不能触到。急性胆囊炎引起胆囊肿大时墨菲征阳性；胰头癌压迫胆总管导致胆囊肿大时无压痛，但有逐渐加深的黄疸，称库瓦济埃征（Courvoisier）阳性；胆囊肿大，有实性感者，见于胆囊结石或胆囊癌。故本题选 A。

35. 可引起高度脾肿大的疾病是
    A. 慢性粒细胞性白血病
    B. 系统性红斑狼疮
    C. 败血症
    D. 慢性肝炎
    E. 肝硬化

答案：A

考点：腹内脏器触诊（2015）

解析：高度脾大，表面光滑者见于慢性粒细胞性白血病、慢性疟疾和骨髓纤维化症等，表面不平而有结节者见于淋巴瘤等。故本题选 A。

36. 下列疾病会出现杵状指的是
    A. 缺铁性贫血
    B. 支气管肺癌
    C. 结核性关节炎
    D. 风湿热
    E. 类风湿关节炎

答案：B

考点：四肢、关节检查（2012）

解析：杵状指（趾）常见于支气管扩张、支气管肺癌、慢性肺脓肿、脓胸，以及发绀型先天性心脏病、亚急性感染性心内膜炎等。匙状甲（反甲）常见于缺铁性贫血，偶见于风湿热。指关节变形以类风湿关节炎引起的梭形关节最常见。膝关节变形常见于风湿性关节炎活动期、结核性关节炎等。故本题选 B。

37. 中腹壁反射的反射中枢位于
    A. 胸髓 7~8 节段
    B. 胸髓 9~10 节段
    C. 胸髓 11~12 节段
    D. 腰髓 1~2 节段
    E. 腰髓 3~4 节段

答案：B

考点：神经反射检查（2015）

解析：上部腹壁反射消失说明病变在胸髓 7~8 节；中部腹壁反射消失说明病变在胸髓 9~10 节；下部腹壁反射消失说明病变在胸髓 11~12 节。故本题选 B。

38. 浅反射不包括下列哪项
    A. 腹壁反射
    B. 提睾反射
    C. 角膜反射
    D. 跖反射
    E. 桡反射

答案：E

考点：神经反射检查（2008）

解析：浅反射是刺激皮肤或黏膜引起的反射，健康人存在，属生理反射。包括角膜反射、咽反射、腹壁反射、提睾反射、跖反射、肛门反射等。故本题选 E。

39. 检查者用钝尖物在被检查者外踝下方由后向前划至跖趾关节处，此方法是检查
    A. Babinski 征（巴宾斯基征）
    B. Kernig 征（克匿格征）
    C. Gordon 征（戈登征）
    D. Chaddock 征（查多克征）
    E. Oppenheim 征（奥本海姆征）

答案：D

考点：神经反射检查（2004）

解析：Babinski 征：用竹签沿患者足底外侧缘，由后向前至小趾根部并转向内侧。Oppenheim 征：检查者用拇指及食指沿被检者胫骨前缘用力由上向下滑压。Gordon 征：检查时用手以一定力量捏压被检者腓肠肌中部。Kernig 征：被检查者仰卧，检查者抬起被检查者一侧下肢，使髋关节屈成直角后，当膝关节也在近乎直角状态时，检查者左手按住其膝关节，右手将被检查者小腿屈伸活动数次后，抬高小腿。Chaddock 征：竹签在外踝下方由后向前划至跖趾关节处为止。故本题选 D。

40. 下列贫血原因中，属红细胞破坏过程的是

A. 阵发性睡眠性血红蛋白尿
B. 慢性感染
C. 恶性肿瘤
D. 巨幼细胞性贫血
E. 上消化道出血

答案：A

考点：红细胞计数（2015）

解析：贫血原因中，红细胞破坏过多见于各种原因引起的溶血性贫血，如异常血红蛋白病、珠蛋白生成障碍性贫血、阵发性睡眠性血红蛋白尿、免疫性溶血性贫血、脾功能亢进等。故本题选A。

41. 引起中性粒细胞减少最常见的疾病是
A. 流行性感冒
B. 阑尾炎
C. 狂犬病
D. 肺炎
E. 肝癌

答案：A

考点：白细胞计数（2002，2011）

解析：中性粒细胞病理性减少见于：①感染性疾病，病毒感染最常见，如流行性感冒、病毒性肝炎、麻疹、风疹、水痘等；某些革兰阴性杆菌感染，如伤寒及副伤寒等；某些原虫感染，如恙虫病、疟疾。②血液病，如再生障碍性贫血、粒细胞减少症、粒细胞缺乏症、非白血性白血病、恶性组织细胞病等。③自身免疫性疾病，如系统性红斑狼疮等。④单核-巨噬细胞系统功能亢进，如脾功能亢进（见于各种原因引起的脾脏肿大，如肝硬化等）。⑤药物及理化因素，如X线、γ射线、放射性核素等，苯、铅、汞等，氯霉素、磺胺类药、抗肿瘤药、抗糖尿病药及抗甲状腺药等。其他选项均见中性粒细胞病理性增多。故本题选A。

42. 下列能引起中性粒细胞减少的是
A. 肺炎
B. 脾亢
C. 脾破裂
D. 类风湿关节炎
E. 肝癌

答案：B

考点：白细胞计数（2012）

解析：参见41题。故本题选B。

43. 下列各项，可出现外周血中性粒细胞减少的是

A. 糖尿病酮症酸中毒
B. 急性心肌梗死
C. 急性大出血
D. 脾功能亢进
E. 恶性肿瘤

答案：D

考点：白细胞计数（2016）

解析：参见41题。故本题选D。

44. 引起淋巴细胞减少最常见的疾病是
A. 免疫缺陷病
B. 感染性疾病
C. 扁桃体肿大
D. 慢性淋巴细胞白血病
E. 肺炎

答案：A

考点：白细胞分类计数（2011）

解析：引起淋巴细胞减少的原因主要有应用糖皮质激素、烷化剂，接触放射线，免疫缺陷性疾病。故本题选A。

45. 血小板计数的参考值是
A. $(100\sim300)\times10^{10}/L$
B. $(100\sim300)\times10^{8}/L$
C. $(100\sim300)\times10^{9}/L$
D. $>400\times10^{9}/L$
E. $<100\times10^{9}/L$

答案：C

考点：血小板计数（2012，2016）

解析：血小板计数的参考值是$(100\sim300)\times10^{9}/L$。血小板$>400\times10^{9}/L$称为血小板增多，$<100\times10^{9}/L$称为血小板减少。故本题选C。

46. 下列疾病中，一般不会引起出血时间延长的是
A. 维生素C缺乏症
B. 血小板无力症
C. 血管性血友病
D. 缺铁性贫血
E. 弥散性血管内凝血

答案：D

考点：出血时间测定（2015）

解析：出血时间延长见于：①血小板显著减少：如原发性或继发性血小板减少性紫癜。②血小板功能异常：如血小板无力症、巨大血小板综合征。③毛细血管壁异常：如遗传性出血性毛细血管扩张症、维生素C缺乏症。④某些凝血因子严重缺乏：如血管性血友病、弥散性血管内凝

血（DIC）。故本题选 D。

47. 试管法凝血时间的参考值为
A. 1～12min
B. 1～3min
C. 4～12min
D. 6～12min
E. 1～4min
答案：C
考点：凝血因子检测（2008）
解析：试管法凝血时间的参考值为4～12min。故本题选 C。

48. 酒精性肝病时，血清氨基转移酶的变化是
A. ALT 与 AST 均显著升高
B. ALT 增高明显，AST 基本正常
C. ALT 基本正常，AST 显著升高
D. ALT 和 AST 均增高不明显
E. ALT/AST＞1
答案：C
考点：血清酶检查（2015）
解析：酒精性肝病时 ALT 基本正常，AST 显著增高，ALT/AST＜1。故本题选 C。

49. 用于判断远端肾小管稀释－浓缩功能的实验室检查是
A. 内生肌酐清除率
B. 血肌酐
C. 血清尿素氮
D. 血 β_2－微球蛋白测定
E. 昼夜尿比密试验
答案：E
考点：肾小管功能检测（2016）
解析：昼夜尿比密试验用于诊断各种疾病对远端肾小管稀释－浓缩功能的影响。A 是测定肾小球滤过功能最常用的方法，也是反映肾小球滤过功能的主要指标。B 是 GFR 受损的指标。C 的测定能反映肾小球滤过功能，但不是敏感和特异性指标。D 的测定可反映肾小球的滤过功能。故本题选 E。

50. 下列各项，一般不会引起血糖升高的是
A. 肢端肥大症
B. 甲状腺功能亢进症
C. 急性酒精中毒
D. 颅脑外伤
E. 急性脑血管病
答案：C
考点：糖类检查（2015）

解析：血糖生理性升高见于餐后1～2小时、高糖饮食、剧烈运动、情绪激动等。病理性增高见于：①各型糖尿病。②内分泌疾病：如甲状腺功能亢进症、肢端肥大症、巨人症、嗜铬细胞瘤、肾上腺皮质功能亢进症、胰高血糖素等。③应激性因素：如颅脑外伤、急性脑血管病、中枢神经系统感染、心肌梗死、大面积烧伤等。④肝脏和胰腺疾病：如严重肝损害、坏死性胰腺炎、胰腺癌等。⑤其他：如呕吐、脱水、缺氧、麻醉等。故本题选 C。

51. 下列各项，对急性胰腺炎有诊断价值的是
A. 血清淀粉酶＞800U/L
B. 血清淀粉酶＞1800U/L
C. 血清淀粉酶＞3000U/L
D. 血清淀粉酶＞5000U/L
E. 血清淀粉酶＜800U/L
答案：D
考点：血、尿淀粉酶测定（2016）
解析：急性胰腺炎发病后6～12小时血清淀粉酶开始增高，12～24小时达高峰，3～5天后回复正常。如达3500U/L 应怀疑此病，超过5000U/L 即有诊断价值。故本题选 D。

52. 尿沉渣镜检每高倍视野多少个白细胞即视为异常
A. ＞3个
B. ＞1个
C. ＞5个
D. ＞8个
E. ＞10个
答案：C
考点：尿液的显微镜检查（2008）
解析：尿沉渣镜检每高倍视野＞5个白细胞即视为异常。故本题选 C。

53. 大便隐血试验持续阳性，常见于
A. 胃溃疡
B. 十二指肠溃疡
C. 胃癌
D. 胃炎
E. 肠道下端炎症
答案：C
考点：粪便的化学检查（2004，2015）
解析：胃癌时，癌灶新生血管丰富，因为癌细胞生长迅速，可以造成出血，导致大便潜血试验的持续阳性。溃疡病的大便潜血也会出现阳性，但一般为间断性的出血，不会持续阳性

D、E 一般不出血或很少。故本题选 C。

54. 在浆膜腔积液检查中，符合渗出液特点的是
    A. 细胞计数小于 $100/mm^3$
    B. 比重小于 1.018
    C. 黏蛋白测定阴性
    D. 有病原菌
    E. 液体不能自行凝固
    答案：D
    考点：渗出液与漏出液的鉴别要点（2004）
    解析：渗出液细胞计数常大于 $500/mm^3$，比重高于 1.018，黏蛋白定性为阳性，可找到病原菌，液体能自凝。故本题选 D。

55. 腰椎穿刺的常规部位是
    A. 第 2~3 腰椎棘突间隙
    B. 第 1~2 腰椎棘突间隙
    C. 第 3~4 腰椎棘突间隙
    D. 第 4~5 腰椎棘突间隙
    E. 以上均为常规穿刺部位
    答案：C
    考点：腰椎穿刺的部位（2008）
    解析：腰椎穿刺点通常以双侧髂嵴最高点连线与后正中线的交会处为穿刺点，相当于第 3~4 腰椎棘突间隙。此处在马尾神经以下，不会伤到神经，并且棘突平直，棘突间隙大，容易进针。故本题选 C。

56. 心电图中代表心室除极，复极全过程的时间是
    A. QRS 波群
    B. P-R 间期
    C. Q-T 间期
    D. S-T 段
    E. T-P 段
    答案：C
    考点：心电图各波段的意义（2016）
    解析：QRS 波群为左、右心室除极的波，反应左、右心室除极过程中的电位和时间变化。P-R 间期反映激动从窦房结发出后经心房、房室交界、房室束、束支及浦肯野纤维网传至心室肌所需要的时间。Q-T 间期代表左、右心室除极与复极全过程的时间。S-T 段反映心室早期缓慢复极的电位和时间变化。故本题选 C。

57. 窦性 P 波的方向应该是
    A. Ⅰ、Ⅱ、aVF、aVR、V_1~V_6 直立
    B. Ⅰ、Ⅱ、Ⅲ、V_1~V_3 直立，aVR 倒置
    C. Ⅰ、Ⅱ、aVF、V_1~V_6 直立，aVR 倒置

    D. Ⅱ、Ⅲ、aVF 倒置
    E. Ⅰ、Ⅱ、aVR、V_3~V_6 直立
    答案：B
    考点：心电图各波段正常范围（2015）
    解析：正常 P 波在 aVR 导联倒置，Ⅰ、Ⅱ、V_3~V_6 导联直立，其余导联（Ⅲ、aVL、V_1、V_2）可直立、低平、双向或倒置。故本题选 B。

58. 下列描述属于正常 T 波的是
    A. T 波低平
    B. T 波双向
    C. T 波倒置
    D. T 波高耸
    E. 与 QRS 波群主波方向一致
    答案：E
    考点：心电图各波段正常范围（2012）
    解析：正常 T 波是一个不对称的宽大而光滑的波，前支较长，后支较短；T 波的方向与 QRS 波群主波方向一致；在 R 波为主的导联中，T 波电压不应低于同导联 R 波的 1/10。在 QRS 波群主波向上的导联中，T 波低平、双向或倒置见于心肌缺血、心肌损害、低血钾、低血钙、洋地黄效应、心室肥厚及心室内传导阻滞等，T 波高耸见于急性心肌梗死早期和高血钾，均为病理性表现。故本题选 E。

59. 下列关于室性早搏的叙述，正确的是
    A. 提早出现的 QRS-T 波群，前有异位 P′波
    B. QRS 波群宽大畸形
    C. QRS 波群时间 0.08~0.10s
    D. T 波方向与 QRS 波群主波方向一致
    E. 代偿间歇不完全
    答案：B
    考点：心律失常（2016）
    解析：室性早搏的心电图表现：①提早出现宽大畸形的 QRS-T 波群，其前无提早出现的异位 P 波。②QRS 时限常≥12s。③T 波方向与 QRS 主波方向相反。④常有完全性代偿间歇。故本题选 B。

60. 诊断陈旧性心肌梗死的心电图依据是
    A. 坏死型 Q 波
    B. T 波倒置
    C. S-T 段水平下降
    D. T 波高尖
    E. S-T 段抬高与 T 波融合成单间曲线
    答案：A

考点：心肌梗死（2015）

解析：陈旧期为心肌梗死后 29 天及以后。S-T 段和 T 波不再变化，常遗留下坏死的 Q 波，常持续存在终生，亦可能逐渐缩小。故本题选 A。

61. 诊断腰椎间盘突出的最好检查方法是
   A. 平片和透视
   B. B 超
   C. CT 检查
   D. 增强 CT 检查
   E. MRI 检查
   答案：E
   考点：磁共振成像（MRI）的临床应用（2016）
   解析：MRI 检查能很好地显示各部位椎间盘突出的图像，是诊断椎间盘突出的最好方法。故本题选 E。

62. 下列哪项不是肺气肿的 X 线表现
   A. 中、下肺野毛玻璃样密度增高阴影
   B. 肺体积膨大
   C. 肺纹理稀疏
   D. 肋间隙增宽
   E. 膈肌下降且活动度减弱
   答案：A
   考点：呼吸系统常见病的 X 线表现（2004）
   解析：肺气肿的时候，患者两肺含气量增多，扩大，密度降低，会导致肺纹理之间距离增大，压迫膈肌使其下降并且不易上移，肋间隙也会被扩大的肺脏挤压增宽。而中、下肺野毛玻璃样密度增高阴影多见于肺炎患者，主要为炎性渗出而引起的高密度影。故本题选 A。

63. 下列描述属于浸润型肺结核 X 线表现的是
   A. 哑铃状双极现象
   B. 肺门和（或）纵隔淋巴结肿大而突向肺野
   C. 渗出、增殖、播散、纤维、空洞等多种性质的病灶同时存在
   D. 均匀一致的粟粒状阴影
   E. 患侧肋膈角变钝
   答案：C
   考点：呼吸系统常见病的影像学表现（2012）
   解析：浸润型肺结核病变多在肺尖和锁骨下区开始，X 线可见渗出、增殖、播散、纤维和空洞等多种性质的病灶同时存在。A 是原发综

征；B 是胸内淋巴结结核；D 是急性粟粒型肺结核；E 是结核性胸膜炎。故本题选 C。

64. 十二指肠球部溃疡的直接 X 线征象是
   A. 球部充盈缺损
   B. 球部激惹征
   C. 球部龛影或变形
   D. 幽门痉挛，开放延迟
   E. 黏膜皱襞粗乱
   答案：C
   考点：消化系统常见疾病的影像学表现（2016）
   解析：十二指肠球部溃疡的直接 X 线征象是球部龛影或变形。间接 X 线征象是激惹征；幽门痉挛，开放延迟；胃分泌增多和胃张力及蠕动方面的改变；球部固定压痛。故本题选 C。

65. 立位腹部平片可见膈下游离气体影，首先考虑的是
   A. 肺炎
   B. 急性胃肠穿孔
   C. 肠炎
   D. 胰腺炎
   E. 肠梗阻
   答案：B
   考点：消化系统常见疾病的影像学表现（2015）
   解析：胃肠道穿孔立位 X 线或腹部平片可见两侧膈下有弧形或半月形透亮气体影。故本题选 B。

【B1 型题】

(66~67 题共用备选答案)
   A. 精神紧张诱发
   B. 含化硝酸甘油减轻
   C. 呼吸时加重，屏气时消失
   D. 压迫加剧
   E. 进食加剧

66. 干性胸膜炎的胸痛特点是
   答案：C

67. 食管疾病的胸痛特点是
   答案：E
   考点：胸痛的问诊要点（2015）
   解析：干性胸膜炎常呈尖锐刺痛或撕裂痛，呼吸时加重，屏气时消失。食管疾病多在进食时发作或加剧，服用抗酸剂和促动力药物可减轻或消失。故 66 题选 C，67 题选 E。

(68~69题共用备选答案)
  A. 腹部胀痛
  B. 转移性右下腹痛
  C. 周期性，节律性上腹隐痛
  D. 右上腹部剧烈绞痛
  E. 持续性，广泛性剧烈腹痛伴板状腹

68. 急性阑尾炎的腹痛特点是
  答案：B

69. 急性弥漫性腹膜炎的腹痛特点是
  答案：E
  考点：腹痛的问诊要点（2016）
  解析：急性阑尾炎早期疼痛在脐周或上腹部，数小时后转移至右下腹。急性弥漫性腹膜炎见持续性、广泛性剧烈腹痛伴腹肌紧张或板状腹。故68题选B，69题选E。

(70~71题共用备选答案)
  A. 窒息感
  B. 双下肢水肿
  C. 发热
  D. 咯血
  E. 昏迷

70. 二尖瓣狭窄出现呼吸困难时，常伴有
  答案：B

71. 急性脑血管疾病出现呼吸困难时，常伴有
  答案：E
  考点：呼吸困难的伴随症状（2001）
  解析：二尖瓣狭窄致心脏功能不全，心功能衰竭时，患者出现呼吸困难时，还可出现心衰的其他症状，如双下肢水肿等。急性脑血管疾病出现呼吸困难时，常伴有一些精神神经症状，如昏迷等。故70题选B，71题选E。

(72~73题共用备选答案)
  A. 破伤风
  B. 中风
  C. 面风
  D. 帕金森病（震颤麻痹）
  E. 麻风病

72. 苦笑面容，见于
  答案：A

73. 面具面容，见于
  答案：D
  考点：面容检查（2011）
  解析：面容检查易考：①慢性病容——憔悴

晦暗或苍白，双目无神，表情淡漠——肝硬化、慢性肾炎等慢性消耗性疾病。②甲亢面容——眼裂增大，眼球突出，兴奋不安，烦躁易怒，惊恐貌——甲状腺功能亢进症。③二尖瓣面容——面色晦暗，双颊紫红，口唇轻度发绀——风湿性心瓣膜病、二尖瓣狭窄。④伤寒面容——表情淡漠，反应迟钝，无欲貌——伤寒、脑脊髓膜炎、脑炎等。⑤苦笑面容——牙关紧闭，面肌痉挛，苦笑貌——破伤风。⑥满月面容——面圆如满月，皮肤发红，常伴痤疮和小须——库欣综合征及长期应用肾上腺皮质激素者。⑦面具面容——面部呆板、无表情，面具貌——震颤麻痹等。故72题选A，73题选D。

(74~75题共用备选答案)
  A. 心功能不全
  B. 贫血
  C. 核黄素缺乏症
  D. 脑血管疾病
  E. 急性支气管炎

74. 口唇紫绀，常见于
  答案：A

75. 口角歪斜，常见于
  答案：D
  考点：口腔检查（2004）
  解析：发绀指单位容积血液中还原血红蛋白增多，使皮肤、黏膜呈青紫色，其常见部位为舌、唇、耳郭、面颊和指侧。心力衰竭的时候，肺内气体交换出现障碍，因此可以引起脱氧血红蛋白升高。口角歪斜多由于神经系统病变引起，脑血管病可以引起脑部病变，因此可出现。故74题选A，75题选D。

(76~77题共用备选答案)
  A. 甲状腺功能亢进症
  B. 肺结核
  C. 支气管炎
  D. 肺脓肿
  E. 胸腔积液

76. 肺泡呼吸音增强见于
  答案：A

77. 肺泡呼吸音减弱见于
  答案：C
  考点：呼吸音听诊（2014）
  解析：肺泡呼吸音减弱或消失常见于呼吸运

动障碍，如全身衰弱、呼吸肌瘫痪、腹压过高、胸膜炎、肋骨骨折、肋间神经痛等；呼吸道阻塞，如支气管炎、支气管哮喘、喉或大气管肿瘤等；肺顺应性降低，如肺气肿、肺淤血等；胸腔内肿物；胸膜疾患等。肺泡呼吸音增强常见于运动、发热、甲状腺功能亢进症。故76题选A，77题选C。

(78~79题共用备选答案)
 A. 支气管哮喘
 B. 肺结核
 C. 急性肺水肿
 D. 气胸
 E. 胸膜炎

78. 湿啰音局限于肺的某一部位，常见于
 答案：B

79. 两肺布满湿啰音，常见于
 答案：C
 考点：啰音听诊（2004）
 解析：湿啰音局限于肺的某一部位提示局部有病灶，如肺部炎症、肺结核、支气管扩张症、肺癌早期等。两侧肺底部湿啰音多见于心功能不全导致的肺淤血及支气管炎和支气管肺炎。两肺广泛湿啰音多见于急性肺水肿、慢性支气管炎。故78题选B，79题选C。

(80~81题共用备选答案)
 A. 主动脉瓣区
 B. 肺动脉瓣区
 C. 三尖瓣区
 D. 心尖区
 E. 主动脉瓣第二听诊区

80. 二尖瓣狭窄听诊最响的部位
 答案：D

81. 二尖瓣关闭不全听诊最响的部位
 答案：D
 考点：心脏瓣膜听诊区（2012）
 解析：参见29题。故80题选D，81题选D。

(82~83题共用备选答案)
 A. 多局限在心尖部的舒张期杂音
 B. 向左腋窝传导的收缩期杂音
 C. 向胸骨下端左缘传导的舒张期杂音
 D. 沿胸骨右缘向颈部传导的收缩期杂音
 E. 向左肩胛下角传导的收缩期杂音

82. 主动脉瓣狭窄的杂音，性质是
 答案：D

83. 主动脉瓣关闭不全的杂音，性质是
 答案：C
 考点：心脏杂音的特征（2003，2012）
 解析：主动脉狭窄时，可闻及收缩期喷射性杂音，在胸骨右缘第2肋间最响，主要向颈动脉传导；主动脉关闭不全时，为与第二心音同时产生的高调叹气样递减型舒张早期杂音。故82题选D，83题选C。

(84~85题共用备选答案)
 A. 胸骨右缘第2肋间收缩期震颤
 B. 胸骨左缘第2肋间收缩期震颤
 C. 胸骨左缘第3、4肋间收缩期震颤
 D. 心尖部舒张期震颤
 E. 胸骨左缘第2肋间及其附近连续性震颤

84. 符合二尖瓣狭窄震颤特点的是
 答案：D

85. 符合动脉导管未闭震颤特点的是
 答案：E
 考点：心脏杂音的特征（2016）
 解析：心尖区舒张中晚期隆隆样杂音是二尖瓣狭窄的特征性杂音。胸骨左缘第2肋间及其附近机器声样连续性杂音，见于动脉导管未闭。故84题选D，85题选E。

(86~87题共用备选答案)
 A. 水冲脉
 B. 交替脉
 C. 脉搏短绌
 D. 重搏脉
 E. 奇脉

86. 房颤可出现的脉搏是
 答案：C

87. 主动脉瓣关闭不全可出现的脉搏是
 答案：A
 考点：周围血管征（2015）
 解析：脉率少于心率，称脉搏短绌，常见于心房颤动。脉搏骤起骤落，犹如潮水涨落，为水冲脉，可见于甲亢、严重贫血、脚气病或主动脉瓣关闭不全、先心病动脉导管未闭、动静脉瘘。故86题选C，87题选A。

(88~89题共用备选答案)
   A. 麦氏点压痛
   B. 墨菲征阳性
   C. 液波震颤阳性
   D. 振水音阳性
   E. 移动性浊音阳性

88. 急性胆囊炎出现的体征是
   答案：B
89. 幽门梗阻出现的体征是
   答案：D
   考点：腹内脏器触诊、腹部听诊（2016）
   解析：胆囊触痛征（墨菲征）阳性，见于急性胆囊炎。振水音阳性提示胃内有液体潴留，见于胃扩张、幽门梗阻及胃液分泌过多等。故88题选B，89题选D。

(90~91题共用备选答案)
   A. 高血压病
   B. 锥体束病变
   C. 蛛网膜下腔出血
   D. 坐骨神经痛
   E. 腰椎间盘突出

90. 上述各项，可出现巴宾斯基征阳性的是
   答案：B
91. 上述各项，可出现颈强直的是
   答案：C
   考点：神经反射检查（2016）
   解析：巴宾斯基征阳性见于锥体束病变。颈强直见于各种脑膜炎、蛛网膜下腔出血等，也可见于颈椎病、颈部肌肉病变。故90题选B，91题选C。

(92~93题共用备选答案)
   A. HBsAg 阳性
   B. 抗-HBs 阳性
   C. 抗-HBe 阳性
   D. 抗-HBc 阳性
   E. HBeAg 阳性

92. 对乙肝肝炎病毒（HBV）有免疫力的指标是
   答案：B
93. 反映乙型肝炎病毒（HBV）复制减少传染性降低的指标是
   答案：C
   考点：乙型肝炎病毒标志物检查（2015）
   解析：抗-HBs 阳性见于注射过乙型肝炎疫苗或曾感染过HBV，目前HBV已被清除者，对HBV已有了免疫力。抗-HBe 阳性表示乙肝病毒复制减少，传染性降低，但并非保护性抗体。故92题选B，93题选C。

(94~95题共用备选答案)
   A. 1000~2000mL/24h
   B. >2500mL/24h
   C. <100mL/24h
   D. <400mL/24h
   E. >2000mL/24h

94. 多尿的尿量为
   答案：B
95. 少尿的尿量为
   答案：D
   考点：尿液的一般性状检查（2012）
   解析：正常成人尿量为1000~2000mL/24h，尿量>2500mL/24h 为多尿，尿量<400mL/24h 或<17mL/h 为少尿，尿量<100mL/24h 为无尿。故94题选B，95题选D。

(96~97题共用备选答案)
   A. 乳糜尿
   B. 血红蛋白尿
   C. 胆红素尿
   D. 脓尿
   E. 血尿

96. 急性溶血可引起的尿液改变是
   答案：B
97. 丝虫病可引起的尿液改变是
   答案：A
   考点：尿液一般性状检查（2015）
   解析：乳糜尿见于丝虫病。血红蛋白尿见于蚕豆病、阵发性睡眠性血红蛋白尿、恶性疟疾和血型不合的输血反应等。胆红素尿见于肝细胞性黄疸和阻塞性黄疸。脓尿和菌尿见于泌尿系统感染，如肾盂肾炎、膀胱炎等。血尿见于泌尿系统炎症、结石、肿瘤、结核等，也可以见于血液系统疾病，如血小板减少性紫癜、血友病等。故96题选B，97题选A。

(98~99题共用备选答案)
   A. 红细胞
   B. 白细胞
   C. 血小板

D. 小圆上皮细胞
E. 扁平上皮细胞

98. 慢性肾炎患者，尿中最多见的细胞是
    答案：A

99. 慢性肾盂肾炎患者，尿中最多见的细胞是
    答案：B
    考点：尿液的显微镜检查（2002，2004）
    解析：慢性肾炎患者以血尿、蛋白尿、水肿、高血压为其临床表现，尿液里以红细胞最多见；而慢性肾盂肾炎是泌尿系统感染中的一种，由感染引起，尿液里以白细胞最多见。故98题选A，99题选B。

(100~101题共用备选答案)
    A. 水样稀便
    B. 黏液脓血便
    C. 鲜血便
    D. 柏油样便
    E. 米泔样便

100. 上消化道大出血的粪便特点是
    答案：D

101. 霍乱的粪便特点是
    答案：E
    考点：粪便一般性状检查（2016）
    解析：水样稀便见于各种感染性或非感染性腹泻，如急性胃肠炎、甲状腺功能亢进症；黏液脓血便见于痢疾、溃疡性结肠炎、直肠癌等；鲜血便见于肠道下段出血，如痔疮、肛裂、直肠癌等；柏油样便见于各种原因引起的上消化道出血；米泔样便见于霍乱。故100题选D，101题选E。

(102~103题共用备选答案)
    A. 水样或粥样稀便
    B. 灰白色便
    C. 鲜血便
    D. 细条状便
    E. 褐色球状便

102. 阻塞性黄疸，常出现
    答案：B

103. 直肠狭窄，常出现
    答案：D

考点：粪便的一般性状检查（2004）
解析：阻塞性黄疸时，胆汁未能进入消化道，大便因缺少粪胆原而呈灰白色；直肠狭窄时，大便通过直肠时变成细条状。A见于各种感染性或非感染性腹泻。C多见于肠道下段出血。E不是特殊粪便。故102题选B，103题选D。

(104~105题共用备选答案)
    A. 咳铁锈色痰
    B. 咳粉红色泡沫痰
    C. 咯吐大量鲜血
    D. 咳大量脓痰
    E. 干咳无痰

104. 急性左心功能不全，常伴有
    答案：B

105. 肺炎球菌肺炎，常伴有
    答案：A
    考点：痰液的一般性状检查（2002）
    解析：左心功能不全时，肺循环淤血，患者咳粉红色泡沫样痰；咳铁锈色痰为肺炎球菌肺炎特有的临床表现。故104题选B，105题选A。

(106~107题共用备选答案)
    A. X线检查
    B. 数字化减影血管造影
    C. 超声检查
    D. CT检查
    E. MRI检查

106. 诊断骨折最常用的检查方法是
    答案：A

107. 诊断心脏和大血管病变最常用的检查方法是
    答案：C
    考点：骨与关节、循环系统疾病影像学检查（2015）
    解析：X线检查是诊断骨折最常用、最基本的方法，可见骨皮质连续性中断、骨小梁断裂和歪曲，有边缘光滑锐利的线状透亮影，即骨折线。超声诊断用于检测心脏、大血管和外周血管的结构、功能及血液动力学状态，包括对各种先天性和后天性心脏病、血管畸形和闭塞性血管病等的诊断。故106题选A，107题选C。

内科学

【A1 型题】

1. 下列属于慢性阻塞性肺疾病最主要病因的是
   A. 长期吸烟
   B. 自主神经功能失调
   C. 职业粉尘和化学物质
   D. 大气污染
   E. 反复肺部感染
   答案：A
   考点：慢性阻塞性肺疾病的病因（2014）
   解析：吸烟是已公认的本病的最重要危险因素。国内的调查证明80%～90%的男性、19.3%～40%女性肺癌与吸烟有关，且被动吸烟也容易引起肺癌。而职业致癌因子、空气污染、电离辐射及饮食与营养因素虽和肺癌的发生有关系，但并不是最重要的因素。故本题选A。

2. 慢性肺心病最常发生的休克是
   A. 中毒性休克
   B. 失血性休克
   C. 心源性休克
   D. 过敏性休克
   E. 低血糖性休克
   答案：C
   考点：慢性肺源性心脏病的并发症（2001）
   解析：慢性肺心病患者可以因为肺淤血和肺水肿，呼吸困难，导致血氧浓度降低，应激反应造成神经体液变化。一方面使心率加快，心肌收缩力增强，另一方面使外周血管阻力增加，提高动脉血压，保证重要脏器血液灌注。但这些变化又进一步加重心脏的负担和缺氧，促使心泵衰竭。最终引起脑供氧不足，休克。故本题选C。

3. 下列哪项是支气管哮喘呼吸困难的类型
   A. 呼气性
   B. 吸气性
   C. 混合性

   D. 阵发性
   E. 腹式呼吸消失
   答案：A
   考点：支气管哮喘的临床表现（2005）
   解析：支气管哮喘的主要症状是发作性、呼气性呼吸困难；同时伴有胸闷、不能平卧、干咳或咳大量白色泡沫痰。故本题选A。

4. 肺炎的最常见病因是
   A. 变态反应
   B. 环境因素
   C. 遗传因素
   D. 感染因素
   E. 理化因素
   答案：D
   考点：肺炎的分类（2012）
   解析：肺炎按病因分类为：①感染性肺炎，以细菌感染最为常见，约占80%。②理化性肺炎。③变态反应性肺炎。故本题选D。

5. 下列不属于肺癌局部扩散引起的症状的是
   A. 呕吐
   B. 呼吸困难
   C. 声音嘶哑
   D. 上腔静脉压迫综合征
   E. 胸痛
   答案：A
   考点：原发性支气管肺癌的临床表现（2011）
   解析：肺癌局部扩展引起胸痛、呼吸困难、咽下困难、声音嘶哑、上腔静脉压迫综合征、Horner综合征等。故本题选A。

6. 原发性支气管肺癌对化疗最敏感的病理类型是
   A. 腺癌
   B. 类癌
   C. 鳞状上皮细胞癌
   D. 大细胞癌

E. 小细胞肺癌

答案：E

考点：原发性支气管肺癌的治疗原则（2015）

解析：小细胞肺癌对化疗最敏感，鳞癌次之，腺癌最差。故本题选 E。

7. 慢性左心衰竭最早出现的症状是
   A. 咳嗽、咳痰、咯血
   B. 夜间阵发性呼吸困难
   C. 劳力性呼吸困难
   D. 端坐呼吸
   E. 心悸、乏力

答案：C

考点：慢性心力衰竭的临床表现（2015）

解析：肺淤血的表现：①劳力性呼吸困难：左心衰最早出现的症状。②端坐呼吸。③夜间阵发性呼吸困难。④急性肺水肿（心源性哮喘）：是呼吸困难最严重的状态。故本题选 C。

8. 慢性心力衰竭肺淤血表现中最严重的状态是
   A. 劳力型呼吸困难
   B. 端坐呼吸
   C. 夜间阵发性呼吸困难
   D. 心源性哮喘
   E. 运动后哮喘

答案：D

考点：慢性心力衰竭的临床表现（2016）

解析：参见7题。故本题选 D。

9. 心源性哮喘最主要的临床表现
   A. 胸闷
   B. 气促
   C. 发绀
   D. 心率加快
   E. 夜间阵发性呼吸困难

答案：E

考点：慢性心力衰竭的临床表现（2002）

解析：心源性哮喘是由于左心衰竭和急性肺水肿等引起的发作性气喘，主要表现为患者入睡后突然因憋气而惊醒，被迫采取坐位，呼吸深快，重者可有哮鸣音。故本题选 E。

10. 洋地黄中毒的主要处理措施是
    A. 立即停药
    B. 高流量给氧
    C. 应用利尿剂
    D. 应用β受体阻滞剂
    E. 应用血管紧张素转换酶抑制剂

答案：A

考点：慢性心力衰竭的治疗（2016）

解析：发生洋地黄中毒后应立即停药。单发性室性期前收缩、一度房室传导阻滞等停药后常自行消失；对快速性心律失常者，如血钾浓度低，则可用静脉补钾，如血钾不低可用利多卡因或苯妥英钠。电复律一般禁用，因易致心室颤动。故本题选 A。

11. 我国高血压病最常见的死亡原因是
    A. 高血压危象
    B. 急性脑血管病
    C. 尿毒症
    D. 心力衰竭
    E. 缺血性心脏病

答案：B

考点：原发性高血压的并发症（2005）

解析：高血压并发症为高血压危象、高血压脑病、脑血管病、心力衰竭、慢性肾衰竭，其中脑血管意外是我国高血压病最常见的死亡原因。故本题选 B。

12. 原发性高血压的诊断标准是
    A. 非同日测量三次血压值收缩压均≥120mmHg 和（或）舒张压均≤90mmHg
    B. 非同日测量三次血压值收缩压均≥160mmHg 和（或）舒张压均≥90mmHg
    C. 非同日测量三次血压值收缩压均<120mmHg 和（或）舒张压均<80mmHg
    D. 非同日测量三次血压值收缩压均≥140mmHg 和（或）舒张压均≥90mmHg
    E. 非同日测量三次血压值收缩压均≥180mmHg 和（或）舒张压均≥90mmHg

答案：D

考点：原发性高血压的诊断（2014）

解析：高血压的诊断要点：在未使用降压药物的情况下，非同日3次测量血压，收缩压≥140mmHg 和（或）舒张压≥90mmHg，即可诊断为高血压。故本题选 D。

13. 心绞痛发作的典型部位为
    A. 胸骨体下段
    B. 胸骨体中段或上段胸骨后
    C. 心前区
    D. 心尖区
    E. 剑突下

答案：B

考点：心绞痛的临床表现（2002）

解析：心绞痛以发作性胸痛为主要临床表现，疼痛部位主要在胸骨体上中段后，可波及心前区，手掌大小范围，甚至横贯前胸，界限不很清楚。常放射至左肩、左臂内侧，达无名指和小指，或至颈、咽或下颌部、牙齿或后背部。故本题选 B。

14. 心绞痛发作时，应首选的药物是
    A. 普萘洛尔
    B. 硝酸甘油
    C. 硝苯地平
    D. 异搏定
    E. 哌替啶
    答案：B
    考点：心绞痛的治疗（2005）
    解析：心绞痛发作时应选用作用较快的硝酸酯制剂：硝酸甘油，0.3~0.6mg，舌下含服，1~2分钟见效；硝酸异山梨酯，5~10mg，舌下含服，2~5分钟见效。故本题选 B。

15. 下列属于心肌梗死溶栓绝对禁忌证的是
    A. 颈内动脉或椎基底动脉颅内段的血栓形成或栓塞性脑梗死
    B. 插管术中意外造成的血栓或栓塞脑梗死
    C. 急性心肌梗死、肺梗死、肝肾静脉血栓形成、动静脉造瘘闭塞
    D. 近三个月内发生脑出血的患者
    E. 动脉内膜切除术后血栓形成或有难以切除的浮动血栓
    答案：D
    考点：心肌梗死的治疗（2011）
    解析：心肌梗死溶栓禁忌证：①有出血素质、活动性出血或出血性疾病。②近三个月内有颅、脊部手术及外伤。③颅内动脉瘤、动静脉畸形、颅内肿瘤及可疑蛛网膜下腔出血。④手术、创伤、分娩后 10 天以内。⑤活动性溃疡病及结核病。⑥严重高血压，BP > 26.7kPa（200mmHg）/16kPa（120mmHg）及对药物过敏。故本题选 D。

16. 目前诊断慢性胃炎最可靠的方法是
    A. X线钡餐透视
    B. 胃液分析
    C. 血清胃泌素测定
    D. 胃镜加活检
    E. 大便隐血试验
    答案：D

考点：慢性胃炎的其他检查（2003）
解析：胃镜及活检是胃炎诊断的金标准，同时还可确诊胃炎的类型及分期。故本题选 D。

17. 溃疡病最常见的并发症是
    A. 上消化道出血
    B. 胃肠穿孔
    C. 幽门梗阻
    D. 胃溃疡恶变
    E. 溃疡病急性穿孔
    答案：A
    考点：消化性溃疡的并发症（2002，2003，2014）
    解析：消化性溃疡最常见并发症有出血、穿孔、幽门梗阻、癌变，其中出血是消化性溃疡最常见的并发症，也是上消化道大出血最常见的病因。故本题选 A。

18. 慢性上腹痛，呕吐后缓解，可见于
    A. 胆石症
    B. 反流性食管炎
    C. 幽门梗阻
    D. 慢性阑尾炎
    E. 溃疡病
    答案：C
    考点：幽门梗阻的临床表现（2008）
    解析：幽门梗阻的病人，常有上腹部胀痛、胀满、嗳气和反酸，尤其在饭后明显；而呕吐则多在夜间发生，可以吐出隔日或隔夜的食物残渣，且有酸腐味，一般无胆汁。呕吐量可以很大，甚至一次达 1L 以上。呕吐后腹胀和腹痛可减轻或暂时缓解，但这些症状可反复出现。故本题选 C。

19. 胃癌的首要转移途径是
    A. 直接蔓延，可直接侵犯相邻器官和组织，以大网膜、肝、胰、横结肠为常见
    B. 空肠、膈肌以至腹壁
    C. 左锁骨上淋巴结转移
    D. 右锁骨上淋巴结转移
    E. 血行转移
    答案：C
    考点：胃癌的病理（2011）
    解析：胃癌的转移途径有：直接蔓延至相邻器官；淋巴转移至胃旁及远处淋巴结（左锁骨上淋巴结最早最常见）；血循转移至其他脏器；种植转移于腹腔、盆腔。故本题选 C。

20. 下列各项均为肝硬化大量腹腔积液的特征，

但应除外
 A. 液波震颤
 B. 蛙腹
 C. 振水音
 D. 移动性浊音
 E. 脐疝
答案：C
考点：肝硬化的临床表现（2008，2012）
解析：腹水出现前常有腹胀，大量积液使腹部膨隆、腹壁绷紧发亮，状如蛙腹，行走困难，有时膈显著抬高，出现呼吸困难和脐疝。部分患者伴有胸水，多见于右侧，系腹水通过膈淋巴管或经瓣性开口进入胸腔所致。体格检查可有液波震颤及移动性浊音（>1500mL 游离液体）。振水音在胃内有多量液体及气体存留时出现，严重肝硬化大量腹腔积液不出现振水音。故本题选 C。

21. 肝癌肝外血行转移，首先转移到
 A. 盆腔
 B. 脑
 C. 肾脏
 D. 骨骼
 E. 肺脏
答案：E
考点：原发性肝癌的病理（2002，2003）
解析：肝癌转移途径有淋巴转移、种植转移、血行转移。血行转移又分为肝内血行转移和肝外血行转移，肝内转移最早、最常见，而在肝外转移中，转移至肺的几达半数，其次为肾上腺、骨、主动脉旁淋巴结、锁骨上淋巴结、肾、脑等。故本题选 E。

22. 尿路感染最常见的致病菌是
 A. 副大肠杆菌
 B. 大肠埃希菌
 C. 粪链球菌
 D. 变形杆菌
 E. 克雷白杆菌
答案：B
考点：尿路感染的病因（2015）
解析：革兰阴性杆菌为尿路感染最常见致病菌，其中以大肠埃希菌最为常见，约占全部尿路感染的90%，其次为副大肠杆菌、变形杆菌、克雷白杆菌等。5%～10%的尿路感染由革兰阳性细菌引起，主要是粪链球菌和葡萄球菌。故本题选 B。

23. 下列哪项容易引起泌尿系感染
 A. 肾盂造影
 B. 导尿
 C. 核素肾图检查
 D. 肾穿刺
 E. 血液透析
答案：B
考点：尿路感染的发病机制（2001）
解析：尿路器械的使用不但会将细菌带入尿路，而且常使尿路黏膜损伤，因而易引起泌尿系统感染，而肾盂造影、核素肾图检查几乎不引起感染，排除 A、C。肾穿刺、血液透析须在严格无菌条件下进行，感染可能性极低，排除 D、E。故本题选 B。

24. 膀胱炎最容易发生于
 A. 女婴幼儿
 B. 成年男性
 C. 育龄妇女
 D. 青年男性
 E. 老年妇女
答案：C
考点：尿路感染的临床表现（2002，2003）
解析：膀胱炎的感染人群中，女性多于男性，因其尿道口接近肛门，尿道短而宽，性交可致女性尿道口周围的细菌进入膀胱，故育龄妇女易感染膀胱炎。故本题选 C。

25. 血尿伴明显的膀胱刺激症状常见于
 A. 急性膀胱炎
 B. 肾肿瘤
 C. 肾小球肾炎
 D. 过敏性紫癜
 E. 多囊肾
答案：A
考点：尿路感染的临床表现（2008）
解析：急性膀胱炎常见的症状有尿频、尿急、尿痛、脓尿和终末血尿，甚至全程肉眼血尿。严重者膀胱由于炎症刺激发生痉挛而不能贮存尿液，频频排尿无法计数，出现类似尿失禁的现象。故本题选 A。

26. 尿中出现白细胞管型，最可能的疾病是
 A. 急性肾小球肾炎
 B. 慢性肾小球肾炎
 C. 狼疮性肾炎
 D. 肾病综合征
 E. 肾盂肾炎

答案：E

考点：尿路感染的诊断（2008）

解析：急性肾盂肾炎，肾小管管腔内出现大量的中性白细胞，从而形成白细胞管型。故本题选E。

27. 缺铁性贫血的主要原因是
   A. 溶血
   B. 慢性失血
   C. 慢性肾炎
   D. 慢性肝病
   E. 慢性感染

答案：B

考点：缺铁性贫血的病因（2001）

解析：缺铁性贫血的原因有需要增加而摄入不足、吸收不良、消耗过多等，而各种原因引起的慢性失血是缺铁性贫血最常见的原因。故本题选B。

28. 急性白血病最常见的感染是
   A. 肺部感染
   B. 咽峡炎，口腔炎
   C. 肛周炎
   D. 皮肤感染
   E. 尿路感染

答案：B

考点：急性白血病的临床表现（2016）

解析：本病半数患者以发热为早期表现。可低热，亦可高达39℃～40℃以上，伴有畏寒、出汗等。虽然白血病本身可以发热，但高热往往提示有继发感染。感染可发生在各个部位，以口腔炎、牙龈炎、咽峡炎最常见，可发生溃疡或坏死。故本题选B。

29. 下列有关巨幼细胞贫血的说法正确的是
   A. 血涂片中可见靶细胞
   B. 平均红细胞体积低于80fl
   C. 血片中可见红细胞体积小、中央淡染区扩大
   D. 网织红细胞百分数多在0.005以下
   E. 白细胞计数多 $<0.5 \times 10^9/L$

答案：A

考点：巨幼细胞贫血的实验室检查（2014）

解析：巨幼细胞贫血血涂片中可见靶细胞；平均红细胞体积大于100fl；红细胞大小不均，易见椭圆形巨红细胞，中心淡染区不明显或完全消失；巨幼细胞贫血时网织红细胞轻度增多或正常；白细胞计数多 $<4 \times 10^9/L$。故本题选A。

30. 糖尿病患者测下列哪项指标可反映取血前2～8周的平均血糖状况
   A. 糖化血红蛋白
   B. 空腹血糖
   C. 餐后血糖
   D. 随机血糖
   E. 尿糖

答案：A

考点：糖尿病的实验室检查（2011）

解析：血糖是从食物中的碳水化合物分解而来的血液中的单糖，通常仅指葡萄糖。血糖测试结果反映的是即刻的血糖水平。糖化血红蛋白测试反映患者取血前8～12周的血糖控制情况。空腹血糖和餐后血糖反映某一具体时间的血糖水平，容易受到进食和糖代谢等相关因素的影响。故本题选A。

31. 2型糖尿病患者空腹血糖正常，餐后血糖12.2，治疗宜选用
   A. 阿卡波糖
   B. 二甲双胍
   C. 胰岛素
   D. 格列本脲
   E. 格列喹酮

答案：A

考点：糖尿病的治疗（2011）

解析：①二甲双胍：2型糖尿病无明显消瘦以及伴血脂异常、高血压或高胰岛素血症者；1型糖尿病与胰岛素联合应用。②格列本脲、格列吡嗪、格列美脲：非肥胖2型糖尿病患者；肥胖2型糖尿病患者应用双胍类血糖控制仍不满意，或不耐受者。③阿卡波糖、伏格列波糖：2型糖尿病或IGT，尤其是餐后血糖高者；1型糖尿病用胰岛素时加用。④罗格列酮、吡格列酮：2型糖尿病肥胖、胰岛素抵抗明显者。⑤瑞格列奈、那格列奈和米格列奈：2型糖尿病早期餐后高血糖阶段或以餐后高血糖为主的老年患者。故本题选A。

32. 双胍类降糖药的主要适应证是
   A. 1型糖尿病患者
   B. 肥胖伴高胰岛素血症的2型糖尿病患者
   C. 餐后高血糖者
   D. 高脂血症者
   E. 糖耐量减低患者

答案：B

考点：糖尿病的治疗（2016）

解析：双胍类降糖药的适应证：①2型糖尿病，尤其是无明显消瘦以及伴血脂异常、高血压或高胰岛素血症的患者，作为一线用药，可单用或联合应用其他药物。②1型糖尿病，与胰岛素联合应用可能减少胰岛素用量和血糖波动。故本题选B。

33. 糖尿病酮症酸中毒急救的首要措施是
　A. 补液
　B. 补钾
　C. 小剂量胰岛素
　D. 适量补钠
　E. 碱治疗
答案：A
考点：糖尿病酮症酸中毒的治疗（2011）
解析：糖尿病酮症酸中毒见"三多一少"症状加重，恶心、厌食、酸中毒、脱水、休克、昏迷。立即补液为救治的关键性措施；同时予小剂量（短效）胰岛素，纠正酸碱平衡失调（以纠正代谢性酸中毒为主），充分补钾，去除诱因和处理并发症。故本题选A。

34. 可反应类风湿关节炎活动性及严重性的实验室检查是
　A. C反应蛋白
　B. 血液一般检查
　C. 类风湿因子测定
　D. 抗核抗体测定
　E. 抗角蛋白抗体测定
答案：C
考点：类风湿关节炎的实验室检查（2015）
解析：类风湿因子（RF）常规检测为IgM型，阳性率70%~80%，且其滴度与疾病的活动性和严重性成正比。故本题选C。

35. 下列关于非甾体类消炎止痛药治疗类风湿关节炎的叙述，错误的是
　A. 有效缓解症状
　B. 不能控制病情进展
　C. 不单独使用
　D. 口服用药
　E. 长期应用
答案：E
考点：类风湿关节炎的治疗（2016）
解析：非甾体抗炎药有效缓解症状，但不能控制病情进展，不单独使用。口服药常用布洛芬、萘普生和双氯芬酸。选择性COX-2抑制剂有塞来昔布和依托考昔。故本题选E。

36. 完全性脑卒中发病后病情达到高峰的时间一般是
　A. <2小时
　B. <6小时
　C. <12小时
　D. <24小时
　E. <36小时
答案：B
考点：脑梗死的临床表现（2015）
解析：完全性卒中发病后神经功能缺失症状较重、较完全，常有完全性瘫痪及昏迷，于数小时内（<6小时）达到高峰。故本题选B。

37. 脑栓塞多长时间CT可见低密度影
　A. 0~12小时
　B. 12~24小时
　C. 24~48小时
　D. 36~48小时
　E. 48~72小时
答案：C
考点：脑梗死的其他检查（2011）
解析：急性脑梗死通常在起病24~48小时后CT可见闭塞血管低密度病变区，并能发现周围水肿区，以及有无合并出血和脑疝。在3~5天内可见缺血性脑水肿高峰期，2~3周后完全消退。故本题选C。

38. 下列各项，不属于休克补液量充分的指标是
　A. 尿量>30mL/h
　B. 收缩压接近正常，脉压>60mmHg
　C. 中心静脉压升高>12mmH$_2$O
　D. 心率>60次/分
　E. 临床症状好转，皮肤、黏膜红润、温暖
答案：D
考点：休克的治疗（2016）
解析：判断补液量充分的指标为：①收缩压正常或接近正常，脉压>30mmHg。②CVP升高>12cmH$_2$O。③尿量≥30mL/h。④临床症状好转，如神志恢复，皮肤、黏膜红润、温暖等。

39. 上消化道出血最常见病因是
　A. 消化性溃疡
　B. 食管胃底静脉曲张破裂
　C. 急性胃黏膜损害
　D. 胃癌
　E. 胃息肉
答案：A

考点：上消化道出血的病因（2016）

解析：上消化道疾病及全身性疾病均可引起上消化道出血。临床上最常见的病因是消化性溃疡，其次是食管胃底静脉曲张破裂、急性糜烂出血性胃炎和胃癌。食管贲门黏膜撕裂综合征引起的出血亦不少见。故本题选A。

【A2型题】

40. 患者，男，20岁。反复发作胸闷、气急、咳嗽，病史1年。发作时查体：两肺满布哮鸣音。应首先考虑的是
 A. 急性支气管炎
 B. 慢性支气管炎喘息型
 C. 心源性哮喘
 D. 支气管哮喘
 E. 以上均非
 答案：D
 考点：支气管哮喘的诊断（2003，2004，2015）
 解析：由双肺听诊可知患者为哮喘，排除A、B。哮喘有支气管哮喘和心源性哮喘之分。心源性哮喘伴有一些心脏疾病相关的临床表现，如胸闷、心悸等，排除C。此患者考虑支气管哮喘可能性大。故本题选D。

41. 患者，男，26岁。淋雨后寒战、发热、咳嗽，咯铁锈色痰，胸痛。查体：口唇周围有单纯疱疹，叩诊右下肺轻度浊音，听诊呼吸音减低。应首先考虑的是
 A. 急性支气管炎
 B. 肺结核
 C. 急性肺脓肿
 D. 肺炎球菌肺炎
 E. 病毒性肺炎
 答案：D
 考点：肺炎链球菌肺炎的诊断（2005）
 解析：铁锈色痰为肺炎球菌肺炎特有临床表现。故本题选D。

42. 患者，男，20岁。咳嗽伴低热、盗汗、乏力1个月。X线显示右上肺云雾状阴影。应首先考虑的是
 A. 原发型肺结核
 B. 血行播散型肺结核
 C. 浸润型肺结核
 D. 慢性纤维空洞型肺结核
 E. 结核性胸膜炎

答案：C
考点：肺结核的诊断（2003，2010）
解析：原发型肺结核X线表现：哑铃型阴影，即原发病灶、引流淋巴结炎和肿大的肺门淋巴结，形成典型的原发综合征，排除A。血行播散型肺结核X线表现：双上、中肺部为主的大小不等、密度不同和分布不均的粟粒状或结节状阴影，排除B。浸润型肺结核X线表现：肺尖或锁骨下可见小片状或斑点状阴影。纤维空洞型肺结核X线表现：单侧或双侧出现纤维后壁空洞和广泛的纤维增生，造成肺门抬高和肺纹理呈垂柳样，排除D。结核性胸膜炎患者伴有胸水、胸痛等，排除E。故本题选C。

43. 男性，52岁。有多年吸烟史，出现刺激性干咳伴咯血痰。应首先考虑
 A. 支气管肺癌
 B. 肺脓肿
 C. 支气管扩张
 D. 肺气肿
 E. 慢性支气管炎
 答案：A
 考点：原发性支气管肺癌的诊断（2001）
 解析：支气管肺癌患者多有吸烟史，咳嗽为刺激性干咳，咳血和痰中带血。肺脓肿患者咳大量脓臭痰，排除B。支气管扩张患者临床表现为反复咳吐大量浓痰、痰中带血或咯血，但无刺激性干咳，排除C。慢性支气管炎、肺气肿患者大多有吸烟病史，但不伴咯血痰，排除D、E。故本题选A。

44. 病人频发房性早搏，自觉心悸不适，心率90次/分。可以选用以下何种药物治疗
 A. 普萘洛尔（心得安）
 B. 美西律
 C. 地西泮（安定）
 D. 地高辛
 E. 奎尼丁
 答案：A
 考点：过早搏动的治疗（2001）
 解析：房性期前收缩通常无需治疗。当有明显症状或因房性期前收缩触发室上性心动过速时，应给予治疗。治疗药物包括β受体阻滞剂普萘洛尔、普罗帕酮、莫雷西嗪等。故本题选A。

45. 某患者对奎尼丁过敏，房颤复律后最好选用何种药物预防复发

A. 普萘洛尔
B. 胺碘酮
C. 维拉帕米
D. 地高辛
E. 普鲁卡因胺

答案：B

考点：心房颤动的治疗（2002）

解析：房颤复律后预防复发的药物有奎尼丁、心律平、索他洛尔、胺碘酮等，在药物选择时应考虑到患者的基础心脏病。冠心病患者首选胺碘酮和索他洛尔；高血压病而没有左心室肥厚者首选普罗帕酮，胺碘酮为二线用药，当有明显的左心室肥厚时胺碘酮则成为一线药物；心衰病人用胺碘酮和多非特是安全的。综上，在未知患者基础疾病时，用胺碘酮是安全的。故本题选B。

46. 患者，女，30岁。有风湿热病史，近半年来咳嗽，痰中带血，活动后气短，检查：两肺（－），心尖部听到舒张期隆隆样杂音，X线显示左心房增大。应首先考虑的是
A. 风心病，二尖瓣关闭不全
B. 风心病，二尖瓣狭窄
C. 肺结核
D. 肺癌
E. 支气管扩张症

答案：B

考点：二尖瓣狭窄的诊断（2003）

解析：心尖区听诊有低调的隆隆样舒张中晚期杂音，为风心病二尖瓣狭窄特有体征。故本题选B。

47. 患者，女，30岁。心悸、气促2个月，咯粉红色泡沫痰。检查：面颊暗红、口绀，双肺底闻及湿啰音，心尖区闻及舒张期隆隆样杂音，下肢浮肿。应首先考虑的是
A. 肺源性心脏病
B. 冠心病
C. 二尖瓣狭窄，心功能不全
D. 高血压心脏病
E. 心包积液

答案：C

考点：二尖瓣狭窄的诊断（2004）

解析：心功能不全是心脏功能异常，而不能维持足够的心排出量进而满足组织代谢需求的一种病理生理状态。临床表现为左心功能不全所致的肺循环淤血，可见咳粉红色泡沫样痰，听诊双肺底闻及湿啰音，以及右心衰所致的体循环淤血，可见下肢水肿等，面颊暗红、口绀为缺氧表现。心尖区闻及隆隆样杂音，临床上多见于风心病二尖瓣狭窄，偶可为先天性。故本题选C。

48. 患者，男，28岁。高血压病史半年。近日头痛加重，恶心、呕吐，心悸，气短。检查：血压190/135mmHg，眼底视网膜出血。心电图示左室肥厚，心肌劳损。其诊断是
A. 高血压脑病
B. 缓进型高血压病
C. 脑血管痉挛
D. 急进型高血压病
E. 急性心力衰竭

答案：D

考点：原发性高血压的诊断（2005）

解析：急进型高血压是指病情一开始即为急剧进展，或经数年的缓慢过程后突然迅速发展。常见于40岁以下的青年人和老年人，临床上表现为血压显著升高，常持续在200/130mmHg以上，眼底检查可见视网膜出血或渗出，常伴随心、脑、肾、胃肠道等靶器官的损伤。此患者头痛、恶心、呕吐、左室肥厚、心肌劳损等均为靶器官损伤的表现。故本题选D。

49. 患者，男，50岁。有高血压病史10年。今日剧烈头痛，眩晕，呕吐。查体：无肢体活动障碍，血压200/120mmHg，意识模糊。应首先考虑的是
A. 急进型高血压
B. 高血压脑病
C. 高血压性心脏病
D. 脑出血
E. 脑血栓形成

答案：B

考点：原发性高血压的并发症（2004）

解析：首先，患者无肢体活动障碍，排除D、E；急进型高血压患者舒张压持续≥130mmHg，排除A；若为高血压性心脏病，则患者应该伴有心慌、心悸、呼吸困难等不适症状，排除C；高血压脑病是指血压过高，脑组织血流灌注过多，引起脑水肿，出现头痛、眩晕、呕吐症状，但不会出现肢体活动障碍。故本题选B。

50. 患者，男，50岁。高血压病史15年，未坚持服药。2小时前因情绪激动突然意识不清，双侧瞳孔不等大。应首先考虑的是

A. 酒精中毒
B. 药物中毒
C. 高血压性脑出血
D. 脑血栓
E. 心功能不全

答案：C

考点：原发性高血压的并发症（2005）

解析：酒精中毒患者，昏睡期时可出现双侧瞳孔散大，排除A。药物中毒、心功能不全患者不会出现双侧瞳孔不等大表现，排除B、E。高血压脑出血以及脑血栓患者均可出现双侧瞳孔不等大，但患者高血压病史多年，未坚持服药，情绪激动后出现双侧瞳孔不等大、昏迷，考虑为高血压脑出血可能性大，排除D。故本题选C。

51. 男性，50岁。生气后突感前胸闷痛，有压榨感，同时疼痛牵涉至左臂，休息后自行缓解，约3分钟。最可能的诊断是
A. 肋间神经痛
B. 急性心肌梗死
C. 急性左心衰
D. 心绞痛
E. 急性肺梗死

答案：D

考点：心绞痛的诊断（2001）

解析：肋间神经痛，疼痛多为刺痛或灼痛，多为持续性而非发作性，排除A。心肌梗死患者疼痛不能自行缓解，排除B。急性左心衰患者以肺淤血、咳吐粉红色泡沫样痰为其临床表现，排除C。急性肺梗死患者常见临床表现为呼吸困难、咯血等，排除E。故本题选D。

52. 患者，男，56岁。心前区疼痛，反复发作，疼痛向左臂放射。应首先考虑的是
A. 胸膜炎
B. 自发性气胸
C. 肋间神经炎
D. 带状疱疹
E. 心绞痛

答案：E

考点：心绞痛的诊断（2002）

解析：肋间神经炎的疼痛特点为刺痛或灼痛，疼痛为持续性，排除C；带状疱疹疼痛为持续性，排除D；胸膜炎患者应该有发热等炎症反应特点，患者主要表现为疼痛，排除A；自发性气胸患者，疼痛持续时间短暂，但继疼痛后患者会出现胸闷、呼吸困难等表现，排除B。故本题

选E。

53. 王某，女，64岁。因2小时前心绞痛发作，含化硝酸甘油不能缓解而急诊。检查：血压90/60mmHg，心律不齐，频发室性早搏，心音低。天门冬氨酸转氨酶增高，心电图 V_1、V_2、V_3 导联有深而宽的Q波，S-T段抬高。其诊断是
A. 心绞痛
B. 急性心包炎
C. 急性前间壁心肌梗死
D. 急性下壁心肌梗死
E. 急性广泛前壁心肌梗死

答案：C

考点：心肌梗死的诊断（2001）

解析：因患者疼痛2小时、含服硝酸甘油不能缓解，故排除心绞痛可能，排除A。又由于心电图 V_1、V_2、V_3 导联出现病理性Q波，S-T段抬高，可诊断为急性前间壁心肌梗死。下壁心梗时，在Ⅱ、Ⅲ、aVF上出现病理性Q波，排除D；广泛前壁心梗时，病理性Q波出现在 V_1~V_6 上，排除E。急性心包炎时，心电图除 aVR 外，其余各导联均有S-T段弓背向下的抬高，T波倒置，无异常Q波，排除B。故本题选C。

54. 患者，男，70岁。近日胸痛发作频繁，2小时前胸痛再次发作，含化硝酸甘油不能缓解。检查：血压 90/60mmHg，心律不齐。心电图Ⅱ、Ⅲ、aVF导联S-T段抬高呈弓背向上的单向曲线。应首先考虑的是
A. 心绞痛
B. 急性心包炎
C. 急性前间壁心肌梗死
D. 急性下壁心肌梗死
E. 急性广泛前壁心肌梗死

答案：D

考点：心肌梗死的诊断（2005）

解析：患者胸痛发作频繁，持续时间超过30分钟，含服硝酸甘油不能缓解，排除心绞痛可能，排除A。查心电图示：Ⅱ、Ⅲ、aVF导联S-T段弓背抬高，依据心电图及临床表现可诊断急性下壁心肌梗死。广泛前壁心梗，心电图 V_1~V_6 导联S-T段均应出现异常，排除E。前间壁心梗心电图应体现在 V_1~V_3 导联S-T段上，排除C。急性心包炎患者，应有炎症表现，如发热等症状，排除B。故本题选D。

55. 男性，32岁。上腹部疼痛3年，疼痛发作与饮食、情绪变化有关。上腹部有广泛轻压痛。胃

镜检查：主要表现为胃窦黏膜可透见黏膜下血管，皱襞平坦。诊断应是
A. 消化性溃疡
B. 胃黏膜脱垂症
C. 慢性萎缩性胃炎
D. 胃癌
E. 慢性浅表性胃炎
答案：C
考点：慢性胃炎的诊断（2001）
解析：慢性萎缩性胃炎的黏膜病变特点为黏膜呈颗粒状、黏膜血管显露、色泽灰暗、皱襞细小；慢性浅表性胃炎为红斑、黏膜粗糙不平、出血点（斑）。故本题选C。

56. 某男，饱餐后突发剧烈中上腹刀割样疼痛，板状腹，最可能的诊断是
A. 急性阑尾炎
B. 消化性溃疡穿孔
C. 急性胃炎
D. 急性胆囊炎
E. 急性胰腺炎
答案：B
考点：消化性溃疡的并发症（2002）
解析：板状腹为急性弥漫性腹膜炎的特征性表现，多由急性胃肠穿孔或实质性脏器破裂所引起，患者为餐后突发，考虑消化性溃疡穿孔可能性大。故本题选B。

57. 患者，男，42岁。反复上腹痛6年，今日突发上腹剧痛，迅速扩散到右下腹及全腹。查体：面色苍白，脉搏细弱，腹直肌强直，肝浊音界消失。应首先考虑的是
A. 胃溃疡出血
B. 溃疡病并幽门梗阻
C. 溃疡病急性穿孔
D. 胃溃疡恶变
E. 急性心肌梗死
答案：C
考点：消化性溃疡的并发症（2003）
解析：该患者反复上腹痛6年，应怀疑有溃疡病史。腹直肌强直，称为板状腹，为急性弥漫性腹膜炎的特征性表现，多由急性胃肠穿孔或实质性脏器破裂所引起，腹痛剧烈，迅速扩散到全腹，考虑为溃疡穿孔后消化道内容物进入腹腔引起的急性腹膜炎。同时，肝浊音界消失提示穿孔后膈下游离气体。故本题选C。

58. 李某，男，55岁。有慢性胃炎病史，近1个月出现上腹部不适，伴消瘦，乏力，贫血。检查：上腹部可触及包块，大便隐血持续阳性。应首先考虑的是
A. 慢性胃炎
B. 胃神经官能症
C. 溃疡病
D. 胆石症
E. 胃癌
答案：E
考点：胃癌的诊断（2002）
解析：慢性胃炎、胃神经官能症、溃疡病不能在腹部触及包快，排除A、B、C。胆石症患者应有腹痛等临床表现，且不会出现大便潜血阳性，排除D。故本题选E。

59. 王某，男，53岁。有乙肝病史，近1个月右上腹胀痛加重，时有牙龈出血。查体：有肝掌，胸部有蜘蛛痣，肝肋缘下3cm，质硬，有压痛，脾肿大，腹水征阳性，腹壁静脉曲张，应首先考虑的是
A. 慢性乙肝活动期
B. 原发性肝癌
C. 肝硬化
D. 疟疾
E. 肝脓肿
答案：C
考点：肝硬化的诊断（2002）
解析：当肝细胞严重受损时，凝血因子合成减少，会出现各种出血倾向，如牙龈出血、皮肤紫癜；肝细胞严重受损时，对雌激素灭活能力减弱，使雌激素在体内蓄积，出现肝掌、蜘蛛痣等；腹水、脾大、腹壁静脉曲张，均为门静脉高压的表现。综合患者有乙肝病史，肝脏肿大、质硬、压痛可诊断为肝硬化。故本题选C。

60. 患者，男，50岁。乙肝病史6年，呕血1天。检查：腹壁静脉曲张，肝肋下未触及，脾肋下3cm，腹水征（+）。HBsAg（+），白蛋白降低，A/G<1，丙氨酸转氨酶升高。其诊断为
A. 慢性肝炎
B. 肝硬化合并上消化道出血
C. 消化性溃疡合并上消化道出血
D. 白血病
E. 原发性肝癌
答案：B
考点：肝硬化的并发症（2005）
解析：患者呕血，腹壁静脉曲张、脾大、腹

水，为门静脉高压的表现，A/G＜1，提示肝功能严重损伤，丙氨酸转氨酶升高，再结合患者乙肝病史，可初步诊断肝硬化门静脉高压合并上消化道出血。故本题选 B。

61. 患者，男，50 岁。肝硬化病史 3 年，近 1 个月来肝脏进行性肿大，肝区疼痛，食欲减退，黄疸，消瘦。查体：肝肋下 3cm，质硬，表面凹凸不平，有压痛。应首先考虑的是
    A. 肝脓疡
    B. 原发性肝癌
    C. 肝淤血
    D. 继发性肝癌
    E. 胰腺癌
    答案：B
    考点：原发性肝癌的诊断（2005）
    解析：肝脓肿患者有明显的炎症表现，如发热等，此患者无，排除 A。继发性肝癌患者常有其他原位恶性肿瘤的临床表现，排除 D。肝脏质硬，表面凹凸不平，肝淤血不会出现这些体征，排除 C。胰腺癌腹痛为持续性进行性绞痛或钻痛，患者无此临床表现，排除 E。诊断考虑原发性肝癌。故本题选 B。

62. 患者，男，28 岁。高度水肿近 1 年，血压 140/90mmHg。检查：尿蛋白（＋＋＋＋），镜检红细胞 0～8 个/高倍视野。白蛋白/球蛋白 = 2.2/2.0，酚红排泄率 42%，血胆固醇 7mmol/L。其诊断是
    A. 慢性肾炎普通型
    B. 慢性肾炎肾病型
    C. 慢性肾炎高血压型
    D. 慢性肾炎急性发作型
    E. 慢性肾盂肾炎
    答案：B
    考点：慢性肾小球肾炎的诊断（2001）
    解析：白蛋白/球蛋白 = 2.2/2.0，正常值为（1.5～2.5）：1，可见血白蛋白降低；酚红排泄率正常值为 63%～84%（平均 70%），是检查近曲小管分泌功能的指标，降低可见于慢性肾盂肾炎、慢性肾炎、肾动脉硬化等，并与病变发展程度平行；血胆固醇正常值＞5.1mmol/L；患者伴有水肿、蛋白尿、低蛋白血症、高脂血症，为慢性肾炎肾病型（肾病综合征）。故本题选 B。

63. 患者，男，36 岁。乏力，尿少，全身水肿 1 年入院。检查：血压 150/90mmHg。尿常规：尿蛋白（＋＋＋），红细胞 0～6 个/高倍视野。血

液检查：白蛋白/球蛋白：2.2/2.1，尿素氮 9mmol/L，血脂升高。其诊断是
    A. 慢性肾炎肾病型
    B. 慢性肾炎高血压型
    C. 慢性肾盂肾炎
    D. 急性肾炎
    E. 慢性肾炎普通型
    答案：A
    考点：慢性肾小球肾炎的诊断（2005）
    解析：慢性肾炎普通型：较为常见，多表现为轻度至中度的水肿、高血压和肾功能损害，尿蛋白（＋）～（＋＋＋），离心尿红细胞＞10 个/高倍视野和管型尿等。慢性肾炎肾病型：除具有普通型的表现外，主要表现为肾病综合征，24 小时尿蛋白定量＞3.5g，血清白蛋白低于 30g/L，水肿一般较重和伴有或不伴高脂血症。慢性肾炎高血压型：除上述普通型表现外，以持续性中等血压增高为主要表现，特别是舒张压持续增高，常伴有眼底视网膜动脉细窄、迂曲和动静脉交叉压迫现象。患者病程长达一年，为慢性病，排除 D。慢性肾盂肾炎由细菌感染引起，可有尿路刺激症状及肾区疼痛等，排除 C。患者伴有高脂血症，且没有慢性肾炎高血压型的典型临床表现，排除 B、E。故本题选 A。

64. 患者，女，26 岁。婚后 2 周突发畏寒，高热，尿频，尿痛。检查：肾区有叩击痛。尿镜检白细胞增多，并见白细胞管型，尿细菌培养阳性。其诊断是
    A. 急性肾盂肾炎
    B. 急性膀胱炎
    C. 急性肾炎
    D. 慢性肾炎
    E. 肾结石
    答案：A
    考点：尿路感染的诊断（2005）
    解析：患者婚后 2 周起病，发病急，考虑是性生活引起尿道黏膜损伤或刺激后，细菌上行感染引起，排除慢性病的可能，排除 D。尿镜检见白细胞管型，可与膀胱炎相鉴别，排除 B。患者无血尿、蛋白尿、高血压、水肿等症状，可与急性肾炎相鉴别，排除 C。肾结石主要临床表现是：疼痛，患侧胀痛、钝痛或肾绞痛，肾区叩击痛或从尿中排出结石为主，依据患者临床表现，排除 E。急性肾盂肾炎是细菌及其他微生物病原体引起的感染性肾脏疾病，起病急，寒战、高热

等全身中毒的表现为其主要特征，尿频、尿急、尿痛为泌尿系刺激症状，查体：肾区叩击痛，尿细菌培养阳性，均可支持诊断。故本题选 A。

65. 患者，男。反复感染出血 2 个月。检查：全血细胞减少，肝脾肿大，骨髓与淋巴结活检均见异常组织细胞及多核巨组织细胞。其诊断是
A. 急性淋巴细胞白血病
B. 慢性再生障碍性贫血
C. 原发性血小板减少性紫癜
D. 恶性组织细胞病
E. 慢性粒细胞白血病
答案：D
考点：再生障碍性贫血的诊断（2003）
解析：急性淋巴细胞白血病是一种进行性恶性疾病，其特征为大量的类似于淋巴母细胞的未成熟白细胞，故排除 A。再生障碍性贫血见全血细胞减少，网织红细胞绝对值减少，一般无脾肿大，排除 B。原发性血小板减少性紫癜，是指血循环中存在抗血小板抗体，使血小板破坏过多，引起紫癜，排除 C。恶性组织细胞病是单核-巨噬细胞系统中组织细胞的恶性增生性疾病，临床表现以发热、肝脾淋巴结肿大、全血细胞减少和进行性衰竭为特征，骨髓象可见异常组织细胞、多核巨组织细胞；慢性粒细胞白血病是一种骨髓增殖性疾病，其特点是粒系（包括已成熟的和幼稚阶段的粒细胞）产生过多，排除 E。故本题选 D。

66. 王某，男，24 岁。发热，咽痛，皮肤紫斑 1 月余。检查：胸骨压痛明显，肝脾肿大，骨髓象中原始细胞占 38%，血象呈全血细胞减少。其诊断是
A. 再生障碍性贫血
B. 粒细胞缺乏症
C. 原发性血小板减少性紫癜
D. 急性白血病
E. 过敏性紫癜
答案：D
考点：急性白血病的诊断（2001）
解析：再生障碍性贫血，全血细胞减少，网织红细胞绝对值减少，一般无脾肿大，故排除 A。粒细胞缺乏症，是指粒细胞极度缺乏，而无全血细胞减少，排除 B。原发性血小板减少性紫癜，是指血循环中存在抗血小板抗体，使血小板破坏过多，引起紫癜，而骨髓中巨核细胞正常或增多，幼稚化，排除 C。过敏性紫癜，是由过敏原引起，表现为皮肤瘀点，多出现于下肢关节周围及臀部，紫癜呈对称分布、分批出现、大小不等，但可反复发作，排除 E。胸骨后压痛为白血病的一个重要体征，其次骨髓象中原始细胞占 38%，为急性，因全血细胞均减少，诊断为急性白细胞不增多性白血病。故本题选 D。

67. 女性，40 岁，低热半年，牙龈易出血，全身浅表淋巴结肿大，肝右肋缘下 3cm，脾肋下 10cm，化验：血红蛋白 110g/L，白细胞计数 200×10^9/L，原粒及早幼粒为 6%，骨髓原粒为 2%，Ph 染色体（＋）。诊断为
A. 慢粒急变
B. 类白血病反应
C. 急性粒细胞性白血病
D. 慢性粒细胞性白血病
E. 慢性淋巴细胞性白血病
答案：D
考点：急性白血病的诊断（2003）
解析：因原粒及早幼粒在血液及骨髓中比例很小，疾病为慢性，排除 C。且 Ph 染色体（＋），类白血病反应中，Ph 染色体（－），排除 B。白细胞计数为 200×10^9/L，排除 E。慢粒急变时，原粒＋早幼粒＞30%，排除 A。故本题选 D。

68. 患者，男，35 岁。反复鼻衄，皮肤黏膜出血。检查：肝、脾无肿大。血常规：血红蛋白 60g/L，红细胞 2.6×10^9/L，白细胞 5.0×10^9/L，血小板 12×10^9/L，骨髓象显示增生活跃，幼稚型巨核细胞比例增加。其诊断是
A. 原发性血小板减少性紫癜
B. 再生障碍性贫血
C. 急性白血病
D. 过敏性紫癜
E. 脾功能亢进
答案：A
考点：特发性血小板减少性紫癜的诊断（2002，2005）
解析：患者白细胞计数正常，排除 B、C、E。过敏性紫癜患者发病前 1~3 周有全身不适、低热、乏力及上呼吸道感染等前驱症状，患者无任何过敏征象，排除 D。骨髓象示：增生活跃、幼稚型巨核细胞比例增加，符合血小板减少性紫癜的表现。故本题选 A。

69. 患者，女，46 岁。心悸，乏力，食欲亢进 2 年就诊。查体：眼裂增大，呈惊恐貌，甲状腺Ⅱ

度肿大，心尖区可闻及3/6级收缩期杂音，心率104次/分，律整，血压150/75mmHg。应首先考虑的是

A. 甲状腺功能亢进症
B. 单纯甲状腺肿
C. 神经官能症
D. 结核病
E. 风湿热

答案：A

考点：甲状腺功能亢进症的诊断（2004）

解析：食欲亢进、心悸、乏力、心脏听诊闻及收缩期杂音、心率增快等均为甲状腺毒症表现；甲状腺Ⅱ度肿大，眼征：眼裂增大、呈惊恐貌等，均支持甲亢诊断。单纯甲状腺肿，临床表现中没有甲状腺毒症表现，仅为甲状腺肿大，排除B。神经官能症不会出现甲状腺肿大，排除C。结核病、风湿热均不会出现甲亢特有的眼征及甲状腺肿大，排除D、E。故本题选A。

70. 甲亢病人，给予他巴唑20mg，1日3次，在家中治疗。半月后需去医院做下列哪项复查

A. 心率、心律
B. 心电图
C. 甲状腺大小
D. 白细胞计数
E. 突眼程度

答案：D

考点：甲状腺功能亢进症的治疗（2003）

解析：使用他巴唑的不良反应，一是粒细胞减少，主要为白细胞减少；二为皮疹。故本题选D。

71. 患者，女，20岁。患糖尿病2年，在家中使用胰岛素治疗，1小时前病人昏迷。检查：皮肤湿冷，血压110/70mmHg，尿素氮4.3mmol/L，二氧化碳结合力21mmol/L。应首先考虑的是

A. 糖尿病酮症酸中毒
B. 低血糖反应
C. 糖尿病高渗性昏迷
D. 急性脑血管病
E. 尿毒症

答案：B

考点：糖尿病的治疗（2002）

解析：胰岛素的主要不良反应为低血糖，血尿素氮成人正常值为3.2～7.1mmol/L，二氧化碳结合力正常值为21～28mol/L，患者检查指标正常，考虑胰岛素使用不当引起低血糖可能性

大。故本题选B。

72. 患儿，男，14岁。患1型糖尿病2年，今日在家中用胰岛素治疗后突然出现昏迷。其昏迷原因最可能是

A. 酮症酸中毒
B. 高渗性昏迷
C. 呼吸性酸中毒
D. 乳酸性酸中毒
E. 低血糖昏迷

答案：E

考点：糖尿病的治疗（2003，2004）

解析：参见71题。故本题选E。

73. 某患者，女，23岁。被人发现时躺在地板上，呈昏迷状态，口吐白沫。查体：神志不清，两瞳孔针尖大小，口唇发绀，两肺满布水泡音，心率60次/分，肌肉震颤。应首先考虑的是

A. 癫痫大发作
B. 肝昏迷
C. 尿毒症
D. 有机磷农药中毒
E. 安眠药中毒

答案：D

考点：急性有机磷杀虫药中毒的诊断（2002）

解析：有机磷农药中毒患者临床表现有：①毒蕈碱样表现，主要为瞳孔缩小、心跳减慢等。②烟碱样表现，主要为肌肉纤颤甚至全身肌肉强直性痉挛。故本题选D。

【B1型题】

(74～75题共用备选答案)

A. 咳粉红色泡沫样痰
B. 呼吸困难
C. 肺部呼吸音
D. 有多年咳嗽咳痰史
E. 支气管镜检查

74. 支气管哮喘与喘息型慢性支气管炎的主要鉴别依据是

答案：D

75. 支气管哮喘与心源性哮喘的主要鉴别依据是

答案：A

考点：支气管哮喘的鉴别诊断（2001）

解析：喘息型慢性支气管炎实际上为慢性支气管炎合并哮喘，故与支气管哮喘的区别是喘息型慢性支气管炎有多年的咳嗽、咳痰史；支气管

哮喘与心源性哮喘的区别是，心源性哮喘有心脏疾病的临床表现咳粉红色泡沫样痰，为左心衰或全心衰引起的肺淤血所致。故74题选D，75题选A。

（76~77题共用备选答案）
　　A. 茶碱类药
　　B. 抗胆碱能药
　　C. β₂受体激动剂
　　D. 吸入型糖皮质激素
　　E. 钙拮抗剂

76. 缓解急性支气管哮喘的药物是
　　答案：C

77. 用于支气管哮喘缓解期的药物是
　　答案：D
　　考点：支气管哮喘的治疗（2012）
　　解析：β₂受体激动剂是缓解哮喘症状的首选药物，吸入型糖皮质激素是长期治疗哮喘的首选药物。故76题选C，77题选D。

（78~79题共用备选答案）
　　A. 胸痛的部位
　　B. 胸痛的性质
　　C. 胸痛持续的时间
　　D. 心电图检查
　　E. 血沉

78. 心绞痛与急性心肌梗死的主要鉴别依据是
　　答案：D

79. 心绞痛与心脏神经官能症的主要鉴别依据是
　　答案：C
　　考点：心绞痛的鉴别诊断（2004）
　　解析：心绞痛发作时可见以R波为主的导联中，S-T段压低，T波低平或倒置；急性心梗时心电图中面向梗死部位的导联S-T段抬高，并有异常Q波。心绞痛疼痛持续3~5分钟，心脏神经官能症患者常诉胸痛，但为短暂（几秒钟）的刺痛或持续（几小时）的隐痛。故78题选D，79题选C。

（80~81题共用备选答案）
　　A. 抗甲状腺药物
　　B. 无机碘液
　　C. 普萘洛尔
　　D. 放射性碘治疗
　　E. 手术治疗

80. 患者，女，50岁。甲亢症状较轻，甲状腺中度肿大。治疗应选用
　　答案：A

81. 患者，女，36岁。甲状腺肿大压迫气管。治疗应选用
　　答案：E
　　考点：甲状腺功能亢进症的治疗（2002）
　　解析：甲状腺肿大时，如无其他不适，采用口服药物保守治疗；如若压迫气管，引起呼吸困难时，应及时采取外科手术治疗，以免患者窒息死亡。故80题选A，81题选E。

（82~83题共用备选答案）
　　A. 扑翼样震颤
　　B. 出血倾向
　　C. 皮肤色素沉着
　　D. 脾脏肿大
　　E. 蜘蛛痣

82. 肝硬化，雌激素灭活障碍，可出现
　　答案：E

83. 肝硬化门脉高压，可出现
　　答案：D
　　考点：肝硬化的临床表现（2001，2012）
　　解析：肝硬化，雌激素灭活障碍可出现蜘蛛痣、肝掌；肝硬化凝血因子合成障碍的时候可出现出血倾向；肾上腺皮质功能减损时，患者面部（尤其眼眶周围）和其他暴露部位，可出现皮肤色素沉着；肝硬化门脉高压时，可出现脾大、腹水、腹壁静脉曲张等，肝硬化肝性脑病时，出现扑翼样震颤。故82题选E，83题选D。

（84~85题共用备选答案）
　　A. 血象
　　B. 骨髓象
　　C. 细胞化学染色
　　D. 细胞遗传学检查
　　E. 血生化

84. 上述各项，有助于白血病分型诊断及治疗监测的是
　　答案：D

85. 上述各项，有助于急性白血病分类鉴别的是
　　答案：C
　　考点：急性白血病的实验室及其他检查（2015）
　　解析：细胞遗传学检查有助于白血病的诊断

分型及治疗监测。细胞化学染色有助于急性白血病的分类鉴别。故 84 题选 D，85 题选 C。

(86~87 题共用备选答案)
  A. 上消化道大出血
  B. 急性心肌梗死
  C. 中毒性痢疾
  D. 严重低血糖
  E. 张力性气胸
86. 上述各项，属失血性休克病因的是
  答案：A
87. 上述各项，属心脏压塞性休克病因的是
  答案：B
  考点：休克的病因（2015）
  解析：失血性休克常见于外伤引起的出血，消化性溃疡出血、食管曲张静脉破裂、妇产科疾病所引起的出血。心脏压塞性休克常见的病因有肿瘤、心包炎、尿毒症、心肌梗死、心导管操作，胸部挫伤或钝器伤也可引起心脏压塞。故 86 题选 A，87 题选 B。

传染病学

【A1 型题】

1. 在感染过程中，最常见的表现形式是
A. 病原体被消灭或排出体外
B. 隐性感染
C. 显性感染
D. 病原携带状态
E. 潜伏性感染
答案：B
考点：感染过程的表现（2014）
解析：感染过程中，常见的表现形式有：清除病原体、隐性感染、显性感染、病原携带状态、潜伏性感染。其中隐性感染最常见，病原携带状态次之，显性感染所占比重最低，但是一旦出现，容易识别。故本题选 B。

2. 下列各项，不属于感染过程中病原体作用的是
A. 侵袭力
B. 毒力
C. 数量
D. 抵抗力
E. 变异性
答案：D
考点：感染过程中病原体的作用（2016）
解析：病原体在感染过程中的能力主要包括侵袭力、毒力、数量、变异性。故本题选 D。

3. 乙型肝炎属于
A. RNA 病毒
B. DNA 病毒
C. 细菌
D. 真菌
E. 螺旋体
答案：B
考点：病毒性肝炎的病原学（2011）
解析：甲肝病毒——人类嗜肝 RNA 病毒；乙肝病毒——嗜肝 DNA 病毒；丙肝病毒——RNA 病毒，黄病毒属；丁肝病毒——有缺陷的负链 RNA 病毒，需要 HBV 等嗜肝 DNA 病毒的帮助；戊肝病毒——肝炎病毒科肝炎病毒属。故本题选 B。

4. 下列各型肝炎病毒，属脱氧核糖核酸（DNA）病毒的是
A. 甲型
B. 乙型
C. 丙型
D. 丁型
E. 戊型
答案：B
考点：病毒性肝炎的病原学（2015）
解析：甲型肝炎病毒属于微小 RNA 病毒科中的嗜肝 RNA 病毒属。乙型肝炎病毒属于嗜肝 DNA 病毒科正嗜肝 DNA 病毒属的一员。丙型肝炎病毒属于黄病毒科丙型肝炎病毒属，其基因组为单股正链 RNA。丁型肝炎病毒是一种缺陷病毒，其基因组为单股环状闭合负链 RNA。戊型肝炎病毒基因组是单股正链 RNA。故本题选 B。

5. 下列各项，可提示急性黄疸型肝炎发展为急性重型肝炎的是
A. 肝脏进行性肿大
B. 有出血倾向
C. 黄疸逐步减轻
D. 低氧血症
E. 胆酶同步升高
答案：B
考点：病毒性肝炎的临床表现（2016）
解析：重型肝炎表现为一系列肝衰竭症候群：极度疲乏，严重消化道症状，精神、神经症状（嗜睡、性格改变、烦躁不安、昏迷等），有明显出血现象，凝血酶原时间显著延长及凝血酶原活动度（PTA）<40%。急性重型肝炎特征是起病急，发病 2 周内出现Ⅱ度以上肝性脑病为特征的肝衰竭症候群。故本题选 B。

· 174 ·

6. 判断重型肝炎预后的敏感指标是
    A. 丙氨酸氨基转移酶
    B. 天门冬氨酸氨基转移酶
    C. 乳酸脱氢酶
    D. 碱性磷酸酶
    E. 凝血酶原活动度
    答案：A
    考点：病毒性肝炎的实验室检查（2015）
    解析：重型肝炎患者可出现 ALT（丙氨酸氨基转移酶）快速下降，胆红素不断升高的"胆酶分离"现象，提示肝细胞大量坏死。故本题选 A。

7. 肺炎型流感最常见好发人群是
    A. 两岁以下小儿
    B. 学龄儿童
    C. 青壮年
    D. 孕妇
    E. 未注射流感疫苗人群
    答案：A
    考点：流行性感冒的流行病学（2016）
    解析：肺炎型流感多发生于老年人、婴幼儿、慢性病患者及免疫力低下者。故本题选 A。

8. 下列各项，不属于流感治疗原则的是
    A. 隔离患者
    B. 及早应用抗流感病毒药物
    C. 加强支持治疗和防治并发症
    D. 合理应用对症治疗药物
    E. 常规应用抗菌素
    答案：E
    考点：流行性感冒的治疗（2015）
    解析：流感的治疗原则：①隔离患者。②早期治疗。③加强支持治疗及防止并发症。④合理应用对症治疗药物。流感属于病毒感染，使用抗菌素无效。故本题选 E。

9. 下列关于人感染高致病性禽流感的叙述，错误的是
    A. 由禽流感病毒引起
    B. 属人、禽、畜共患传染病
    C. 病毒及带毒健康禽为传染源
    D. 一年四季均可发生
    E. 应在发病 72 小时内应用抗流感病毒药物
    答案：E
    考点：人感染高致病性禽流感的流行病学（2015，2016）
    解析：人禽流感是由甲型禽流感病毒引起的人、禽、畜共患的急性传染病。传染源主要为病禽、健康带毒的禽，特别是感染 H5N1 亚型病毒的鸡、鸭。其他禽类、野禽或猪也有可能成为传染源。患者是否为人禽流感的传染源尚待进一步确定。禽流感一年四季均可发生，但冬、春季节多爆发流行。抗流感病毒治疗应在发病 48 小时内试用抗流感病毒药物。故本题选 E。

10. 可经母婴途径传播的疾病是
    A. 细菌性痢疾
    B. 流行性脑脊髓膜炎
    C. 霍乱
    D. 艾滋病
    E. SARS
    答案：D
    考点：艾滋病的流行病学（2015）
    解析：细菌性痢疾主要经粪－口途径传播，另外，还可以通过生活接触传播，即接触患者或带菌者的生活用具而感染。流行性脑脊髓膜炎主要经咳嗽、打喷嚏借飞沫由呼吸道直接传播。霍乱的传播途径主要是患者及带菌者的粪便或排泄物污染水源或食物，可引起霍乱暴发流行。霍乱弧菌能通过污染鱼、虾等水产品引起传播。日常生活接触和苍蝇亦起传播作用。目前公认的艾滋病传播途径主要是：性接触传播、血液接触传播、母婴传播、其他（包括器官移植、人工授精、污染器械以及医务人员被 HIV 污染的针头刺伤或破损皮肤受污染）。SARS 主要通过飞沫传播，也可经接触和消化道传播。故本题选 D。

11. HIV 造成机体免疫功能损害主要侵犯的细胞是
    A. CD_4^+ T 淋巴细胞
    B. CD_8^+ T 淋巴细胞
    C. B 淋巴细胞
    D. NK 细胞
    E. 浆细胞
    答案：A
    考点：艾滋病的发病机制（2008）
    解析：CD_4^+ T 淋巴细胞在 HIV 直接和间接作用下，细胞功能受损和大量破坏，导致细胞免疫缺陷。虽然同时还侵犯其他类型免疫细胞，造成单核吞噬细胞、B 淋巴细胞、NK 细胞损伤，以及 HIV 感染后的免疫应答异常，最主要的还是 CD_4^+ T 淋巴细胞。故本题选 A。

12. 艾滋病肺部感染最常见的病原体是
    A. 念珠菌

B. 隐球菌
C. 肺孢子菌
D. 结核杆菌
E. 疱疹病毒
答案：C
考点：艾滋病的临床表现（2016）
解析：艾滋病呼吸系统感染最常见的病原体是卡氏肺孢子菌肺炎。巨细胞病毒、结核杆菌、鸟分枝杆菌、念珠菌及隐球菌等也常引起肺部感染。故本题选C。

13. 感染HIV后，临床无明显症状，但血中可检出病毒及抗体，此期的持续时间一般是
A. 1~2年
B. 2~3年
C. 4~5年
D. 6~8年
E. 12~15年
答案：D
考点：艾滋病的临床表现（2015）
解析：感染HIV后临床无明显症状，血中可检出病毒及抗体属于艾滋病分期中的无症状期，可以从急性期进入此期，或无明显的急性期直接进入此期。持续时间一般是6~8年，短可数月，长可达15年。故本题选D。

14. 下列不属于艾滋病治疗药物的是
A. 叠氮胸苷
B. 拉米夫定
C. 匹美西林
D. 奈韦拉平
E. 拉替拉韦
答案：C
考点：艾滋病的治疗（2014）
解析：目前国内的抗HIV药物有：①核苷类反转录酶抑制剂（NRTI）：常用齐多夫定（叠氮胸苷）、拉米夫定、去羟肌苷、司他夫定等。②核苷类反转录酶抑制剂（NNRTI）：常用奈韦拉平、依非韦伦等。③蛋白酶抑制剂（PI）：常用沙奎那韦、茚地那韦、洛匹那韦等。④整合酶抑制剂：常用拉替拉韦。故本题选C。

15. 流行性出血热三红三痛见于哪一期
A. 发热期
B. 低血压休克期
C. 少尿期
D. 多尿期
E. 恢复期

答案：A
考点：流行性出血热的临床表现（2011）
解析：流行性出血热在发热期主要表现为感染中毒症状、毛细血管损伤和肾脏损害，此期体温可达39℃~40℃，热型多为弛张热或稽留热，一般持续3~7日；全身中毒症状见高度乏力，周身酸痛——"三痛"（头痛、腰痛、眼眶痛），常伴较突出的胃肠道症状；毛细血管损伤见"三红"征——颜面、颈部及上胸部弥漫性潮红如酒醉貌；颜面和眼睑浮肿，眼结膜充血，球结膜水肿。故本题选A。

16. 下列关于流行性出血热少尿期治疗原则的途径，错误的是
A. 稳定内环境
B. 扩充血容量
C. 促进利尿
D. 放血疗法
E. 透析疗法
答案：B
考点：流行性出血热的治疗（2015）
解析：流行性出血热典型病例病程中有发热期、低血压休克期、少尿期、多尿期和恢复五期经过。其中少尿期治疗原则是"稳、促、导、透"，即稳定机体内环境、促进利尿、导泻和放血疗法、透析疗法。扩充血容量为低血压休克期的治疗。故本题选B。

17. 预防流行性乙型脑炎的关键措施是
A. 管理患者
B. 管理猪等家畜
C. 注射丙种球蛋白
D. 防鼠、灭鼠
E. 防蚊、灭蚊和预防接种
答案：E
考点：流行性乙型脑炎的预防（2016）
解析：乙脑的预防应采取以防蚊、灭蚊及预防接种为主的综合措施。具体措施包括：控制传染源、切断传播途径、保护易感人群。其中防蚊和灭蚊是预防乙脑病毒传播的重要措施，预防接种是保护易感人群的根本措施。故本题选E。

18. 普通型流脑临床特征性体征是皮肤
A. 瘀点或瘀斑
B. 水疱
C. 黑痂
D. 斑丘疹
E. 脓肿

答案：A

考点：流行性脑脊髓膜炎的临床表现（2008）

解析：流脑败血症期的病人常无前驱症状，突起畏寒、高热、头痛、呕吐、全身乏力、肌肉酸痛、食欲不振及神志淡漠等毒血症症状。幼儿则有哭啼吵闹、烦躁不安、皮肤感觉过敏及惊厥等。少数病人有关节痛或关节炎，脾肿大常见。70%左右的病人皮肤黏膜可见瘀点或瘀斑。病情严重者瘀点、瘀斑可迅速扩大，且因血栓形成发生大片坏死。故本题选A。

19. 下列关于暴发型流脑的叙述，错误的是
   A. 败血症休克型常短期内出现广泛皮肤黏膜瘀斑
   B. 败血症休克型的特征是循环衰竭
   C. 败血症休克型患者脑膜刺激征大多缺如
   D. 脑膜脑炎型患者椎体束征阴性
   E. 败血症型患者易并发DIC

答案：D

考点：流行性脑脊髓膜炎的临床表现（2015）

解析：暴发型流脑休克型急起寒战、高热，严重者体温不升，伴头痛、呕吐，短时间内出现瘀点、瘀斑，可迅速增多，融合成片。随后出现面色苍白、唇周与肢端发绀、皮肤发花、四肢厥冷、脉搏细速、呼吸急促。若抢救不及时，病情可急速恶化，周围循环衰竭症状加重，血压显著下降，尿量减少，昏迷，易发生DIC。脑膜刺激征大多缺如。脑膜脑炎型主要表现为脑膜及脑实质损伤，常于1~2天内出现严重的神经系统症状，患者高热、头痛、呕吐、意识障碍，可迅速出现昏迷。颅内压增高，脑膜刺激征阳性，可有惊厥，锥体束征阳性，严重者可发生脑疝。混合型可先后或同时出现休克型和脑膜脑炎型的症状。故本题选D。

20. 确诊流行性脑脊髓膜炎最重要的实验室检查是
   A. 血白细胞总数增高
   B. 脑脊液涂片阳性
   C. 脑脊液呈化脓性改变
   D. 脑脊液培养阳性
   E. 咽拭子培养阳性

答案：D

考点：流行性脑脊髓膜炎的实验室检查（2016）

解析：脑脊液检查是确诊的重要方法，病初或休克型患者，脑脊液多无改变，应在12~24小时后复查。典型的脑膜炎期，压力增高，外观呈混浊米汤样甚或脓样；白细胞数明显增高至$1000×10^6/L$以上，以多核细胞为主；糖及氯化物明显减少，蛋白含量升高。故本题选D。

21. 流脑与其他细菌引起的化脓性脑膜炎最主要的区别是
   A. 发病季节
   B. 发病年龄
   C. 皮肤黏膜瘀点、瘀斑
   D. 脑膜刺激征
   E. 脑脊液呈化脓性改变

答案：C

考点：流行性脑脊髓膜炎的鉴别诊断（2012）

解析：流行性脑脊髓膜炎冬春季发病，突起高热、头痛、呕吐，皮肤黏膜瘀点、瘀斑，脑膜刺激征；白细胞及中性粒细胞明显升高，脑脊液呈化脓性改变，尤其是细菌学培养阳性及流脑特异性血清免疫检测阳性为确诊的主要依据。其中皮肤黏膜瘀点、瘀斑为流行性脑脊髓膜炎的特征表现，其他化脓性脑膜炎均不见。故本题选C。

22. 伤寒患者腹痛的常见部位是
   A. 右上腹
   B. 右下腹
   C. 左上腹
   D. 左下腹
   E. 脐周部位

答案：B

考点：伤寒的临床表现（2016）

解析：典型伤寒的临床表现：初期右下腹可有轻压痛，部分患者此时已能扪及增大的肝脏和脾脏；极期时右下腹可有深压痛，大多数患者有轻度的肝脾大；缓解期体温逐步下降，神经、消化道症状减轻，但是本期小肠病理改变处于溃疡期，还可能出现肠出血、肠穿孔等并发症；恢复期体温正常，神经、消化系统症状消失，肝脾恢复正常。故本题选B。

23. 伤寒菌血液培养，阳性率最高的时间是
   A. 第1周
   B. 第2周
   C. 第3周
   D. 第4周
   E. 第5周

答案：A

考点：伤寒的实验室检查（2003）

解析：伤寒菌血液培养，病程第1周阳性率最高，可达80%，以后逐渐下降，病程的任何阶段都可获得阳性结果。故本题选A。

24. 典型细菌性痢疾的粪便呈
    A. 稀水样
    B. 米泔水样
    C. 鲜血便
    D. 黏液脓血便
    E. 灰白色便

答案：D

考点：细菌性痢疾的临床表现（2003）

解析：痢疾杆菌侵袭肠道，导致肠道局部小血管循环障碍，上皮细胞变性坏死、脱落、浅表溃疡形成，出现黏液脓血便。非感染性腹泻呈稀水便。霍乱可为米泔水样便。肛门病变可为鲜血便。淤胆型肝炎呈灰白色便。故本题选D。

25. 黏液脓血便常见于
    A. 细菌性痢疾
    B. 病毒性痢疾
    C. 肠炎
    D. 胃炎
    E. 胃肠炎

答案：A

考点：细菌性痢疾的临床表现（2011）

解析：参见24题。故本题选A。

26. 典型霍乱的首发症状是
    A. 发热
    B. 呕吐
    C. 腹泻
    D. 恶心
    E. 腹痛

答案：C

考点：霍乱的临床表现（2016）

解析：霍乱典型病例病程分为泻吐期、脱水期、恢复期或反应期。其中在泻吐期中腹泻是发病的第一个症状，其特点为无发热，无里急后重，多数不伴有腹痛，排便后自觉轻快感。故本题选C。

27. 诊断霍乱不需要做的辅助检查是
    A. 增菌培养
    B. 血清学检查
    C. 粪便涂片染色
    D. 特异性核酸检测

E. 悬滴检查

答案：D

考点：霍乱的实验室检查（2012）

解析：霍乱的实验室检查包括一般检查——血液检查、尿液检查、粪便常规；血清学检查；病原学检查——粪便涂片染色、悬滴检查、增菌培养、PCR。特异性核酸检测是细菌性痢疾的实验室检查之一。故本题选D。

28. 霍乱治疗的关键环节是
    A. 补液治疗
    B. 抗菌治疗
    C. 纠正酸中毒
    D. 应用血管活性药物
    E. 抗肠毒素治疗

答案：A

考点：霍乱的治疗（2015）

解析：霍乱的治疗原则是：严格隔离、及时补液，辅以抗菌和对症治疗。其中，补充液体和电解质是治疗霍乱的关键。故本题选A。

【B1型题】

（29～30题共用备选答案）
    A. 人免疫缺陷病毒
    B. 冠状病毒
    C. 汉坦病毒
    D. 沙门菌
    E. 志贺菌

29. 艾滋病的病原体是

答案：A

30. 细菌性痢疾的病原体是

答案：E

考点：艾滋病、细菌性痢疾的病原学（2015）

解析：艾滋病的病原体是人免疫缺陷病毒，流行性出血热的病原体是汉坦病毒，传染性非典型肺炎的病原体是冠状病毒，细菌性痢疾的病原体是志贺菌，细菌性食物中毒的病原体是沙门菌、副溶血性弧菌等。故29题选A，30题选E。

（31～32题共用备选答案）
    A. 皮肤瘀点涂片检查
    B. 脑脊液常规
    C. 细菌培养
    D. 鲎溶解物试验
    E. 抗体检测

31. 可确诊流脑的实验室检查
    答案：B
32. 用于流脑早期诊断的检查是
    答案：A
    考点：流行性脑脊髓膜炎的实验室检查（2015）
    解析：脑脊液检查是确诊流脑的重要方法。细菌学检查中皮肤瘀点处的组织液或离心沉淀后的脑脊液做涂片染色是早期诊断流脑的重要方法。故31题选B，32题选A。

（33～34题共用备选答案）
    A. 霍乱
    B. 流脑
    C. 菌痢
    D. 伤寒
    E. 丙肝
33. 上述传染病，有发热且常规嗜酸性细胞减少或消失的是
    答案：D
34. 上述传染病，一般无发热，血常规白细胞计数增多的是
    答案：E
    考点：伤寒、病毒性肝炎的临床表现、实验室检查（2015）
    解析：霍乱的患者有发热或不发热，失水引起血液浓缩，红细胞计数和白细胞计数均升高。流脑的患者有高热的症状，白细胞总数明显增加，一般在（10～20）×10^9/L，中性粒细胞升高，在80%～90%以上，并伴DIC者血小板减少。菌痢患者有发热症状，急性菌痢白细胞总数可轻至中度增多，以中性粒细胞为主，可达（10～20）×10^9/L，慢性患者可有贫血表现。伤寒最早出现的症状是发热，白细胞计数一般在（3～5）×10^9/L，中性粒细胞减少，可能与骨髓的粒细胞系统受细菌毒素的抑制、粒细胞的破坏增加和分布异常有关。嗜酸性粒细胞减少或消失，病情恢复后逐渐回升到正常，复发时再度减少或消失。急性丙型肝炎的临床症状一般较轻，多无明显症状，少数病例有低热，急性肝炎初期白细胞总数正常或略高，黄疸期白细胞总数正常或稍低，淋巴细胞相对增多，重型肝炎时

白细胞可升高。故33题选D，34题选E。

（35～36题共用备选答案）
    A. 氟喹诺酮类
    B. 头孢三代
    C. 地西泮
    D. 大蒜素液
    E. 黄连素
35. 治疗细菌性痢疾只用于中毒型菌痢的是
    答案：C
36. 治疗细菌性痢疾只用于慢性菌痢的是
    答案：D
    考点：细菌性痢疾的治疗（2012）
    解析：细菌性痢疾分为急性菌痢、中毒型菌痢、慢性菌痢，都需要抗菌治疗，首选氟喹诺酮类，其次为三代头孢菌素，可同时使用小檗碱（黄连素）。中毒型菌痢病情凶险：①降温止惊——氯丙嗪、异丙嗪、地西泮、苯巴比妥钠，水合氯醛。②休克型——低分子右旋糖酐，山莨菪碱，酚妥拉明、多巴胺或间羟胺等，短期使用糖皮质激素，早期DIC者予肝素抗凝。③脑型——甘露醇，呼吸兴奋剂。慢性菌痢病情复杂，通常联合或交替使用两种不同类型的抗菌药物，也可用小檗碱液、大蒜素液、磺胺嘧啶银悬液等保留灌肠。故35题选C，36题选D。

（37～38题共用备选答案）
    A. 灰白色便
    B. 粥样稀便
    C. 米泔样便
    D. 细条状便
    E. 柏油样便
37. 上消化道出血患者粪便的性状是
    答案：E
38. 霍乱患者粪便的性状是
    答案：C
    考点：上消化道出血、霍乱的临床表现（2016）
    解析：上消化道出血患者的粪便是柏油样便，霍乱患者的粪便颜色变浅，呈现灰白色，如米泔样。故37题选E，38题选C。

医学伦理学

【A1型题】

1. 撰写"医家五戒十要"的医家是
   A. 李时珍
   B. 陈实功
   C. 孙思邈
   D. 张仲景
   E. 华佗
   答案：B
   考点：中国古代医学道德思想的历史发展（2006）
   解析：明代医家、中医外科大家陈实功所著《外科正宗》中论述"医家五戒"和"医家十要"。故本题选B。

2. 下列各项，不属中国古代医德思想内容的是
   A. 救死扶伤、一视同仁的道德准则
   B. 仁爱救人、赤诚济世的事业准则
   C. 清廉正直、不图钱财的道德品质
   D. 认真负责、一丝不苟的服务态度
   E. 不畏权贵、忠于医业的献身精神
   答案：D
   考点：中国医学道德的优良传统（2006）
   解析：中国古代医德思想归纳起来主要内容有：①仁爱救人，赤诚济世的事业准则。②不图名利，清廉正直的道德品质。③一心救治，不畏难苦的服务态度。④谦虚谨慎，认真负责的医疗作风。⑤不畏权势，忠于医业的献身精神。故本题选D。

3. 最早出现医学伦理学起源的是
   A. 英国
   B. 美国
   C. 埃及
   D. 古希腊
   E. 中国
   答案：D

考点：西方的医德起源与传统（2010）
解析：古希腊文化是西方文明的源头，其医德思想直接影响了整个西方医德的发展。其代表为希波克拉底的《希波克拉底誓言》。故本题选D。

4. 最早形成医学伦理学学科体系的国家是
   A. 英国
   B. 美国
   C. 中国
   D. 法国
   E. 荷兰
   答案：A
   考点：国外近现代医学伦理学的发展（2011）
   解析：医学伦理学形成一门独立学科的标志是1803年英国托马斯·帕茨瓦尔出版《医学伦理学》。近现代医学伦理学在规范体系与理论基础方面都较完善的标志是1948年《日内瓦宣言》和1949年《国际医德守则》的颁布。故本题选A。

5. 医学人道主义最根本的思想是
   A. 尊重患者生命
   B. 尊重患者隐私
   C. 尊重患者的生命质量
   D. 尊重患者的生命价值
   E. 尊重患者平等的医疗权利
   答案：A
   考点：医学人道主义的核心内容（2016）
   解析：医学人道主义的核心内容：①尊重病人的生命。②尊重病人的人格。③尊重病人的权利。故本题选A。

6. 对无伤原则的解释，正确的是
   A. 无伤原则就是消除任何医疗伤害
   B. 无伤原则就是要求医生对患者丝毫不能伤害
   C. 因绝大多数医疗行为都存在着不同程度

的伤害，所以无伤原则是做不到的
D. 无伤原则要求对医学行为进行受益与伤害的权衡，把可控伤害控制在最低限度之内
E. 对肿瘤患者进行化疗意味着绝对伤害

答案：D

考点：无伤原则（2006）

解析：无伤是指在诊治、护理过程中不使病人的身心受到损伤。但是无伤原则并非是绝对的，有些诊治、护理手段即使符合适应证也会给病人带来躯体上或心理上的一些伤害，无伤原则要求应努力避免各种伤害的可能，并把伤害减少到最低限度。故本题选 D。

7. 下列各项，属医患关系基本内容的是
A. 技术操作和服务态度
B. 技术方面和法律方面
C. 法律方面与伦理方面
D. 契约关系与人道主义
E. 技术关系和非技术关系

答案：E

考点：医患关系的内容（2015）

解析：医患关系的内容可分为技术方面的关系和非技术方面的关系两部分。技术方面的关系是指医患间因诊疗方案、措施的制定和实施而产生的关系。非技术方面的关系是指医患交往过程中在社会、法律、道德、心理、经济等方面建立起来的人际关系。故本题选 E。

8. 1976 年美国学者提出的医患关系基本模式是
A. 主动－被动型、互相－合作型、平等参与型
B. 主动－合作型、相互－指导型、共同参与型
C. 主动－配合型、指导－合作型、共同参与型
D. 主动－被动型、指导－合作型、共同参与型
E. 主动－被动型、共同参与型、父权主义型

答案：D

考点：医患关系的模式（2006）

解析：医患关系基本模式是主动－被动型、指导－合作型、共同参与型。主动－被动型，有利于发挥医生的主观能动性，但排除了患者的能动性。指导－合作型，是广泛存在的一种医患关系方式，双方在医疗活动中都是主动的，医生

有权威性，可以指导患者，患者接受医生的指导。共同参与型，是医生和患者有近似同等的权利，共同参与医疗的决定和实施。故本题选 D。

9. 临床诊疗工作的基本道德原则是
A. 配伍原则
B. 及时原则
C. 经济原则
D. 协作原则
E. 最优化原则

答案：E

考点：临床诊疗的道德原则（2016）

解析：临床诊疗的道德原则：①最优化原则。②知情同意原则。③保密原则。④生命价值原则。故本题选 E。

10. 在使用辅助检查手段时，不适宜的是
A. 认真严格地掌握适应证
B. 可以广泛积极地依赖各种辅助检查
C. 有利于提高医生诊治疾病的能力
D. 必要检查能尽早确定诊断和进行治疗
E. 应从患者的利益出发决定该做的项目

答案：B

考点：辅助检查的道德要求（2006）

解析：在使用辅助检查手段时，认真严格地掌握适应证，可以积极利用辅助检查手段，有利于提高医生诊治疾病的能力，应从患者的利益出发决定该做的项目，必要检查能尽早确定诊断和进行治疗。但不可广泛地依赖辅助检查。故本题选 B。

11. 下列各项，不符合道德要求的是
A. 尽量为患者选择安全有效的药物
B. 要严格遵守各种抗生素的用药规则，尽可能开患者要求的好药、贵重药物
C. 在医疗过程中要为患者保守秘密
D. 对婴幼患儿、老年病人的用药应该谨慎，防止肾功能损害
E. 钻研药理知识，防止粗疏和盲目用药

答案：B

考点：药物治疗中的道德要求（2006）

解析：在确保疗效的前提下，尽量不用贵重药。故本题选 B。

12. 尊重患者知情同意权，其正确的做法是
A. 婴幼患儿可以由监护人决定其诊疗方案
B. 家属无承诺，即使患者本人知情同意也不得给予手术
C. 对特殊急诊患者的抢救都同样对待

D. 无须做到患者完全知情
E. 只经患者同意即可手术

答案：A

考点：手术治疗中的道德要求（2006）

解析：B 家属无承诺，即使患者本人知情同意也不得给予手术，E 只经患者同意即可手术，此两种说法太绝对，C、D 为错误做法。故本题选 A。

13. 下列各项，不属于传染病诊治工作道德要求的是
    A. 重视消毒隔离
    B. 遵守国家相关法律
    C. 合理使用医疗资源
    D. 具有无私奉献精神
    E. 严格疫情报告制度

答案：D

考点：传染科（室）的道德要求（2016）

解析：传染科的道德要求：①热爱本职工作，具有无私奉献精神。②坚持预防为主的积极防疫思想。③严格执行消毒隔离制度，防止交叉感染。④遵守国家法律规定，及时上报疫情。故本题选 D。

14. 下列人体实验类型中，不需要付出道德代价的是
    A. 自体实验
    B. 自愿实验
    C. 欺骗实验
    D. 强迫实验
    E. 天然实验

答案：E

考点：人体实验的类型（2006）

解析：天然实验，指战争、饥荒、瘟疫流行、地震等自然或人为的灾害，可形成大面积人群的疾病流行，形成试验所需要的研究样本群。故本题选 E。

15. 在进行人体实验时，首要的道德原则是
    A. 科学性原则
    B. 医学目的原则
    C. 知情同意原则
    D. 维护受试者利益原则
    E. 有利于社会发展原则

答案：C

考点：人体实验的道德原则（2016）

解析：人体实验的道德原则：①知情同意原则。②维护病人利益原则。③医学目的原则。

④科学对照原则。故本题选 C。

16. 下列各项，不属人体试验应遵循的道德原则是
    A. 科学性原则
    B. 医学目的原则
    C. 知情同意原则
    D. 生命价值原则
    E. 维护受试者原则

答案：D

考点：人体实验的道德原则（2015）

解析：参见 15 题。故本题选 D。

17. 医德评价的方式是
    A. 社会舆论
    B. 社会舆论、内心信念、传统习俗
    C. 疗效标准、社会标准、科学标准
    D. 社会舆论
    E. 内心信念

答案：B

考点：医学道德评价的方式（2011）

解析：社会舆论、内心信念、传统习俗是医德评价的方式；医德评价的标准是疗效标准、社会标准和科学标准。故本题选 B。

18. 根据美国哈佛医学院提出的"脑死亡"概念，不能确诊"脑死亡"的条件是
    A. 自主运动和自主呼吸消失
    B. 对外部刺激和内部需求毫无知觉和反应
    C. 体温低于 32.2℃或服用中枢抑制药物者
    D. 脑电波平直或等电位
    E. 诱导反射消失

答案：C

考点：死亡标准（2006，2015）

解析：体温低于 32.2℃或服用中枢抑制药物者，属暂时中枢抑制，不能确诊"脑死亡"。故本题选 C。

19. 将安乐死立法的第一个国家是
    A. 美国
    B. 中国
    C. 澳大利亚
    D. 意大利
    E. 荷兰

答案：E

考点：安乐死的伦理问题（2011）

解析：2002 年 4 月 1 日，荷兰安乐死法律正式生效，成为世界上第一个承认安乐死合法的国家。故本题选 E。

【B1 型题】

(20~21 题共用备选答案)
    A.《省心录·论医》
    B.《备急千金要方》
    C.《外科正宗》
    D.《本草纲目》
    E.《迈蒙尼提斯祷文》

20. "无恒德者，不可以作医，人命死生之系"。出自的著作是
    答案：A

21. "启我爱医术，复爱世间人，愿绝名利心，尽力为病人，无分爱与憎，不问富与贫，凡诸疾病者，一视如同仁"。出自的著作是
    答案：E
    考点：中国、国外古代医学道德思想的发展过程（2006）
    解析："无恒德者，不可以作医，人命死生之系"出自《省心录·论医》。"启我爱医术，复爱世间人，愿绝名利心，尽力为病人，无分爱与憎，凡诸疾病者，一视如同仁"出自《迈蒙尼提斯祷文》。故20题选A，21题选E。

(22~23 题共用备选答案)
    A. 医学关系中的主体在道义上应享有的权利和利益
    B. 医学关系中的主体在道义上应履行的职责和使命
    C. 医学关系的主体对应尽义务的自我认识和自我评价的能力
    D. 医学关系中的主体因履行道德职责受到褒奖而产生的自我赞赏
    E. 医学关系中的主体在医疗活动中对自己和他人关系的内心体验和感受

22. 作为医学伦理学基本范畴的良心是指
    答案：C

23. 作为医学伦理学基本范畴的情感是指
    答案：E
    考点：医学道德情感、良心的含义（2006，2015）
    解析：医学道德的基本范畴有权利与义务、情感与良心、审慎与保密、荣誉与幸福等。情感是人们对周围的人和事物、对自身活动态度的内心体验和自然流露。医学道德情感是建立在医务人员对病人的生命价值、人格和权利尊重的基础上，表现出对病人、对医学事业的真挚热爱，是一种高尚的情感。医学道德良心是指医务人员在履行对病人、集体和社会尽义务的过程中，对自己行为应负道德责任的自觉认识和自我评价能力。故22题选C，23题选E。

(24~25 题共用备选答案)
    A. 医患关系是一种民事法律关系
    B. 医患关系是具有道德意义较强的社会关系
    C. 医患关系是一种商家与消费者的关系
    D. 医患关系是包括非技术性和技术性方面的关系
    E. 医患关系是患者与治疗者在诊疗和保健中所建立的联系

24. 反映医患关系本质的是
    答案：B

25. 概括医患关系内容的是
    答案：E
    考点：医患关系的本质、内容（2006）
    解析：医患关系是具有道德意义较强的社会关系，反映的是医患关系本质。医患关系是患者与治疗者在诊疗和保健中所建立的联系，概括的是医患关系内容。故24题选B，25题选E。

(26~27 题共用备选答案)
    A. 医患关系的物化趋势
    B. 医患关系结构的"人机化"形势
    C. 医患关系的经济化趋势
    D. 医患要求的多元化趋势
    E. 医患关系的法制化趋势

26. 随着社会的发展，病人对医疗卫生保健的要求出现层次上、档次上的差别，指的是
    答案：D

27. 医学高新技术的应用，使诊疗方式发生了巨大的变化，加重了医生对高新技术设备的依赖，指的是
    答案：B
    考点：医患关系的发展趋势（2016）
    解析：随着社会的发展，人们价值观念的多元化倾向也反映在医患关系上，病人对医疗卫生保健的要求也有层次上、档次上的差别，呈现出多元化的倾向。医学高新技术的应用，使诊疗方式发生了巨大变化。医生可通过高新技术、设备

获得病人的生理指标、生化指标等数据，并为自己诊疗提供依据，这样就使医患之间的人（医生）-人（患者）关系向人（医生）-机（仪器）-人（患者）的结构演变，因而医患之间直接减少交往，加重了医生对高新技术设备的依赖。故26题选D，27题选B。

卫生法规

【A1 型题】

1. 以利益均衡作为价值判断标准来配置卫生资源，体现的卫生法基本原则是
   A. 患者自主原则
   B. 保护社会健康原则
   C. 预防为主原则
   D. 公平原则
   E. 卫生保护原则
   答案：D
   考点：卫生法的基本原则（2016）
   解析：公平原则就是以利益均衡作为价值判断标准来配置卫生资源，协调卫生保健活动，以便每个社会成员普遍能得到卫生保健。故本题选 D。

2. 卫生法中的法律责任，分别是
   A. 赔偿责任、补偿责任、刑事责任
   B. 经济责任、民事责任、刑事责任
   C. 行政处分、经济补偿、刑事责任
   D. 行政处罚、经济赔偿、刑事责任
   E. 民事责任、行政责任、刑事责任
   答案：E
   考点：卫生法律责任（2004）
   解析：卫生法中的法律责任包括民事责任、行政责任、刑事责任。故本题选 E。

3. 目前，我国卫生法所涉及的民事责任的主要承担方式是
   A. 恢复原状
   B. 赔偿损失
   C. 停止侵害
   D. 消除危险
   E. 支付违约金
   答案：B
   考点：卫生民事责任的承担方式（2004）
   解析：卫生民事责任是指医疗机构和卫生工作人员或从事与卫生事业有关的机构违反法律规定侵害公民的健康权时，应向受害人承担损失赔偿的责任。承担民事责任的方式有：①停止侵害。②排除妨碍。③消除危险。④返还财产。⑤恢复原状。⑥修理、重做、更换。⑦赔偿损失。⑧支付违约金。⑨消除影响、恢复名誉。⑩赔礼道歉。卫生法所涉及的民事责任以赔偿损失为主要形式。故本题选 B。

4. 下列各项，属于卫生行政处罚的是
   A. 记大过
   B. 降级
   C. 降职
   D. 撤职
   E. 罚款
   答案：E
   考点：卫生行政处罚的种类（2016）
   解析：行政处罚的种类主要有警告、罚款、没收非法财物、没收违法所得、责令停产停业、暂扣或吊销有关许可证等。故本题选 E。

5. 《执业医师法》明确规定，医师在执业过程中应当履行的职责是
   A. 以病人为中心，实行人道主义精神
   B. 防病治病，救死扶伤
   C. 遵守职业道德，保护患者隐私
   D. 树立敬业精神，尽职尽责为患者服务
   E. 防病治病，救死扶伤，保护人民健康
   答案：E
   考点：执业医师的职责（2008）
   解析：执业医师应当发扬人道主义精神，履行防病治病、救死扶伤、保护人民健康的神圣职责。故本题选 E。

6. 国家实行医师资格考试制度，目的是检验评价申请医师资格者是否具备
   A. 医学专业学历
   B. 取得医学专业技术职务的条件
   C. 从事医学专业教学、科研的资格
   D. 开办医疗机构的条件

E. 从事医学实践必需的基本专业知识与能力

答案：E

考点：执业医师资格考试的目的（2001）

解析：《医师资格考试暂行办法》第二条，医师资格考试是评价申请医师资格者是否具备执业所必需的专业知识与技能的考试。故本题选E。

7. 具有高等学校医学专科学历，参加中医执业助理医师资格考试的，必须在医疗、预防、保健机构中

  A. 试用期满一年
  B. 工作满二年
  C. 工作满三年
  D. 工作满五年
  E. 工作满十年

答案：A

考点：执业助理医师资格考试的条件（2015）

解析：执业助理医师资格考试的条件：①具有高等学校医学专科学历或者中等专业学校医学专科学历，在执业医师指导下，在医疗、预防、保健机构中试用期满一年的，可以参加执业助理医师资格考试。②以师承方式学习传统医学满三年或者经多年实践医术确有专长的，经县级以上人民政府卫生行政部门确定的传统医学专业组织或者医疗、预防、保健机构考核合格并推荐。故本题选A。

8. 医师甲经执业医师注册，在某医疗机构执业。一年后，该医师受聘到另一预防机构执业，其改变执业地点和类别的行为

  A. 预防机构允许即可
  B. 应到准予注册的卫生行政部门办理变更注册手续
  C. 无需经过准予注册的卫生行政部门办理变更注册手续
  D. 任何组织和个人无权干涉
  E. 只要其医术高明，就不受限制

答案：B

考点：执业医师注册的条件及办理（2003）

解析：《执业医师法》第十七条，医师变更执业地点、执业类别、执业范围等注册事项的，应当到准予注册的卫生行政部门依照本法第十三条的规定办理变更注册手续。故本题选B。

9. 下列除哪项外，均是《执业医师法》中规定的医师在执业活动中享有的权利

  A. 放弃救治不缴纳医疗费用的患者
  B. 在执业范围内进行医学诊查
  C. 在执业范围内出具相应的医学证明文件
  D. 人格尊严、人身安全不受侵犯
  E. 享受国家规定的福利待遇

答案：A

考点：执业医师的权利（2004）

解析：《执业医师法》中规定医师在执业活动中享有下列权利：①在注册的执业范围内，进行医学诊查、疾病调查、医学处置，出具相应的医学证明文件，选择合理的医疗、预防、保健方案。②按照国务院卫生行政部门规定的标准，获得与本人执业活动相当的医疗设备基本条件。③从事医学研究、学术交流，参加专业学术团体。④参加专业培训，接受继续医学教育。⑤在执业活动中，人格尊严、人身安全不受侵犯。⑥获取工资报酬和津贴，享受国家规定的福利待遇。⑦对所在机构的医疗、预防、保健工作和卫生行政部门的工作提出意见和建议，依法参与所在机构的民主管理。除A其他选项均属于医师享有的权利。故本题选A。

10. 非医师行医构成犯罪的处理形式是

  A. 没收违法生产、销售的药品和违法所得
  B. 罚款金额
  C. 吊销许可证
  D. 追究刑事责任
  E. 停产、停业整顿

答案：D

考点：《执业医师法》规定的刑事责任（2015）

解析：未经批准擅自开办医疗机构或者非医师行医，构成犯罪的，依照《刑法》第三百三十六条追究刑事责任。故本题选D。

11. 直接作用于中枢神经系统，使之兴奋或抑制，连续使用能产生依赖性的药品是

  A. 毒性药品
  B. 放射性药品
  C. 戒毒药品
  D. 精神药品
  E. 麻醉药品

答案：D

考点：特殊药品的定义（2004）

解析：A系指毒性剧烈，治疗剂量与中毒剂量相近，使用不当致人中毒或死亡的药品。B指

用于临床诊断或者治疗的放射性核素制剂或者其标记药物。C系指控制并消除滥用阿片类药物成瘾者的急剧戒断症状与体征的戒毒治疗药品，和能减轻、消除稽延性症状的戒毒治疗辅助药品。D指直接作用于中枢神经系统，使之兴奋或抑制，连续使用能产生依赖性的药品。E指对中枢神经有麻醉作用，连续使用后易产生生理依赖性、能形成瘾癖的药品。故本题选D。

12. 根据《处方管理办法》，医师开具的普通药品处方一般不得超过的用量限定是

　　A. 3日用量
　　B. 5日用量
　　C. 7日用量
　　D. 9日用量
　　E. 12日用量
　　答案：C
　　考点：处方的管理规定（2016）
　　解析：《处方管理办法》第十九条规定：处方一般不得超过7日用量；急诊处方一般不得超过3日用量；对于某些慢性病、老年病或特殊情况，处方用量可适当延长，但医师应当注明理由。故本题选C。

13. 传染性非典型肺炎防治工作应坚持的原则是

　　A. 预防为主、防治结合、分级负责、依靠科学、依法管理
　　B. 预防为主、及时隔离、依靠科学、防治结合、加强监督
　　C. 有效预防、宣传教育、加强监测、防治结合、科学管理
　　D. 预防控制、分级负责、依靠科学、防治结合、及时隔离
　　E. 预防为主、及时控制、科学治疗、统一监测、防治结合
　　答案：A
　　考点：我国对传染病防治实行的方针（2003）
　　解析：《传染病防治法》第二条规定，传染病防治管理原则是"防治结合、分类管理、依靠科学、依靠群众"。2003～2004年全国卫生系统传染性非典型肺炎工作原则：防治结合，以防为主；群专结合，以专为主；中西医结合，优势互补；条块结合，以块为主；平战结合，注重平时；强化培训，注重演练，依法管理，科学防治，统一领导，分级负责；快速反应，高效处置。故本题选A。

14. 下列不属于乙类传染病的是

　　A. 艾滋病
　　B. 病毒性肝炎
　　C. 流行性感冒
　　D. 狂犬病
　　E. 麻疹
　　答案：C
　　考点：法定传染病的分类（2012）
　　解析：甲类传染病为鼠疫、霍乱。乙类传染病为传染性非典型肺炎、艾滋病、病毒性肝炎、脊髓灰质炎、人感染高致病性禽流感、人感染H7N9禽流感、麻疹、流行性出血热、狂犬病、流行性乙型脑炎、登革热、炭疽、细菌性和阿米巴性痢疾、伤寒和副伤寒、流行性脑脊髓膜炎、百日咳、白喉、猩红热、布氏菌病、淋病、梅毒、钩端螺旋体病、疟疾、肺结核、新生儿破伤风、血吸虫病。丙类传染病为流行性感冒（甲型H1N1流感）、流行性腮腺炎、风疹、急性出血性结膜炎、麻风病、流行性和地方性斑疹伤寒、黑热病、包虫病、丝虫病、除霍乱、细菌性和阿米巴性痢疾、伤寒和副伤寒以外的感染性腹泻病、手足口病。注意乙类传染病中传染性非典型肺炎、肺炭疽按甲类报告和管理。故本题选C。

15. 属于乙类传染病，依法采取甲类传染病防控措施的是

　　A. 艾滋病
　　B. 肾综合征出血热
　　C. 肺炭疽
　　D. 鼠疫
　　E. 肺结核
　　答案：C
　　考点：法定传染病的分类（2015）
　　解析：对乙类传染病中传染性非典型肺炎、炭疽中的肺炭疽，采取甲类传染病的预防、控制措施。故本题选C。

16. 制定《医院感染管理规范（试行）》的目的是

　　A. 有效预防和控制医院感染，保障医疗安全，提高医疗质量
　　B. 有效预防和控制传染性非典型肺炎的发生和流行
　　C. 预防、控制和消除传染病的发生与流行，保障公众的身体健康和生命安全
　　D. 有效预防、及时控制和清除突发公共卫生事件，保障公众身体健康与生命安全

E. 有效预防和控制疾病，维护正常的社会秩序

答案：A

考点：各级医疗机构在传染病预防控制中的职责（2003）

解析：《医院感染管理规范（试行）》总则第一条，为加强医院感染管理，有效预防和控制医院感染，保障医疗安全，提高医疗质量，制定本规范。故本题选 A。

17. 必须按照国务院卫生行政部门的有关规定，严格执行消毒隔离制度，防止发生医院感染和医源性感染的机构是

A. 疾病控制中心
B. 卫生监督所
C. 预防保健机构
D. 医疗保健机构
E. 卫生行政管理机构

答案：D

考点：各级医疗机构在传染病预防控制中的职责（2003）

解析：《传染病防治法》第二十一条，医疗机构必须严格执行国务院卫生行政部门规定的管理制度、操作规范，防止传染病的医源性感染和医院感染。医疗机构应当确定专门的部门或者人员，承担传染病疫情报告，本单位的传染病预防、控制以及责任区域内的传染病预防工作；承担医疗活动中与医院感染有关的危险因素监测、安全防护、消毒、隔离和医疗废物处置工作。故本题选 D。

18. 医疗机构发现甲类传染病时，应及时采取措施是

A. 疑似病人确诊前在指定场所单独隔离治疗
B. 医疗机构内病原携带者的密切接触者予以隔离治疗
C. 宣布本行政区域为疫区
D. 向卫生行政部门提出疫情控制方案
E. 封闭被传染病病原体污染的公共饮用水源

答案：A

考点：医疗机构发现传染病时应采取的措施（2016）

解析：医疗机构发现甲类传染病时，应及时采取措施：①对病人、病原携带者，予以隔离治疗，隔离期限根据医学检查结果确定。②对疑似病人，确诊前在指定场所单独隔离治疗。③对医疗机构内的病人、病原携带者、疑似病人的密切接触者，在指定场所进行医学观察和采取其他必要的治疗措施。拒绝隔离治疗或者隔离期未满擅自脱离隔离治疗的，可以由公安机关协助医疗机构采取强制隔离治疗措施。故本题选 A。

19. 《传染病防治法》规定应予以隔离治疗的是

A. 疑似传染病病人
B. 甲类传染病病人
C. 甲类传染病病人和病原携带者
D. 乙类传染病病人和病原携带者
E. 除艾滋病病人、炭疽中的肺炭疽以外的乙类传染病病人

答案：C

考点：医疗机构发现传染病时应采取的措施（2003）

解析：《传染病防治法》第三十九条，医疗机构发现甲类传染病时，应当及时采取下列措施：①对病人、病原携带者，予以隔离治疗，隔离期限根据医学检查结果确定。②对疑似病人，确诊前在指定场所单独隔离治疗。③对医疗机构内的病人、病原携带者、疑似病人的密切接触者，在指定场所进行医学观察和采取其他必要的预防措施。医疗机构发现乙类或者丙类传染病病人，应当根据病情采取必要的治疗和控制传播措施。A 只说疑似病人并没有说明是哪一类传染病。B 叙述不完整。D 和 E 是乙类传染病病人及病原携带者没有规定必须隔离治疗。故本题选 C。

20. 因严重违反《传染病防治法》及有关法律规定，按照《刑法》，判处 3 年以下有期徒刑或拘役，并处或单处罚金的违法犯罪行为是

A. 引起甲类传染病传播或有传播危险的
B. 引起乙类传染病传播或有传播危险的
C. 从事实验，保藏传染病菌种、毒种的人员违反国家规定，造成传染病菌种、毒种扩散，后果严重的
D. 违反国境卫生检疫规定，引起检疫传染病传播或有传播严重危险的
E. 从事传染病防治工作的人员严重不负责任，导致传染病传播流行的

答案：A

考点：相关机构及其人员违反《传染病防治法》有关规定应承担的法律责任（2004）

解析：《传染病防治法》第三十七条，有本

法第三十五条所列行为之一，引起甲类传染病传播或者有传播严重危险的，比照刑法第一百七十八条的规定追究刑事责任。《刑法》一百七十八条，违反国境卫生检疫规定，引起检疫传染病的传播，或者有引起检疫传染病传播严重危险的，处三年以下有期徒刑或拘役，可以并处或单处罚金。故本题选 A。

21. 下列各项，不属全国突发事件应急预案内容的是
    A. 突发事件应急处理技术和监测机构及其任务
    B. 突发事件应急处理专业队伍的建设和培训
    C. 突发事件信息的收集、分析、报告、通报制度
    D. 突发事件的立法规划方案
    E. 突发事件的分级和应急处理工作方案
    答案：D
    考点：突发公共卫生事件应急预案的主要内容（2015）
    解析：全国突发事件应急预案内容：①突发事件应急处理指挥部的组成和相关部门的职责。②突发事件的检测与预警。③突发事件信息的收集、分析、报告、通报制度。④突发事件应急处理技术和监测机构及其任务。⑤突发事件的分级和应急处理工作方案。⑥突发事件预防、现场控制，应急设施、设备、救治药品和医疗器械以及其他物资和技术的储备与调度。⑦突发事件应急处理专业队伍的建设和培训。故本题选 D。

22. 《医疗废物管理条例》中所称医疗废物是指医疗卫生机构在医疗、预防、保健及其他相关活动中产生的
    A. 麻醉、精神性药品的废弃物
    B. 放射性、医疗用毒性药品的废弃物
    C. 具有直接或间接感染性、毒性以及其他危害性的废物
    D. 医院制剂配制中产生的中药材废渣
    E. 普通医疗生活用品废弃物
    答案：C
    考点：医疗废物的概念（2003）
    解析：《医疗废物管理条例》第二条，本条例所称医疗废物，是指医疗卫生机构在医疗、预防、保健及其他相关活动中产生的具有直接或者间接感染性、毒性以及其他危害性的废物。

故本题选 C。

23. 根据国务院《医疗事故处理条例》的规定，不属于医疗事故的情况是
    A. 难以避免的并发症、医疗技术性事故
    B. 难以避免的并发症、病员及其家属不配合诊疗导致不良后果
    C. 难以避免的并发症、二级以下技术性事故
    D. 病员及其家属不配合诊治、三级乙等技术性事故
    E. 病员及其家属不配合诊治、药房等非临床科室过失导致的患者损害
    答案：B
    考点：医疗事故的概念（2004）
    解析：医疗事故是指医疗机构及其医务人员在医疗活动中，违反医疗卫生管理法律、行政法规、部门规章和诊疗护理规范、常规，过失造成患者人身损害的事故。此外，医疗技术性事故亦属于医疗事故。故本题选 B。

24. 《医疗事故处理条例》将医疗事故分为四级的根据是
    A. 行为主体的特定性
    B. 医疗活动的违法性
    C. 诊疗护理的过失性
    D. 对患者人身造成的危害程度
    E. 医疗过失与损害后果的因果关系
    答案：D
    考点：医疗事故的分级（2008）
    解析：医疗事故是指医疗机构及其医务人员在医疗活动中，违反医疗卫生管理法律、行政法规、部门规章和诊疗护理规范、常规，过失造成患者人身损害的事故。其是根据对患者人身造成的危害程度来判别医疗事故的级别。故本题选 D。

25. 李某，自费学医后自行开业，因违反诊疗护理常规，致使病人死亡，追究其刑事责任的机关是
    A. 卫生行政部门
    B. 工商行政部门
    C. 医疗事故鉴定委员会
    D. 管辖地人民政府
    E. 管辖地人民法院
    答案：E
    考点：医疗事故的法律责任（2003）
    解析：《医疗事故处理条例》第六十一条，

非法行医，造成患者人身损害，不属于医疗事故，触犯刑律的，依法追究刑事责任；有关赔偿，由受害人直接向人民法院提起诉讼。故本题选 E。

【B1 型题】

(26~27 题共用备选答案)
A. 劣药
B. 假药
C. 残次药品
D. 仿制药品
E. 特殊药品

26. 药品成分的含量不符合国家药品标准的是
答案：A

27. 药品所含成分与国家药品标准规定的成分不符合的是
答案：B
考点：禁止生产、销售假药与劣药（2002，2014）

解析：药品所含成分与国家药品标准规定的成分不符的，以非药品冒充药品或者以他种药品冒充此种药品的，为假药。药品成分的含量不符合国家药品标准的，为劣药。故 26 题选 A，27 题选 B。

(28~29 题共用备选答案)
A. 劣药
B. 假药
C. 残次药品
D. 仿制药品
E. 特殊管理药品

28. 超过有效期的药品是
答案：A

29. 所标明的适应证或者功能主治超出规定范围的药品是
答案：B
考点：禁止生产、销售假药与劣药（2004）

解析：劣药包括：①未标明有效期或者更改有效期的。②不注明或者更改生产批号的。③超过有效期的。④直接接触药品的包装材料和容器未经批准的。⑤擅自添加着色剂、防腐剂、香料、矫味剂及辅料的。⑥其他不符合药品标准规定的。假药包括：①国务院药品监督管理部门规定禁止使用的。②依照本法必须批准而未经批准生产、进口，或者依照本法必须检验而未经检验即销售的。③变质的。④被污染的。⑤使用依

照本法必须取得批准文号而未取得批准文号的原料药生产的。⑥所标明的适应证或者功能主治超出规定范围的。故 28 题选 A，29 题选 B。

(30~31 题共用备选答案)
A. 鼠疫
B. 流行性感冒
C. 百日咳
D. 麻风病
E. 流行性腮腺炎

30. 属于甲类传染病的是
答案：A

31. 属于乙类传染病的是
答案：C
考点：法定传染病的分类（2001，2016）

解析：《传染病防治法》第三条，本法规定的传染病分为甲类、乙类和丙类。甲类传染病是指鼠疫、霍乱。乙类传染病是指传染性非典型肺炎、艾滋病、病毒性肝炎、脊髓灰质炎、人感染高致病性禽流感、人感染 H7N9 禽流感、麻疹、流行性出血热、狂犬病、流行性乙型脑炎、登革热、炭疽、细菌性和阿米巴性痢疾、肺结核、伤寒和副伤寒、流行性脑脊髓膜炎、百日咳、白喉、新生儿破伤风、猩红热、布鲁菌病、淋病、梅毒、钩端螺旋体病、血吸虫病、疟疾。故 30 题选 A，31 题选 C。

(32~33 题共用备选答案)
A. 在必要时可以采取停工、停业、停课等措施
B. 承担本单位及负责地段的传染病预防、控制和疫情管理工作
C. 做出对甲类传染病疫区实施封锁管理的决定
D. 承担责任范围内的传染病监测管理工作
E. 对违反《中华人民共和国传染病防治法》的行为给予行政处罚

32. 各级各类卫生防疫机构按照专业分工应
答案：D

33. 各级各类医疗保健机构设立的预防保健组织或人员应
答案：B
考点：各级医疗机构和疾病预防控制机构在传染病预防控制中的职责（2008）

解析：各级疾病预防控制机构应收集、分析

和报告传染病检测信息，预测传染病的发生、流行趋势。各级疾病预防控制机构承担传染病监测、预测、流行病学调查、疫情报告以及其他预防、控制工作。医疗机构承担与医疗救治有关的传染病防治工作和责任区域内的传染病预防工作。城市社区和农村基层医疗机构在疾病预防控制机构的指导下，承担城市社区、农村基层相应的传染病防治工作。故32题选D，33题选B。

(34~35题共用备选答案)
  A. 造成患者中度残疾
  B. 造成患者重度残疾
  C. 造成患者死亡
  D. 造成患者轻度残疾
  E. 造成患者器官组织损伤

34. 属于二级医疗事故的是
  答案：A
35. 属于三级医疗事故的是
  答案：D
  考点：医疗事故的分级（2012）
  解析：根据对患者人身造成的损害程度，医疗事故分为四级。一级医疗事故：造成患者死亡、重度残疾的；二级医疗事故：造成患者中度残疾、器官组织损伤导致严重功能障碍的；三级医疗事故：造成患者轻度残疾、器官组织损伤导致一般功能障碍的；四级医疗事故：造成患者明显人身损害的其他后果的。故34题选A，35题选D。